Wolfram Helke

Körper - Seele - Geist wahrne

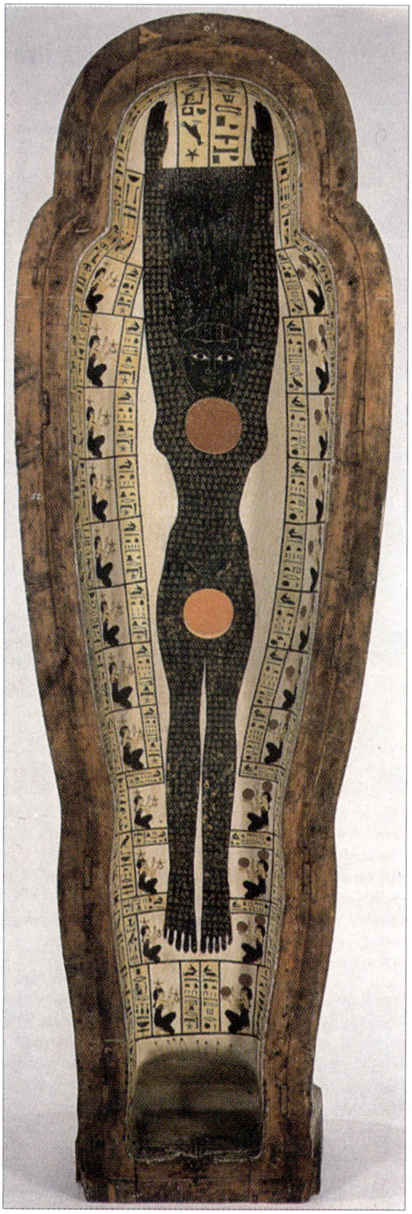

Frontispiz: Innenseite eines Sarkophagdeckels. Nut, die ägyptische Göttin der Nacht verschluckt die Sonne, lässt sie in den Körper sinken, bis sie das Sonnenlicht («morgens») wieder gebiert. Dieser Weg des Lichtes lässt vermuten, dass auch in Ägypten das Mysterium um die Geburt (2) des inneren Lichtes in priesterlichen Kreisten bekannt war.

Wolfram Helke

Körper – Seele – Geist wahrnehmen

Die Personale Leibtherapie
weiterentwickelt in
Theorie und Praxis

oratio

Oratio Verlag GmbH
oratio books
Postfach 1063
CH-8201 Schaffhausen

Druck: IPOLY, Komarno
ISBN 3-7214-0725-3

Inhalt

Geleitwort

Vor über 30 Jahren begann ich mich intensiv mit ZEN auseinanderzusetzen. Ich studierte alle damals erhältliche Literatur und fühlte mich auch vom Buch HARA von Karlfried Graf Dürckheim sehr angesprochen. Durch eine Begegnung mit dem Verfasser des vorliegenden Buches, Dr. Wolfram Helke, erfuhr ich erstmals auch von Dürckheims Personaler Leibtherapie. Da ich als Chefarzt eines Naturheilzentrum selbst in der manuellen Therapie aktiv tätig war, also manuelle Bauchbehandlung nach Dr. Mayr, Chirotherapie und Spezialmassagen durchführte, hat mich auch die Leibarbeit nach Dürckheim entsprechend interessiert. Erst nach näherem Kennenlernen dieser Behandlungsweise, insbesondere ihrer tiefenwirksamen Hintergründe, hat sie mich vollends überzeugt und in vieler Hinsicht auch fasziniert. Was mir anfangs mehr als eine praktikable Variante des bekannten Heilmagnetismus im Sinne Rudolf Thetters erschienen war, das erwies sich dann schon bald, weit darüber hinausreichend, vor allem auch als eine eigenständige Form einer praktisch angewandten Psychotherapie sui generis. Die «Arbeit am Leib» eröffnete sich mir dann als eine Be-handlung, die mit einer auf den ersten Blick gar nicht erkennbaren lösend-befreienden und erhellend-heilsamen psychischen Tiefenwirkung einhergeht.

Beim Erleben dieser Behandlung wurde mir aber auch klar, dass ich für meine Person eine solche Therapie nicht gerne einfach von jedem beliebigen, darin geschulten Therapeuten angenommen hätte. Denn die Leibarbeit, so dezent und subtil sie auch vollzogen wird, geht doch mit einer intensiv erlebbaren Kontaktaufnahme mit dem Therapeuten einher, weshalb mir ein gesundes, uneingeschränktes Vertrauensverhältnis zum Therapeuten als wertvolle Voraussetzung erscheint. Diese Voraussetzung kann sich aber jeder Behandler verschaffen, der durch seine Arbeit, auch an sich selbst, dafür Sorge trägt. Leicht fällt es wohl den allermeisten Suchenden, das nötige Vertrauen zu gewinnen, wenn sie die innere Einstellung des Behandlers erspüren. Entsprechendes kann ich von Wolfram Helke berichten, mit dem mich eine bereits jahrzehntelange Freundschaft verbindet, und dessen innerer Welt vom ZEN, aber vor allem von einer tiefgehenden christlichen Prägung getragen ist.

Es erfordert einen langjährigen Einsatz, um ein solches Buch schreiben zu können, das einer so streng individuell ausgerichteten und nur streng individuell zu gestaltenden Behandlung gewidmet ist. Es dürfte so bald kaum jemandem gelingen, ein gleichwertiges Werk über rechte «Arbeit am Leib» zu verfassen. Wie aber eine solche Arbeit im Grundsätzlichen vonstatten geht und welche Hintergründe und Zusammenhänge man dazu wissen sollte, das vermittelt Ihnen, lieber Leser, der Verfasser aus seinem umfangreichen biologischen und spirituellen Wissen, aus seiner Kompetenz und aus seiner jahrzehntelangen praktischen Erfahrung am suchenden Menschen.

Ich wünsche Wolfram Helke, seinem Buch und seinen möglichst zahlreichen aufgeschlossenen Lesern ein gesegnetes Gelingen!

Maria Wörth, April 1999
Medizinalrat Dr. Erich Rauch

Vorwort

Was sind die Zielvorstellungen des Buches?

Das Projekt, ein Buch über Leibarbeit zu schreiben, entstand vor 6 Jahren, als die vielen Anfragen, ob es über Leibarbeit, respektive über die Personale Leibtherapie (die beiden Begriffe werden synonym verwendet) etwas Geschriebenes gäbe, nicht aufhören wollten. Die Nachfrage besteht auch heute unvermindert.

Karlfried Graf Dürckheim entwickelte in den 50er Jahren im Rahmen seiner psychotherapeutischen Tätigkeit eine sehr persönliche Form der körperlichen Behandlung und nannte sie schliesslich Personale Leibtherapie. Diese wird heute vielerorts als eine Behandlungsform der Initiatischen Therapie vermittelt. Die Initiatische Therapie – entwickelt von Karlfried Graf Dürckheim und Maria Hippius – gründet auf den Erkenntnissen der analytischen Psychologie C.G. Jungs und Erich Neumanns. Sie unterscheidet sich aber von dieser durch das Angebot praktischer Arbeitsformen, wie dem Geführten Zeichnen und der Personalen Leibtherapie. Wichtige Elemente dieser Therapieform sind auch die bewusste Gestaltung des Alltags und Meditation. Dürckheim widmete in keiner seiner zahlreichen Veröffentlichungen der Personalen Leibtherapie ein eigenes Buch. In «Hara», «Meditieren – wozu und wie» und «Übung des Leibes» geht er in Passagen auf die Leibarbeit ein.

Das vorliegende Buch entstand aus meiner 20-jährigen Praxiserfahrung als Leibtherapeut und erstellt erstmals einen theoretischen Hintergrund. Es soll als Handbuch dienen, in dem sowohl die Rahmen gebende Methode der Leibarbeit als auch individuelle praktische Erfahrungen aufgefunden und nachgelesen werden können.

In einer Zeit, in der eine ausgeprägte Spaltung zwischen Kopf und Körper besteht, ist die bewusste Hinführung zu einem ganzheitlichen Erleben des Körpers und der Seele für den Einzelnen in der Gesellschaft von weittragender Bedeutung.

Das Buch hat die folgenden Ziel:

Erstes Ziel ist, die Leibarbeit darzustellen und von anderen Körpertherapien (vor allem den reichianischen) abzugrenzen. Die Leibarbeit ist Arbeit an der Individuation im Sinne C.G. Jungs. Sie will keine Störfaktoren wegmachen, vielmehr sind die Störungen Anlass, in den eigenen seelischen Erfahrungsprozess einzusteigen. Die Darstellung der Leibarbeit geschieht in dieser Form zum ersten Mal.

Zweites Ziel ist, die Ebenen zu beschreiben, auf welche die Leibarbeit einwirkt. Es gibt eine ausführliche Beschäftigung mit den Erlebensbereichen Körper, Seele und Geist. Die darin getroffenen Begriffsklärungen zeigen, dass die bisherige, manchmal nur intuitive Handhabung der Personalen Leibtherapie auch einen diagnostischen und methodischen Hintergrund aufweist. Die Strukturierung des Behandlungsablaufes und dessen Wirkungsrichtungen sind in der hier beschriebenen Leibarbeit gegenüber der Dürckheimschen Vorgabe deutlich formuliert, bewusst eingesetzt und differenziert. Trotzdem werden die Begriffe «Leibarbeit», «Arbeit am Leib» und die durch Dürckheim gesetzte Benennung «Personale Leibtherapie» synonym verwendet.

Drittes Ziel ist, Richtlinien für die Meditation aufzustellen, die der zur Zeit verbreiteten populären Faszination entgegenwirken sollen. Die meditative und geistige Versenkung findet in der Leibarbeit eine Vorbereitung durch Bewusstwerdung der körperlichen, seelischen und geistigen Ebenen.

Viertes Ziel ist, die Lebensthemen, die während des Behandlungsprozesses berührt werden, zu beschreiben. Die angesprochenen Themen umspannen den Bogen von der Geburt bis zum Tode. In kurzen Abschnitten werden z. B. die Geburtssituation, die verschiedenen menschlichen Begegnungsformen von Sexualität, Eros, Liebe oder die seelischen Zustände von Regression, Angst, Widerstand und Aggression behandelt. Ebenso finden die Erfahrungen mit Träumen und mit Bildern, die während der Arbeit am Leib entstehen, Beachtung. Schliesslich setzt sich dieser Teil des Buches mit den Stufen von Bewusstheit, Bewusstwerdung und dem erlangbaren Bewusstsein in der tiefsten Ich-Erfahrung auseinander. Das Bewusstsein in den Ebenen des Körpers, der Seele und des Geistes bedarf der ständigen Achtsamkeit und alltäglichen Arbeit an sich selbst.

Fünftes Ziel schliesslich ist es, den Text mit Bildern und Grafiken zu ergänzen, um das Beschriebene auch auf der Ebene reiner Bildsinnlichkeit nahe zu bringen.

Wozu Arbeit am Leib?

Kaum ein Mensch, der zu mir zur Leibarbeit kommt, hat ein Bewusstsein für seinen Körper. Bei vielen steht einem optimalen Denkvermögen ein hochdifferenziertes seelisches Empfinden gegenüber. Beide Qualitäten existieren voneinander abgespalten, weil sie sich nicht in der Resonanz des Körpers finden können. Die Sensibilität des Körpers entbehrt einer bewussten Kultivierung.

Die Sinnlichkeit des Körpers spaltete sich durch die komplexe Entwicklung des Menschen sicher schon die letzten 150 Jahre vom seelischen Erleben ab. Die heutigen Arbeitsbedingungen fördern diese unbewusste Abspaltung. Im Zeitalter des Computers wird die durch den Intellektualismus eingeleitete Trennung von Kopf und Körper zunehmend alle sozialen Schichten erfassen. Diese Leibentwertung – durch Fitness an Maschinen gefördert – führt dazu, dass geistige Werte, Spiritualität, die Qualität von Liebe zunehmend nur mehr gedacht und nicht mehr gefühlt werden. Höchste Zeit, innezuhalten! Das betrifft nicht die Entwicklung von Gesellschaft und Technik! Das Innehalten gilt dem körper- und seelenlosen, aber kopfbetonten Bedienen einer Gesellschaft, die nichts anderes als Leistung erwartet. Glücklich, wer es als Leistung begreift, dass er als ganzheitlich bewusster Mensch sein Leben gestaltet. Hierin kann Arbeit am Leib helfen.

Was ist Arbeit am Leib?

Leibarbeit – Arbeit am Körper als Schulung der Wahrnehmung im Leibe – strebt keine intentionale Heilung des *Körpers* an, wohl aber richtet sie sich auf das Heilwerden der *Seele* aus.

Leibarbeit ist keine Technik. Leibarbeit unterliegt keiner durch Schulung erlernten einheitlichen Methode. Jeder einzelne Begleiter im Bereich der Leibarbeit hat seine Methode, sein planmässiges Vorgehen entwickelt. Er vermittelt seinen ganz eigenen Strukturaufbau. Was Karlfried Graf Dürckheim und die Personale Leibtherapie gegenüber anderen Behandlungsformen auszeichnet, ist der auf die existenzielle Tiefe bezogene Ansatz.

Die existenziell aus sich selbst und für sich errungene Wegschulung, an der jeder Behandler weiterarbeitet, gibt Einblick in die individuell angelegte Tiefenstruktur des Behandlers. Diese Tiefenstruktur wirkt, und wirkt in jenem Masse gezielt, in dem der Behandler bewusst begleitet. So gibt es ebensoviele Behandlungswege wie es Behandler gibt. Der Begleitete findet bei unterschiedlichen Behandlern mitunter anfangs unterschiedliche Ansätze, Vorgehensweisen und Methoden. Je mehr der Erfahrende von den Stationen peripheren Erlebens sich auf das Zentrum seines Problemkomplexes hinarbeitet, um so eindeutiger kristallisiert sich seine grundlegende Frage nach der ursprünglichen Identität heraus. Hier wird der methodische Ansatz bedeutungslos. Jenseits von Verstellung und Prägung stellt sich der Suchende der nackten Frage: «Wer bin ich?» Diese Frage wirkt gleich einer auf ihn gerichteten Schwertspitze. Wandel geschieht, wenn sein Innerstes, sein Gewissen sich ihm gegenüberstellt in dem Anruf: «Werde, der du bist».

Die Begleitung zu einem Bewusstsein des beseelten Körpers erfordert viel Zeit. Dabei kommt es nicht wie bei einer Analyse auf ein straffes Stundensystem von etwa ein bis zwei Stunden wöchentlich über etwa fünf bis sieben Jahre an. Gleichwohl benötigt der Leib-Seele-Prozess den gleichen Zeitraum, innerhalb dessen ein analytischer Prozess den Weg zur Individuation geht. Analyse und eine dazu parallel laufende Leibarbeit sehe ich als eine zunehmend bedeutsame und zu koordinierende Möglichkeit für die Wegbegleitung eines suchenden Menschen. Das Zusammenspiel von Leibarbeit und analytischem Gespräch hat zweifelsohne Zukunft. Allerdings darf dies nicht durch ein- und denselben Therapeuten geschehen. Die Abstinenz im analytischen Gesprächsprozess ermöglicht eine Nähe und Intimität der Begegnung, welche die Leibarbeit in der gleichen Intensität nicht darstellen kann und soll. Der Analysand müsste sich krampfhaft vor der körperlichen Berührung schützen. Andererseits kann das Wort nicht die reale Berührung des Körpers ersetzen. Ein Analysand kommt in die Analysestunde mit dem Wissen, körperlich nicht angetastet zu werden und braucht daher in diesem Bereich keine Schutzräume aufzubauen. Der Klient kommt in die Leibarbeit mit der unbewusst aufgebauten körperlichen Schutzschicht und erwartet die physische Berührung. Über die erfahrene Hand des Begleiters können die Schutzschichten gemeinsam ins Bewusstsein gehoben werden. Durch die Benennung entsteht ein Prozess der Integration.

Das im vorliegenden Buch zum Thema «Körper» Gesammelte mag durch den vom Körper her angelegten Blickwinkel «Neues», neue Perspektiven öffnen und ins Bewusstsein rufen. Vieles von dem hier in die Hand genommenen Material ist als solches in anderen Zusammenhängen schon häufig verarbeitet worden. Es ist kein Buch, das in einem Zuge durchgelesen sein will. Die einzelnen Kapitel nehmen oft in sich abgerundet Stellung zu einem Problem in der Leibarbeit. So kann zu speziellen Fragen wie in einem Handbuch nachgeschlagen werden.

Und noch etwas Grundsätzliches, was die Ansprache des weiblichen und männlichen Geschlechtes betrifft: wenn vom Begleiter und dem Begleiteten gesprochen wird, dann ist der Mensch gemeint. Ohne Frage versuche ich aufmerksam und achtsam in der Formulierung zu sein und auf diese Weise sowohl der Frau als auch dem Mann gerecht zu werden.

Es ist zu hoffen, dass der Blickwinkel, den dieses Buch über die Arbeit am Leib wählt, für den Interessierten und Suchenden, sowie für den therapeutisch arbeitenden Menschen anregend und fruchtbar wirken kann.

I. Kulturgeschichtliche Aspekte zu Körper und Transzendenz

1.1. Die Anfänge der Einkörperung

Der Weg des Menschen in seinen Körper ist der wahre Sinn seines Daseins auf Erden. So leicht sich diese Aussage verbal behaupten lässt, so unfassbar komplex bleibt vorerst ihre Umsetzung in die Realität des Lebens.

Bevor ich mich jedoch dieser Sinnfrage nähere, bevor ich die komplexe Problematik des Daseins anrühre, möchte ich eine – wenn auch nur kursorische und einzelne Bereiche streifende – Betrachtung zur Geschichte des menschlichen Körper-Erlebens voranstellen.

Als Thema ist der Weg der Einkörperung so alt wie die Menschheit. In eigens dafür vorgesehenen Kapiteln gehe ich darauf genauer ein. Mit Einkörperung ist die Durchdringung von geistigen und seelischen Tiefen mit dem bewussten physischen Leben gemeint.

Schon die Priester der ersten Menschheit suchten nichts anderes, als die Gruppe der ihnen vertrauenden und ihnen anvertrauten Menschen über die Grundbedürfnisse des Nahrung Beschaffens, des Essens und Schlafens hinaus zum Bewusstsein ihrer geistigen Existenz, zu ihrer eigenen Glaubens- und Kraftquelle zu führen.

Im Mithras-Kult des vorderen Orients, etwa im 6. Jahrhundert vor unserer Zeitrechung, deutet sich noch der Kampf zwischen Mensch und Tier an. Hier geht es nicht allein um das Erlegen oder auf einer kultischen Ebene um das Bezwingen des Tieres. Es geht m. E. um das mühevolle Zügeln der eigenen Tierkräfte und der in die Natur eingebundenen Triebkräfte. Um ein Zügeln und nicht um ein kasteiendes Abtöten des Tierkörpers des Menschen. Mithras, der Lichtmensch, kniet auf dem Stier. Diese ergreifende Szene spielt in einer Erdhöhle. Also spricht der Kult vom Lichtmenschen in der Erdhöhle, dessen Aufgabe es ist, die Macht des Triebes durch die eigene Kraft zu meistern.

Die Mithras-Religion aus Persien nach Kleinasien kommend, eroberte im 2. und 3. Jahrhundert n. Chr. weite Teile des Römischen Reiches und zeigt durch ihre Verbreitung das existenzielle Bedürfnis nach Inkorporation. Auch das Paulus-Wort vom Körper als Tempel der Seele zeugt von erdverbundener Transzendenz.

Die Anfänge menschheitlicher Suche nach Einkörperung sind sicher viele Jahrtausende vor Christi Geburt zu suchen. Eine sehr alte schriftliche Quelle bieten die Weden (Veden) aus Indien. Sie entstammen unterschiedlichen Jahrhunderten. Die ältesten entstanden vermutlich 1500 v. u. Z.[1] In diesen Schriften sind die ältesten Anweisungen für ein bewusstes religiöses Leben enthalten. Patanjali (5. Jahrhundert n. Chr.) sammelte alte Yoga-Traditionen und fügte sie zu einem System zusammen, das die Beherrschung aller Geisteskräfte sucht und schliesslich die Befreiung von der Materie. Dieser Erkenntnisweg benötigt die Anjochung (Yoga) aller irdischen Triebe an das Ewige.

Im Gilgamesch-Epos, das um 1200 v. u. Z. aus vielen Sagenquellen zusammengefasst wurde und von einem König des babylonischen Uruk aus dem 3. Jahrtausend berichtet, geht es um eine Freundschaft zwischen dem König Gilgamesch und dem Wildmenschen Enkidu. Durch die Kraft des Erd- oder Tiermenschen Enkidu besiegt Gilgamesch den dämonischen Wächter des Zedernwaldes sowie den Himmelsstier. Gilgamesch selbst wird als zwei Drittel Gott und ein Drittel Mensch beschrieben. Doch was hilft dem Gottmenschen alle physische Kraft aus der Perspektive der Sterblichkeit. Denn Enkidu stirbt. So ist der mächtige göttliche Teil des Gilgamesch mit der Frage des Sterbens, des Todes konfrontiert – und mit dem anderen Teil, der doch weiterlebt. Damit gelangt Gilgamesch in die menschliche Problematik der Einkörperung seiner Seele, seiner göttlichen Seele. Er stösst an die Grenzen irdischer Kraft und Macht. Er betrauert den Tod seines Freundes und steht vor der trennenden Mauer der Unterwelt. Höchst dramatisch spiegelt dieses fünftausend Jahre alte Epos die Urfrage nach dem Weiterleben, nach der Unsterblichkeit, wie sie sich auch heute mehr oder weniger verdeckt in der Genforschung versteckt. Deutlich wird, wie die Auseinandersetzung zwischen Haben und Sein, zwischen Macht haben und lebendiger Gegenwärtigkeit schon damals spürbar war. Im Mithraskult scheint die Überwindung des mächtigen Tieres gelungen. Gilgamesch hingegen hadert mit dem Verlust seines tierischen alter ego. Er hängt an der irdischen Macht und gerät dadurch in Ohnmacht.

1.2. Tod als Anstoß zur Frage nach Transzendenz

Schon vor 120 tausend Jahren war die Auseinandersetzung zwischen Seele und Körper aktuell, erkennbar an dem Grabeskult, den der Neandertaler-Mensch im Glauben an ein Jenseits pflegte. Die Konfrontation mit dem verletzbaren und sterblichen Körper liess den Raum für ein transzendierendes Geschehen erlebbar werden. Der Grabkult zeigt den Glauben an das Weiterleben der Seele, auch wenn der tierische Körper abgestorben ist. Grabbeigaben ermöglichen der Seele des Verstorbenen, auch im Jenseits Gewohnheiten weiter nachzugehen, die der noch eingekörperten Seele, dem eingekörperten Menschen im irdischen Leben vertraut waren.

Grabbeigaben und Grabbauten auf das Gedenken an den Verstorbenen und auf ein Erleichtern des Lebens nach dem Tode zu beziehen, ist ein üblicher Standpunkt der Forschung. Mich hingegen berührt vielmehr die Anziehungskraft jener Totenstätten. Sehr oft entdeckt man an diesen Orten eine ausserordentliche Kraftbündelung. Ob es dabei um keltische Hügelgräber, die Pyramiden in Ägypten und Amerika oder z.B. die Aachener Kapelle Karls des Grossen geht – das Erlebnis der Kraftbündelung wird ja von dem lebenden Besucher empfunden; ihn erschüttert der genius loci. Es scheint untrüglich, dass solche Kultorte vor allem der Andacht des Besuchers dienten. Die Intensität der körperlichen Gegenwärtigkeit des Besuchers ist der Baustein seiner Glaubenskraft an Transzendenz, an ein Gefühl, dass das Leben nicht durch den Tod begrenzt ist.

Auch die Höhlen der Steinzeit – in Lascaux fand man eine von vielen – erzählen in den Tier- und Menschendarstellungen von deren Bezug zueinander, vom Kampf, dem Erlegen, dem Töten, der Gefahr, vom Tiere überwältigt zu werden, und der wahrscheinlich kultischen Affirmation, des Tieres bzw. des Irdischen Herr zu werden. Daraus folgernd lässt sich aus den Dokumenten dieser ersten Zeichnungen, wie sie auch auf Felsen der afrikanischen Wüste gefunden wurden, das urmenschliche Thema von Geist, Seele und Körper ertasten. Mögen Medizinmänner und Priester jener Zeit magische Praktiken angewandt haben oder die ihnen anvertraute Menschengruppe in einen aus der Tradition vertrauten Mythos eingebunden haben, sicher ging es einem solchen Menschenführer – sofern er selbst integer und von reiner Glaubenskraft erfüllt war – darum, seine Gruppe auch auf einer seelischen Ebene zu Bewusstsein zu bringen. Dieses Bewusstsein erfüllte sich über lange Entwicklungsphasen sicher lediglich in einem Gruppenerleben. Der Mensch als Einzelner dagegen dürfte dieses körper-seelische Empfinden möglicherweise nur bei besonderer psychophysischer Konstitution erreicht haben.

1.3. Ganzheit des Körpers und seelische Empfindungsfähigkeit

Die Palette physischen Empfindungsreichtums war in all den geschichtlichen Zeiten menschheitlicher Entwicklung unvorstellbar reicher und farbiger, als sich das ein heute lebender Mensch vorstellen kann. Die Menschengruppe der Aborigines Australiens kann davon einen sehr lebensnahen Eindruck vermitteln.

Es gibt z.B. Berichte, dass die Bewohner der Fidschi-Inseln eine enorm differenzierte Spürigkeit besitzen. Wenn ein solcher Eingeborener mit seinem Auslegerboot auf dem Meer segelt, spürt er mit seinem Geschlecht, dass er sich einem Eiland nähert. Er spürt die Landnähe, lange bevor er an der Wellenkräuselung sichtbar erkennt, dass er sich in Inselnähe befindet. Hellfühligkeit, Hellsichtigkeit, das Hören extremer Tonfrequenzen sind auch heute vereinzelt bei Menschen anzutreffen, doch der überwiegende Teil der vor allem im Westen und in unserer sinnenverkümmerten Zivilisation lebenden Menschen weiss nichts mehr von der differenzierten Sinnenqualität. Über sein Haustier erfährt der Besitzer noch etwas von dem unsichtbaren Reichtum, den Sinne entfalten können. Und schon anhand dieser domestizierten Tiere lässt sich erahnen, welche Sinnenfülle dem Tiere zu eigen ist.

Die Handhabung einer für uns nicht mehr nachvollziehbaren Sinnenpalette ermöglichte es den Priestern alter Zeiten, das energetische Netz, das den Erdball durchzieht, zu erspüren. An besonderen Kreuzungsstellen energetischer Bahnen errichteten sie Kultstätten für die Gemeinschaft. So entstanden Versammlungsorte, Thingplätze, Tempel, Kathedralen. Meist übernahm eine spätere Kultordnung den Platz einer früheren Kulttradition. Nicht selten erbauten die Römer ihre Tempel auf den Kultorten der Druiden, und die Christen verwandelten die sogenannt heidnischen Plätze in Kirchen. Die frühchristliche Hagia Sophia Konstantinopels wurde von den Mohammedanern zur Moschee umgebaut. Und nicht von ungefähr entleerte die heutige Kulturbezogenheit diesen heiligen Ort in Istanbul zu einem Museum, wie das gegenwärtig mit vielen christlichen Kulträumen geschieht, weil die lebendige Kulthandlung den dafür Verantwortlichen zu entgleiten scheint.

Als verantwortlich sehe ich jeden, der in einem transzendenten Glaubensbezug steht, Priester wie den suchend Gläubigen. Ist es nicht auffallend, wie Millionen «Gläubige» und «Suchende» zu den Pyramiden strömen, Kathedralen durchkämmen, durch die Gemäldegalerien der Welt ziehen, wie Karawanen an Kunstorten vorbeischlurfen? Was suchen diese Touristen? Besucher der Pyramiden berichten von tiefen Krafterlebnissen in bestimmten Kammern der Cheops-Pyramide. Andere werden erschüttert von den einzigartigen Steinsetzungen, wie sie in Grossbritannien, Irland, aber auch in Deutschland zu finden sind. Diese Steinsetzungen markieren und bündeln tellurische Strahlungen, die mit Messgeräten inzwischen auch nachweisbar sind. **Stonehenge** (Abb. 1), der Ort in England, an dem riesige Steinmonolithen in Kreisform errichtet sind, gehört nur zu den uns bekanntesten der unzähligen unbekannten Sammelplätze. Seit kurzem besteht die Annahme, Stonehenge sei ein prähistorisches Observatorium gewesen.[2]

Die alten Wissenden – Priester wie Baumeister – erspürten die Kraftlinien

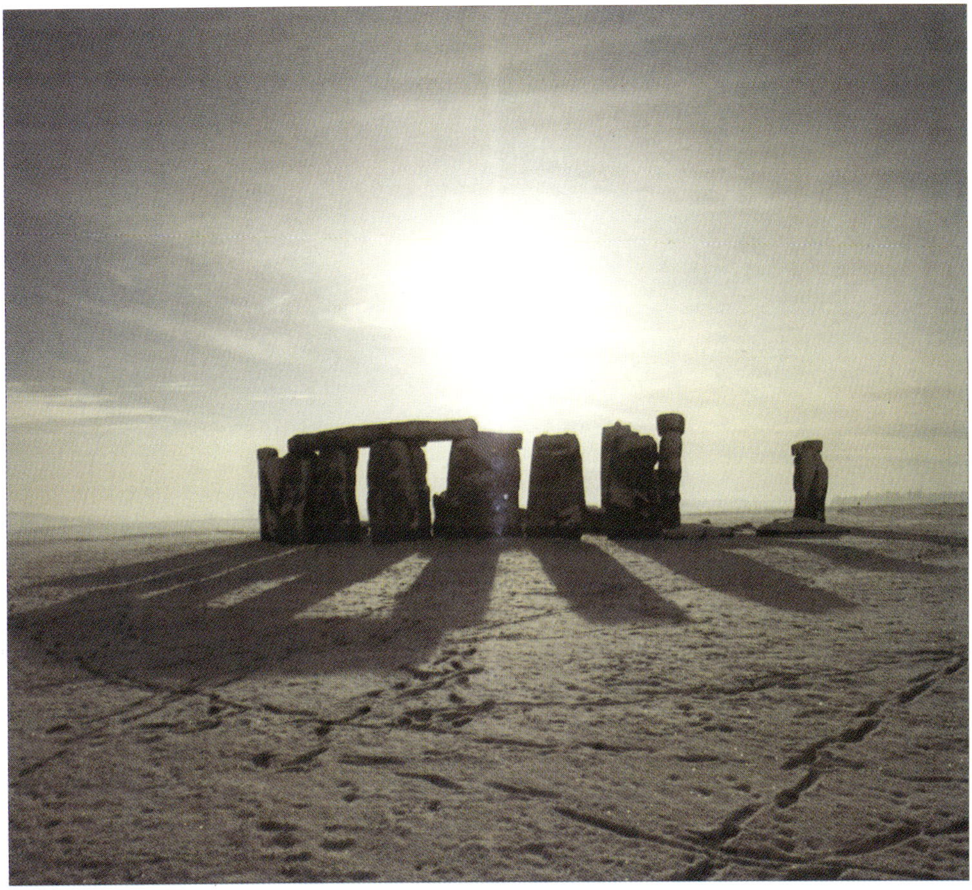

1. Stonehenge, England.

mit ihrem Körper. Durch die Steinsetzungen markierten sie Leys, das sind Kraftlinien der Erde, sowie Kreuzungspunkte unterirdischer Wasseradern und Energiebahnen. Diese Erdstrahlung und ihre Gesetzmässigkeit setzten sie in Bezug zur Sonne. Diese Bezugnahme zur Leben spendenden Sonne bleibt immer zentral, ob es sich um den Bau einer Pyramide, eines Tempels, einer Kirche handelt. Auffallend ist also die Bezogenheit der Erde zur Sonne, oder anders ausgedrückt: die Ausrichtung des Erdkörpers auf den Lichtkörper.

Ein **norddeutsches Hügelgrab** (Abb. 2) z.B. ist so angelegt, dass bei einem bestimmten Sonnenstand das Licht einmal im Jahr durch einen langen steinernen Tunnelgang bis zur hintersten Wand der Grabkammer strahlt. Oder am 21. Juni leuchtet in der französischen **Kathedrale von Vézelay** (Abb. 3) in

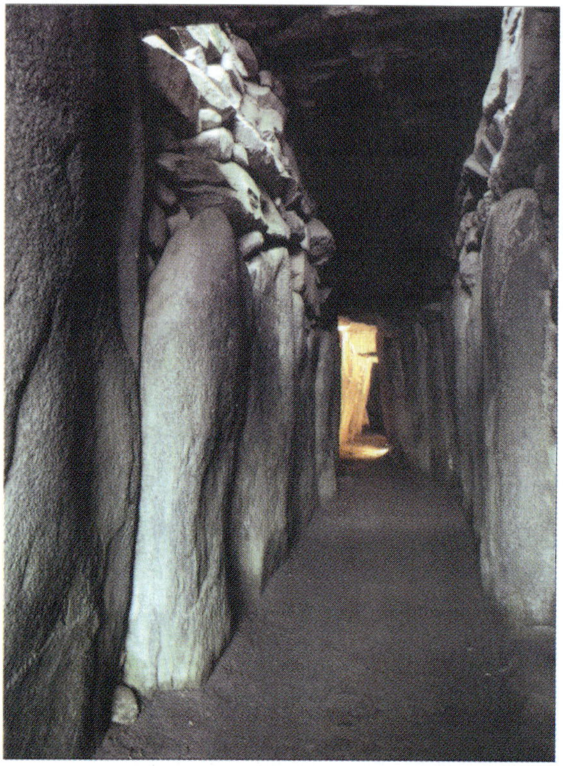

2. Norddeutsches Hügelgrab.

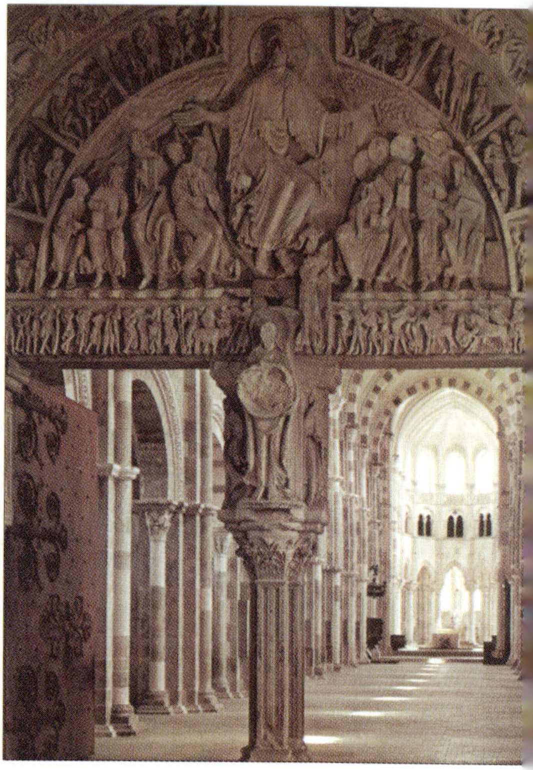

3. Kathedrale von Vézelay.

der Mitte des Kirchenschiffes eine ost-west laufende Kette grosser Lichtflächen.

Wie im Mithras-Kult – dort der Lichtmensch in einer Steinhöhle unter der Erde – geht es den verantwortlichen Wissenden um die Darstellung des Lichtes im Körper. Die gebündelte energetische Erdströmung fühlbar im Körper und das sichtbare Lichterlebnis im Kultraum dienen fraglos dem im Glauben Stehenden und verdichten als sinnliche Hilfen die Arbeit des innerlich Suchenden. Das Zusammenspiel von tellurischer und solarer Kraft – von Materie und Licht – gibt dem Empfangenden ein Gefühl der Einheit, des wieder Einswerdens mit den Mächten und Kräften der Natur. Doch erfüllt sich «religio» – die Rückbindung an die eigenen Tiefen- und Glaubenskräfte – nicht einfach im Einswerden mit der Natur. Das sich Einsfühlen mit der Natur ist erst ein Schritt. Die energetische Bündelung dient als vorbereitende Basis für den Prozess der Einkörperung der ewigen Seele in den Körper.

Vermutlich verlief dieser Prozess in den vorchristlichen Kult- und Religionsformen noch kollektiv. Es gab Naturgottheiten und eine reiche Palette von Götteraspekten. Im Mithras-Kult bündelt sich die Vielfalt der Götteraspektierungen in der Polspannung von Tiernatur und Geistmensch, dem zum Opferdienst bereiten Stier und dem im Gottesbewusstsein stehenden Menschen, der sein inneres Tier, seine Triebnatur kraft seines Bewusstseins in die Gestaltung seines weltlichen Lebens in der «Erdhöhle» – im Körper – einbezieht. Natürlich erscheint diese Auslegung des Kerngeschehens im Mithras-Kult sehr befremdlich, denn der Gott tötet ja das Opfer-Tier! Und doch lege ich bewusst diese Szene als Zügelung des Tieres, als Einbeziehen der tierischen Natur in die bewusste Gestaltung des Geistmenschen aus. Ich glaube, dass die Menschen vergangener Zeiten in meist ungebrochenem Einklang von Körper und Seele standen, sodass das Töten des Opfer-Tieres nicht als Abtöten der Tiernatur des Menschen gefühlt wurde. Vielmehr vermittelte das brutale Bild des Tötens das Überlegensein. Diese Haltung ist in allen Kulturen auffindbar. Das Töten ist m. E. ein Zeichen für den Verfall einer geistig belebten Hochkultur. In einer Zeit, in der die Priester an ihre geistige Quelle angeschlossen waren, konnte **Opfer an Götter** (Abb. 4) nur ein Symbolakt und nicht grausame Tötung von Tier und Mensch gewesen sein.

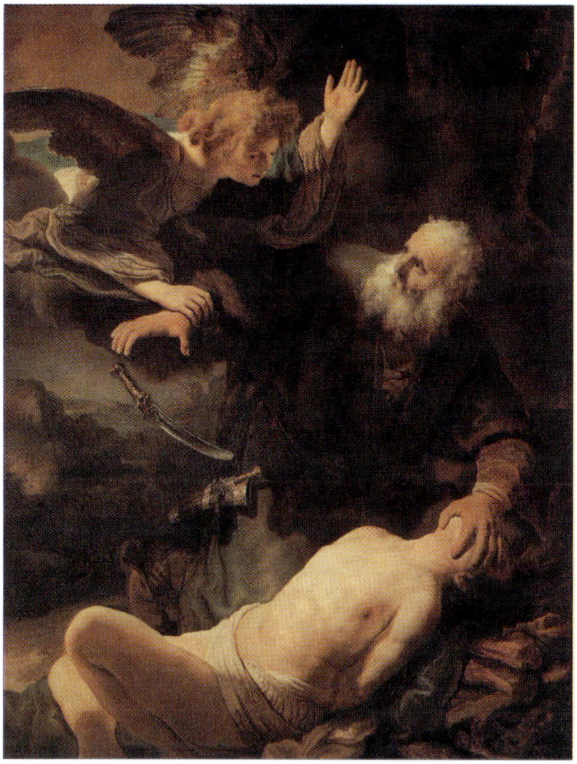

4. Rembrandt. Isaaks Opferung.

Heldendenkmäler zeigen den Sieger, wie er seinen Fuss auf den zu Boden geworfenen Überwältigten stellt. Der hl. Michael wirft mit seinen Engelsheeren den Teufel in seine Unterwelt zurück. Die hl. Maria Immaculata steht als Siegerin mit ihrem Fuss auf der sündigen Schlange, welche die Erdkugel umschlingt.

1.4. Geistige Neuordnung

Das Wirken der für uns Menschen unfassbaren Persönlichkeit Jesus Christus, des Juden Jehoschua, brachte der in Magie und Mythos gefangenen Welt – durch seine einzigartige Tat liebender Vergebung am Kreuz – eine geistige Befreiung des Kosmos, die nur der Einzelne und in sich Suchende finden kann. Diese innere Botschaft ist geschützt durch die geistige Gegenwärtigkeit dieses Grössten aller Liebenden. Dass zwei Jahrtausende mit all den verheerenden Kriegen und grossen Entwicklungen das Bewusstsein um Jesus Christus nicht erschüttern konnten, ist ein Zeichen für die geistige Kraft dieses Menschen, der in Gott lebt.

1.5. Verlust der Ganzheit von Körper und Seele

Am Anfang des 15. Jahrhunderts wurde auf einem Kirchenbild, dem **Genter Altar** (Abb. 5), Adam und Eva erstmals nackt dargestellt. Dieser mutige

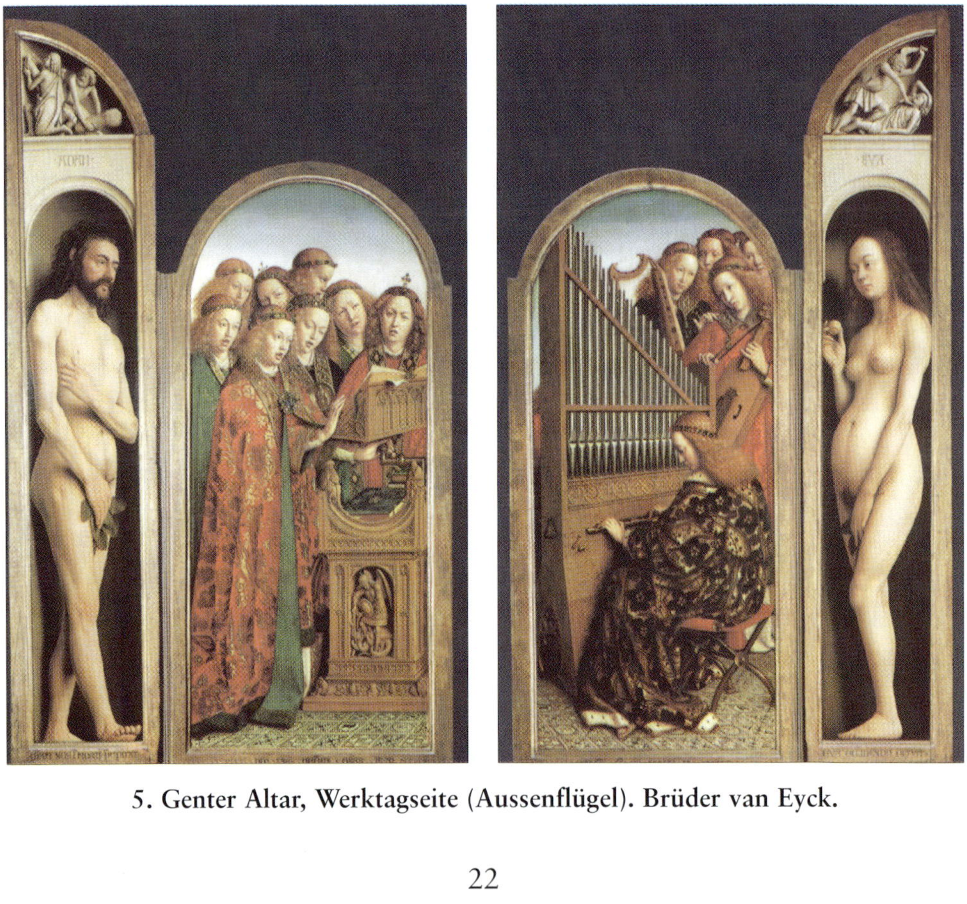

5. Genter Altar, Werktagseite (Aussenflügel). Brüder van Eyck.

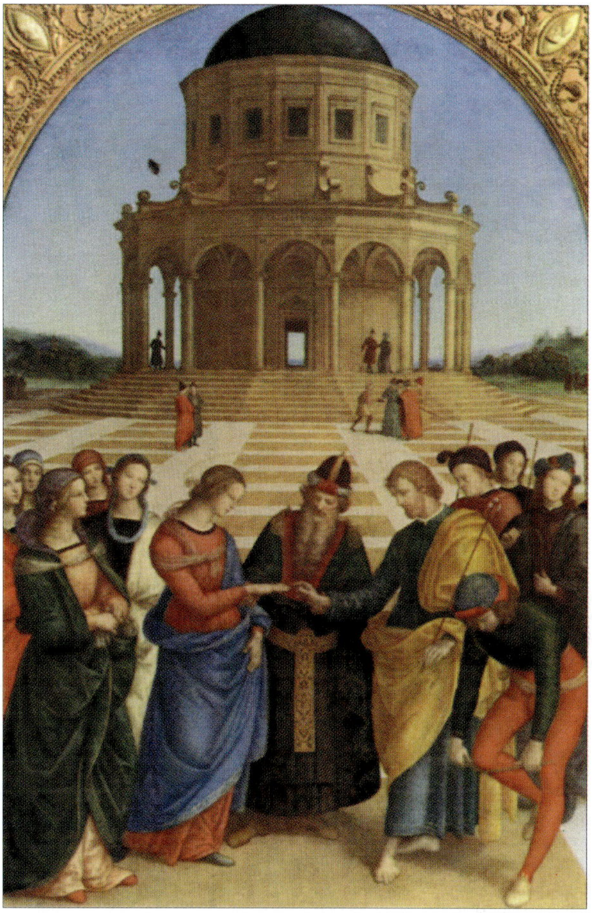

6. Raffael. Sponsalitio. Zentralperspektive.

Schritt der Malerbrüder van Eyck führt von der innerlich empfundenen Symboldarstellung weg und zu einer realitätsnahen Naturdarstellung hin. In Italien entwickelten die mit der Wissenschaft vertrauten Maler die **Zentralperspektive** (Abb. 6). Sie zentrierten alle dargestellten Gegenstände auf einen im Bild gewählten Mittelpunkt. Davor war die Darstellung der Perspektive auf Bildern inkonsequent auf verschiedene Fluchtpunkte gerichtet. Im Mittelalter wirkten die Bildzeichen ganzheitlich auf den Betrachter. Zu grosse Realitätsnähe hätte von dem Zauber des dargestellten Inhaltes abgelenkt, hätte die magisch-mythische Wirkung geschmälert. War der Mensch unserer Erde im Mittelalter Zentrum des Alls (Abb. 7), schafft er sich jetzt in der Neuzeit abstrakt eine zentrale Raumperspektive in der Fläche. Die Vermittlung dieser neuen Raumillusion berührt mehr als nur das analysierende Auge. Das Betrachten dieser Raumillusion öffnet den Körperinnenraum und gibt dem sich darauf Einlassenden ein neues bis dahin so noch nicht gekanntes Empfinden.

Was geht nun in einem Menschen des 15. Jahrhunderts vor, der eine Fläche konsequent perspektivisch analysiert? Durch die wissenschaftliche Auseinandersetzung mit Natur und Menschheitsgeschichte, vor allem der Antike, kam es zu einem Entwicklungssprung. So kreierte der Renaissancemensch aus der ganzheitlichen Anschauung mittelalterlichen mystischen Emp-

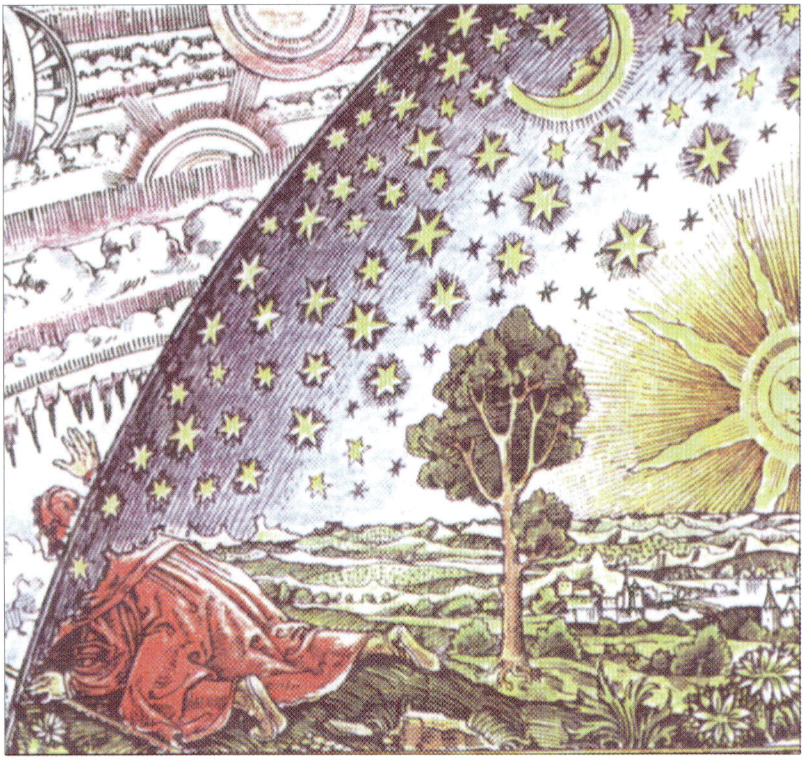

7. Mittelalterliches Weltbild.

findens die analytische Haltung der Neuzeit. In diese Zeit der neuerlichen Auseinandersetzung mit der Antike, ihrer Kunst und Geisteskultur, fällt die Entdeckung Amerikas 1492, entdeckt der Mensch, dass er nicht mehr Zentrum der Welt ist. Der polnische Astronom Kopernikus veröffentlicht in seinem 1543 erschienen Buch über die Umläufe der Himmelskörper die revolutionierende Erkenntnis, dass die Erde sich um die Sonne dreht.

Durch die Entdeckung Amerikas und die Feststellung von Kopernikus, dass nicht die Erde, sondern die Sonne das Zentrum unseres Planetensystems ist, zerbrach allmählich die unerschütterbare Meinung, im Mittelpunkt des Weltalls zu leben und damit ging auch das ganzheitliche Körpergefühl verloren. Das zunehmende Bewusstsein, dass wir Erdmenschen um die Sonne kreisen, hat vermutlich eine unbeschreibliche Verunsicherung ausgelöst, an der wir heute fraglos noch zu schaffen haben. Jedes Kind lebt diesen Pozess, nicht mehr im Mittelpunkt zu stehen durch, nicht nur in der Familie, sondern auch in der ganz konkreten täglichen Erfahrung, was Tag und Nacht bedeuten. Als vernünftiger, als «funktionierender» Mensch begreift er das. Doch wie klar empfindet er es in seinem Körper?

Die Erkenntnis, dass die Sonne nicht um uns kreist, verunsichert radikal. Vermutlich ist dieses Gefühl mit der Vertreibung aus dem Paradies (der unreflektierten Ganzheit) zu vergleichen. Nackt und zitternd stehen wir, aus dem schützenden Traum einer Mitte geworfen, auf der kalten, grauenvollen Erde. Der Riss geht mittendurch. Wir verkörpern nicht mehr den Mittelpunkt der Welt. Die Sonne ist gleichsam aus unserer Körperhöhle herausgefallen. Die starken Reaktionen vieler Menschen auf die Sonnenfinsternis in Mitteleuropa von 1999 zeigen, wie sehr ein Naturereignis, das die Leben spendende Sonne betrifft, existentielle Verunsicherung auslösen kann. Die Verunsicherung einer äusseren physischen Mitte spiegelt die Unsicherheit in der seelischen inneren Mitte. Das paradiesische Urvertrauen ist zerbrochen. Eine neu errungene Herzensgewissheit hängt nicht davon ab, ob die Sonne oder die Erde Mittelpunkt der Welt sei.

Schon Platon (427 - 347 v. u. Z.) hielt als Philosoph die Wirklichkeit für zweigeteilt. Als einen Teil sah er die Sinnenwelt; sie verändert ständig ihren Zustand, sie «fliesst». Ihr gegenüber hat die Ideenwelt ewigen und unveränderlichen Bestand. In dieser Ideenwelt existiert auch die ewige Seele. Erwacht sie im Menschenkörper, so hat sie die Ewigkeit fast vergessen. Ihr Eros – die liebende Sehnsucht – beflügelt sie und weckt den Willen, aus dem Körperkerker zu entfliehen. In seinem sehr anschaulichen Höhlengleichnis verdeutlicht Platon den Bezug zwischen Natur und Idee. Die Menschen sitzen in einer Höhle. Hinter ihnen brennt ein Feuer, das Schattenbilder an die Höhlenwand wirft. Der Höhlenbewohner bleibt als Betrachter der Schattennatur im Mittelpunkt seines Erlebens. Das entspricht auch der griechischen Weltsicht zu jener Zeit.

Mit der Verbreitung des kopernikanischen Weltbildes, die sicher wesentlich umfassender war als die Verbreitung des Gedankengutes aus der platonischen Akademie, entstand ein Bewusstseinseinschnitt, von dem ich glaube, dass er auf das Verständnis des eigenen Körper-Seele-Bezuges eine tiefe Wirkung hatte. Die Erde und damit die Natur des Menschen ist nicht mehr Mittelpunkt kosmischen Geschehens. Sie wird nicht mehr als Zentrum des Alls beleuchtet. Als Planet muss sie sich nach dem neuentdeckten Zentrum unseres ganzen Systems richten. Die Sonne ist nicht von uns abhängig, sie erleuchtet nicht mehr uns, sondern wir kreisen um ein Licht, das ausserhalb von unserer Körpernatur liegt. Die Sehnsucht nach dem Licht transferiert sich nach aussen. Dort oben am Himmel steht sie ja noch, die Sonne. Eine ursprünglich innere Hierarchie von Geist, Seele und Körper zerbricht und macht einer nach aussen projizierten Hierarchie Platz. Diese ursprüngliche innere Hierarchie zeigt sich darin, dass z.B. der Kaiser von Gottes Gnaden eingesetzt war. Er, der Gottesmensch regiert über die Natur. Er hält die Weltkugel in seiner Hand und symbolisiert nicht, sondern ist damit die Mitte der Welt. Die wissenschaftlichen Erkenntnisse der Renaissance zerteilen und relativieren erstmals nachhaltig die Einheit vom Gottesstaat auf Erden. In das Feld der Verunsicherung tritt Martin Luther. Ein Zusammenwirken von vielen Kräften verdrängt den Glauben an die innere Hierarchie, und der Mensch unterliegt zunehmend der Macht einer äusseren Hierarchie. Die Sehnsucht nach Transzendenz richtet sich nach aussen, nach oben, zum Himmel. Wie menschheitserschütternd dieser Vorgang wirkte, beweist z.B. der hundert Jahre darauf folgende 30-jährige Krieg, der nicht nur von Fürsten, sondern auch von Bauern getragen wurde. In dieser ersten Hälfte des 17. Jahrhunderts entwickelte René Descartes das Bild eines unvollkommenen Menschen gegenüber einem vollkommenen Gott. Diese Idee Gottes sei bei Geburt eingepflanzt worden. In den folgenden Jahrhunderten wirkt die Verunsicherung, nicht mehr in Gottes Einheit zu leben, bis in die Gegenwart. Die Gegensätze des idealistischen zum materialistischen Weltbild beginnen Menschengruppen in erschütternde Kämpfe zu stürzen. Geist und Körper, religiöses Empfinden und die Not des Alltags klaffen schmerzlich auseinander.

1.6. Beginn von weltlichen Revolutionen

Die Dekadenz der regierenden Häuser, die sich im späten 18. Jahrhundert überschlug, riss im Laufe von Jahrhunderten eine unstillbar offene Wunde bei den arbeitenden Menschen, weil sie nur als Sklaven behandelt wurden. Kirche und Staat ersetzten den Verlust ihrer geistigen Tiefe durch weltliche Machtausübung. Francisco de Goya berichtet in seinen Illustrationen nicht nur von den Schrecknissen des Krieges, sondern auch von der sich zersetzenden Gesellschaft. Die Lebensmöglichkeiten von arm und reich waren so verschieden, dass die Revolution, die 1789 in Paris begann, wie ein Überdruckventil den Anfang für eine bis heute noch nicht abgeschlossene Entwicklung ermöglichte. Eine kollektive Massenbewegung, von einzelnen kaum zu steuern, brachte den religiösen Boden und die gesellschaftlichen Grundsätze zur Erschütterung. Einerseits schäumten Triebkräfte über, die physisch Befreiung und Greuel schufen, andererseits sehnten sich die Seelen nach dem unbegreiflichen Numinosen. So veranlasste 1794 Robespierre eine Staatsreligion einzuführen, in der die Existenz eines Höchsten Wesens und die Unsterblichkeit der Seele anerkannt wurden. Gleichwohl erstickten solche kollektiven Massnahmen die Suche des Einzelnen.

Die Entwicklung der Industrialisierung im 19. Jahrhundert unterwarf die unterdrückten Arbeiter nochmals. Aus den Körpern der Verarmten wurde die letzte Kraft herausgepresst. Gleichzeitig schwelgte eine verlogene Romantik in körperlosen Phantasien. Die geistige Entwicklung fand in der Musik ihren bedeutenden Niederschlag. In dieser orientierungslosen Zeit gab es vereinzelt Anzeichen von Menschen (Friedrich Ludwig Jahn in Deutschland in der ersten Hälfte des 19. Jahrhunderts, der Tänzer Delsarte in Frankreich und andere), die sich für die Bewusstwerdung des Körpers einsetzten.

In der ersten Hälfte des 19. Jahrhunderts entwickelte sich in der Philosophie der Positivismus (Auguste Comte). Als Vertreter des Deutschen Idealismus fand Georg Wilhelm Friedrich Hegel eine aussergewöhnliche Wirksamkeit. In seiner Religionsphilosophie gelangte er zu dem Schluss, dass der Mensch nur von Gott weiss, insoferne Gott im Menschen von sich selbst weiss. Karl Marx übernahm die Prinzipien von Hegels Dialektik und wandelte die idealistischen Elemente in einen Materialismus um. Diese Strömungen setzten sich mit den Tatsachen der Wirklichkeit auseinander. Es entstanden Manifeste für gesellschaftliche Reorganisation. Die Frage nach der Transzendenz trat in den Hintergrund. Fast hat es den Anschein, als löste die ausschliessliche Beschäftigung mit materiell beweisbaren Tatsachen eine Abspaltung des Körpers von der Seele aus. Dieser Vorgang leitete eine Trennung des denkenden Kopfes vom sinnenhaften Körper ein, denn es fehlte die befruchtende Wechselwirkung zwischen Körper und Seele.

Weiter fand nach der Mitte des 19. Jahrhunderts der biblische Glaube, dass der Mensch von Gott geschaffen sei, durch die überzeugende Entwicklungslehre von Charles Darwin ein jähes Ende. Die biologische Tatsache, dass Lebewesen sich über Millionen von Jahren weiterentwickelt haben und sich die jeweils am besten an die Umwelt angepassten Individuen und Arten im Kampf ums Dasein behaupten konnten, bewies, dass der Mensch vom Tier abstammt. Der Totalitätsanspruch der Religionsvertreter auf den Gläubigen schmolz. Damit verarmte allerdings die Kultur der Seele.

1.7. Aufbruch des Menschen im 20. Jahrhundert

Und nun ein kühner Sprung an den Anfang unseres Jahrhunderts. **Claude Monet** malt um diese Zeit mit bewundernswerter Konsequenz Seerosenbilder (Abb. 8). Immer sind drei Ebenen wichtig: die Wasseroberfläche, der Grund des Teiches und der sich spiegelnde Himmel. Monet gibt die Möglichkeit einer neuen Perspektive. Sie verläuft nicht horizontal auf einen zentralen Punkt in der Tiefe der Bildfläche zu, sondern fühlt sich wie ein senkrecht geführter

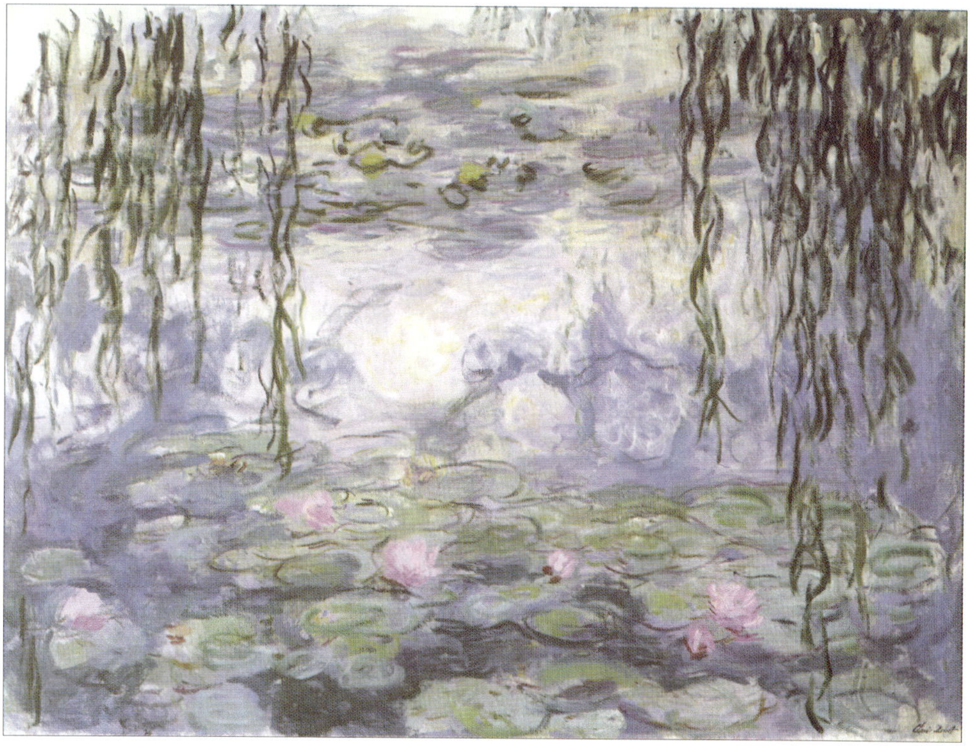

8. Claude Monet. Seerosen.

Schnitt an. Die drei Ebenen lassen sich auch seelisch als reale Lebensoberfläche, Seelengrund und sich auf der realen Ebene spiegelnde überirdische Realität deuten. In dieser Zeit entwickelt sich die Psychoanalyse und die Tiefenpsychologie. In der zweiten Hälfte dieses Jahrhunderts erforscht der Mensch den Weltraum. Wieder – wie vor 500 Jahren – hat sich der Mensch mit der Erfahrung neuer Räume auseinanderzusetzen.

Ich bin sicher, dass Kunst und Forschung im 15. Jahrhundert, wie heute, in einem vergleichbaren Bewusstwerdungsprozess stehen. Dieser Prozess betrifft – gleich einem eine neue Epoche eröffnenden Markstein – eine neue Wahrnehmungsdifferenzierung des Körpers. Monet brachte das sich durch alle Entwicklungsepochen der Menschheit durchziehende Tiefenziel des Suchenden – das «himmlische» Licht in der Höhle – auf eine unserer Zeit entsprechende Formel. Die horizontal angesetzte Zentralperspektive wird abgelöst durch eine vertikale Schichtung der drei Ebenen. Dieser Richtungswechsel wurde notwendig, nachdem sich der Betrachtende mit seinem Blick in der äusseren Ferne zu verlieren begann. Innerliches Erleben nahm dadurch ab.

Der forschende Intellekt zog aus dem Körper aus und richtete sein Interesse auf die Umwelt.

Auch die abstrakte Kunst verhindert das in die äussere Ferne Schweifen und das äusserliche Thematisieren und verweist auf Empfindungsqualitäten, die sich seelisch konstellieren. Meines Erachtens jedoch setzt Monet den deutlichsten Auftakt für ein epochal neues Empfinden innerkörperlicher Strukturen. Jenseits aller Symbolsprache vermittelt er Transzendenz auf dem Spiegel der Realität wie kein anderer Gestalter künstlerischer Flächen des 20. Jahrhunderts. Jenseits von Ideologie und Religionsform vermittelt er die Existenz des Lichtes in der Materie.

1.8. Aufbruch der Wissenschaft im 20. Jahrhundert

Abgesehen von der nach aussen gerichteten Darstellungssucht und Intellektualität der Forschung, richten sich die Forschungsziele hauptsächlich buchstäblich nach aussen in den Kosmos. Allerdings durchbrach am Anfang des 20. Jahrhunderts eine revolutionäre Entdeckung die Mauer materialistisch denkender Wissenschaft. Die durch Max Planck entwickelte Quantentheorie und die Relativitätstheorie Albert Einsteins erschütterten die Sicht von der Struktur der Materie. Die Durchdringung von Philosophie und moderner Physik eröffnete eine Revolution des Denkens. Durch diese Entwicklung wurde der sich ständig vollziehende Anschauungswechsel von Masseteilchen zum Phänomen einer Welle gedanklich erkennbar und nachvollziehbar. Denn mikrophysikalische Vorgänge lassen sich nicht festhalten und objektivieren.

Gleichzeitig mit diesem komplexen Schritt in der Wissenschaft erfährt auch die Auseinandersetzung mit der Wahrnehmung des Körpers eine rege Entwicklung. Gymnastik und Tanz gehen neue Wege. In der Wissenschaft bekommt die Dimension des Göttlichen wieder ihre Realität. In der Körperarbeit erhalten Empfindung und Seele ihren Raum zurück.

Auch in der Weltraumforschung gibt es die Ausspannung zwischen wissenschaftlicher Logik und Aussagen der Menschen, die den Weltraum erfahren haben. Astronauten führte das unfassbare Erleben des Standortwechsels – die Erde vom Weltall aus zu sehen – zu tiefen religiösen Erfahrungen. Der Körper eines Fötus, schwerelos schwimmend im mütterlichen Bauch, mag sich ganz und in einer Einheit aufgehoben fühlen. Ein Weltraumfahrer schwerelos schwebend in seinem Raumschiff hat die Chance, in seiner existenziellen Ausgesetztheit zu seiner urgegebenen Glaubenskraft zurückzufinden. Das ist eine bewusste Erfahrung des Herzens.

Die Eroberung des Weltalls verdient grossen Respekt, gleichzeitig aber fällt auf, dass Gelder und Macht nur zum geringen Teil für die Erforschung des Erdinneren verwendet werden. Ich sehe darin einen Spiegel für die Wahrnehmungsqualität eigener Körperlichkeit. Offensichtlich fühlt sich der Mensch den unvorstellbaren und sicher auch unahnbaren Kräften der Erde gegenüber noch nicht vorbereitet genug. Denn ohne Zweifel führt der Weg nach innen zu Energien, die mit aller Vorsicht und Kunst kanalisiert werden müssen. Das gilt für den Weg des Menschen genauso wie für den Weg durch die relativ dünne Erdkruste hin zu den Tiefen irdischen Magmas. Auf welch glühendem Schatz sitzt die Menschheit!?

1.9. Glaubenssuche heute

Manch ein Suchender auf dem spirituellen Weg erlitt durch die zu rasch an ein Ziel führende Methode schwere seelische Schäden. Das liegt an der Führung und der Methode. Meist geraten entwurzelte Menschen in solche Erschütterungen. Wer besitzt schon ein «gesundes» Gefühl für die Schritte auf seinem Weg. Meist wird das «gesunde» Gefühl an der Garderobe irgend eines Guru abgegeben. Er, der Seelenführer, erklärt sich ja auch bereit, die Verantwortung für den Fragenden zu übernehmen. Die alten Glaubenssysteme sind zerbrochen, das Inbild zur Findung des eigenen Selbst verloren. Diese Feststellung gilt für einzelne, auch für Menschengruppen, darf aber nicht generalisiert werden. Glücklicherweise finden unzählige Menschen einen Raum, in dem sie ihre Glaubenstiefe leben und praktizieren können. Glücklicherweise wählt sich der Gläubige Glaubensbilder, gleich einem Mythos, bindet sich in Riten ein, lebt in einer Kultgemeinde. Viele finden in den angebotenen Glaubensformen ihr «gesundes» Gefühl aufgehoben.

Im Entzünden eines Kerzenlichtes, durch das Erfüllen eines Raumes mittels Weihrauchgeruch, im tastenden Falten der Hände, im Verbeugen mit dem ganzen Körper, in erhebendem Gesang und still gesprochenem Gebet zeigt der Gläubige nicht nur die Hingabe an sein Inbild, er berührt auch seine fünf Sinne und sein bewusstes Dasein. Der Präsente und seiner Sinne Bewusste wird auch der Komplexität des Geschehens gewahr.

Wie schon angedeutet, ringt der Mensch heute – konfrontiert mit der rasanten Entwicklung – um seinen Mittelpunkt. Vor 500 Jahren konnte das tief wurzelnde Glaubenssystem dem eigenen Standort Erde – Boden geben, als die Erde nicht mehr Zentrum des Weltalls war. Durch die zunehmende Auseinandersetzung mit anderen Weltanschauungen, Religionssystemen, politischen Bewegungen, treten die äusseren Strukturen in den Hintergrund und das Verlangen, die Sehnsucht des Glaubensforschers gewinnt Land. Doch wie sieht das Land aus – das «verheissene Land» der Bibel?

Dem heutigen Landsucher fehlt das Inbild. Er weiss nicht was er suchen soll. Er weiss nicht, wo er suchen soll. Sicher haben viele ihre Religion, ihr Bekenntnis, und erfahren darin ihre Glaubenstiefe. Gleichzeitig suchen immer mehr Einzelne nach einem Inbild.

Viele meinen, dass sich ihr Glaube im Ritus eines tradierten Mythos erfüllt. Einige erfahren darin nur trockene Leere.

So entsteht ein hohles System, das ganze Gesellschaftsstrukturen ergriffen hat. Ob ein solches Gesellschaftsgerüst marktwirtschaftlich orientiert ist oder nach einem lebbaren Sozialsystem sucht, immer wieder kommen Brüche in die Ideenkonstruktionen. Die Ratlosigkeit ist dann noch das kleinste Übel solcher Umstürze.

Es sind aber Einzelne, die sich gegen die Ratlosigkeit, gegen die Sinn-Verschüttetheit aufwerfen. Sie brechen auf, suchen ihren eigenen Weg. Sie suchen den Weg nicht mehr aussen in System und Weltanschauung. Sie hetzen nicht mehr äusseren Zielen nach. Sie rasen nicht mehr in den Netzwerkbahnen, seien sie aus Beton oder Kabelmaterial. Der Weg dieser Einzelnen fordert Besinnung.

1.10. Die Frage nach dem Sinn

Das Wort Besinnung, zur Besinnung kommen, findet seine Anwendung oft zu einem Menschen hin, der etwas Unsinniges, «Verrücktes», Abnormales getan hat. «Komm doch zur Besinnung!», ruft oft ein Elternteil dem Kinde zu. Und das Kind reagiert auf den ungehaltenen Befehl meist trotzig, sich verschliessend oder leider sehr oft gebrochen und dadurch gefügig. So verletzt das autoritäre Rütteln den Weg zu den eigenen Impulsen, zur eigenen Sinnfindung. Das eigene Zeitgefühl, der eigene Rhythmus geht verloren durch die störende Unterbrechung von äusseren und von aussen kommenden Moralvorstellungen. Die eigene Neugierde, das Tasten stumpft ab. Die für die Eroberung des verheissenen Landes, der Welt so wichtigen Tentakel der Sinnsuche brechen ab oder geraten in Vergessenheit. Wenn die Gesellschaft mit pseudomoralischen Hülsen die verzweifelte Jugend aufrütteln will, zieht sich der in Sinnlosigkeit erschöpfte Mensch noch weiter in seine Ausweglosigkeit zurück. Droge, politisches Engagement ohne seelische Tiefe, nur auf Macht gerichtet, Pseudoreligiosität, Sucht sind verschiedene Aspekte dieser Ausweglosigkeit. Der Intellekt beherrscht den Verstand. Das kurze Vergessen der Realität wird zum Ziel. Der Ziellose sucht seine Geborgenheit im verlogenen Traum, im

Pseudoideal. In dieser Sackgasse entgleitet das Gefühl für Raum, für den Körperraum. Das Erleben rutscht in eine Zweidimensionalität. Die Verlogenheit lässt sich an der Abspaltung des Körpers von seinem Fühlen ablesen. Der Körper eines Ziellosen ist kalt, hart, durchtrainiert hart, gefühllos hart oder gefühllos weich, unstrukturiert, quallig, ausgepowert, entkräftet, wie Luft, durchsichtig usw. Verspanntheit, Schlaffheit, Verkrustung oder Leere stehen als ruinöse Qualitäten einem Körpertonus gegenüber, der sich beweglich, geschmeidig, durchatmet anfühlt.

Wie finde ich zu einem solchen sogenannten «Eutonus»? Wie entwickle ich meine wohltemperierte Spannkraft des Körpers? Oder im Sinne des Themas gefragt, wie gelange ich in den Körper? Wie empfinde ich mich mit meinem Körper identisch und nicht identifiziert? Wie gehe ich den Weg der Inkorporation meiner selbst in meinen Körper? All die gestellten Fragen bereiten die Grundfrage des Lebens vor: welchen Sinn hat das Leben? Und der Sinn findet sich in der Be-Sinnung. Diese Besinnung ermöglicht die Erfahrung, welchen Sinn ich selbst dem Leben gebe. Die intellektuelle Frage nach dem Sinn ist sinnlos. Besinnung beginnt mit der simplen Klärung: was taste ich?, was rieche ich?, was schmecke ich?, was höre ich?, was sehe ich eben? – bin ich jetzt da?

So beginnt der Mensch an der Geschichte seines Körpers zu weben. Dadurch tastet er wieder Raum. Allmählich entwickelt er so sinnlich, sinnenhaft ein Gespür für seine Lebendigkeit auf dieser Erde in der Gegenwärtigkeit. Meistens verschluckt die Ausrichtung nach Zukünftigem die Gegenwart.

Der seiner fünf Sinne Gewärtige überschreitet die Schwelle der Sinnlosigkeit, der Lähmung, der Bewegungslosigkeit, die meist im Kopf sitzt. Der Sinnenbewusste ist seines Körpers bewusst. Mit diesem Körper gerät er in Bewegung, wenn er Raum ertasten will. Bewegung bringt Entwicklung.

II. Die Leibarbeit im Vergleich zu anderen Körpertherapien

Die Anfänge für ein neues Körperbewusstsein liegen sicher im 19. Jahrhundert. Die gesellschaftlichen Umstürze der französischen Revolution trugen ihre Wogen bis in die Mitte des 19. Jahrhunderts durch ganz Europa. Die mutigen Denker der Aufklärung (Kant, Hegel, Voltaire und andere bedeutende Philosophen) schufen durch ihre revolutionären Existenzmodelle den Boden für ein eigenständiges Bewusstsein des Einzelnen in der Gesellschaft. Das Erwachen eines solchen Bewusstseins hat entscheidend mit der Frage nach einer unbekannten und noch zu erringenden Freiheit des eigenen Körpers zu tun.

2.1. Entwicklung in der westlichen Welt

Franz Anton Mesmer (1734-1815) war bis 1777 Arzt in Wien, wo er Heilungen mit dem Magnetismus versuchte. Danach folgten sehr wechselhafte Jahre in Paris mit Erfolgen und Krisen. Er entwickelte neben Kollektivbehandlungen mit Magneten und magnetisiertem Wasser auch eine Behandlungsweise mit dem «thierischen Magnetismus». Sein System hatte vier Grundprinzipien:

1. Ein subtiles Fluidum verbindet den Menschen mit dem Universum.
2. Krankheiten entstehen, wenn das Fluidum im Körper ungleich verteilt ist.
3. Das Fluidum lässt sich kanalisieren und auf andere Personen übertragen.
4. Durch diese Technik können bei Menschen Krisen erzeugt und Krankheiten geheilt werden.[3]

In seiner Therapie berührte Mesmer mit seinen Knien die Knie der Patienten, hielt ihre Daumen, sah ihnen starr in die Augen, berührte den Oberbauch und die Glieder des Patienten. Dadurch hatten die Behandelten eigenartige Empfindungen und verfielen manches Mal in eine Krise. Seine Arbeit mit diesen Krisen sollte Heilung bringen.[4] Mesmer entdeckte bei seiner sehr unterschiedlich bewerteten Behandlungsweise den sogenannten «Rapport»[5]. Rapport meint die Übereinstimmung, den unmittelbaren Kontakt zwischen

Magnetiseur und Patienten. Dieser Begriff machte eine Metamorphose durch und wurde schliesslich von Freud «Übertragung» genannt.[6]

Friedrich Ludwig Jahn, bekannt als der «Turnvater», begann in der ersten Hälfte des 19. Jahrhunderts sich für eine natürliche Erziehung, besonders für die körperliche Ertüchtigung im Turnen einzusetzen. 1816 gab er zusammen mit E.W.B. Eiselen das Buch «Deutsche Turnkunst» heraus. So entstand neben der therapeutischen Arbeit der Magnetiseure ein Zugang zur Körperdisziplin, die der Erhaltung der Gesundheit diente.

Seit dem Beginn des 20. Jahrhunderts richteten Gymnastik (u.a. Hede Kallmeyer und Elsa Gindler), Tanz (u.a. Mary Wigmann, Rudolf Laban) und Arbeit mit dem Atem die Aufmerksamkeit auf den Körper. Elsa Gindler entwickelte in den ersten Jahrzehnten eine sehr verfeinerte Form der Körperwahrnehmung. Auch Wilhelm Reich liess sich bei ihr behandeln. Reich setzte sich mit dem Körper und seinen Charakter-Panzerungen auseinander. An seinen Erkenntnissen orientierten sich viele Therapeuten und entwickelten daraus ihre eigene Arbeit, besonders seit dem Ende der 60er und in den beginnenden 70er Jahren. Hier sind vor allem David Boadella (Bio-Energetik-Therapie), Alexander Lowen (Bioenergetische Analyse), Gerda Boyesen (Biodynamische Psychologie), Stanley Keleman (Bioenergetik) zu nennen.

Wilhelm Reich gab sich, fussend auf Sigmund Freud, mit den Einsichten in die Funktionsweise einer neurotischen Persönlichkeit nicht zufrieden und begann sich ab 1935 mit den erworbenen Abwehrsystemen neurotischer Patienten zu beschäftigen. Er erforschte die Muskelspannungen der Patienten und schrieb 1949 das Buch «Charakteranalyse». Er entwickelte drei grundlegende Ansätze für die Behandlung: erstens sah er eine funktionale Identität zwischen Körperhaltung eines Menschen (Muskelpanzer, Charakterpanzer) und seiner Ichstruktur. Zweitens stellte er fest, dass sich Widerstand im unbewussten Anhalten des Atems zeigt. Drittens meinte er, dass die volle orgastische Befriedigung, die erst nach Lösung aller chronischen Muskelverspannungen erreicht wird, eine emotionale Gesundheit sichere. Schliesslich entwickelte er die Orgontherapie.[7]

Alexander Lowen erweiterte und systematisierte die Erkenntnisse über das Körper-Seele-Konzept von Reich und schuf die Bioenergetische Analyse. «Der Mensch, der im Sinne seines Körpers lebt, wird nicht depressiv. Er weiss, dass Lust und Freude von guten Körpergefühlen abhängig sind...» formuliert er.[8]

David Boadella definiert seine Bio-Energetik-Therapie als ein System von Techniken, mittels derer blockierte Energiebereiche wieder in Gang gesetzt werden. Das Augenmerk liegt im Gegensatz zu den verbalen Techniken auf dem gesamten Ausdrucksverhalten einer Person, auf der Qualität der Körperbewegungen und den rhythmischen Prozessen der Atmung. Zorn, Kummer,

Ängste, Sehnsüchte werden in den verschiedenen Körperteilen aufgesucht und durch Atmen, Bewegung, durch Herauslassen von Schlag- und Stossimpulsen und durch oft schmerzauslösende Massage befreiend herausgesetzt.

Gerda Boyesen fusst ebenfalls auf den Erkenntnissen von Reich und beschäftigt sich in den Behandlungen mit den chronischen Anspannungen der Skelettmuskulatur, um den emotionalen Ausdruck zu lösen. Die biodynamische Psychologie und Therapie beobachtet die vegetativen Reaktionen während der Behandlung. Systematisch entwickelte Techniken helfen den visceralen Panzer zu lockern. Die viscerale Dynamik (= das Darmsystem betreffend) wird von Boyesen als Hintergrund von Krankheiten angesehen, pathologische Kräfte werden aktiviert, wenn die Abwehr, die Panzerung zusammenbricht.[9] Der Ernährungs- und Verdauungskanal ist der emotionale Kanal. Ihm und seinen Bewegungen wird mit Hilfe des Stethoskops während der Behandlung entscheidende Aufmerksamkeit gegeben.

Stanley Keleman geht als Bioenergetiker, wie er selbst formuliert, in die tiefen Gründe des «Selbst». Er arbeitete mehrere Jahre zusammen mit Karlfried Graf Dürckheim in Rütte. «Ich habe erfahren, dass ich mein Körper bin. Ich bin nicht ein Körper; ich bin ein bestimmter Körper – jemand (somebody).» schreibt Keleman. Für ihn ist die Formkraft des Körpers als Gestalterin des Lebens bedeutsam. «Das Wichtigste, was wir für unser Selbst tun können, ist, dem Körper zu vertrauen, der uns Menschen formt.»[10]

Auch die **Atemtherapie** entwickelte sich in den 20er und 30er Jahren dieses Jahrhunderts. Clara Schlaffhorst und Hedwig Andersen eröffneten Wege zum ganzheitlichen Atem (1928). Bis heute existiert ihre Ausbildungsstätte für Atem-, Sprech- und Stimmlehrer. Eine ausgereifte Arbeit und Atemlehre schuf Ilse Middendorf.[11]

Ilse Middendorf unterscheidet die unbewusste Atemfunktion, die willkürliche Atemfunktion und den erfahrbaren Atem. Der Entwicklung des erfahrbaren Atems gilt die ganze Aufmerksamkeit. Wichtig sind die fünf Atemräume: der untere Atemraum, der obere Atemraum, der mittlere Atemraum, der Aussenraum und der Innenraum. Bei der Methode des «Erfahrbaren Atems» geht es darum, in meditativer Haltung Zeuge der bis dahin unbewussten Atemfunktion zu werden, ohne diese zu stören. Um den von selbst kommenden Atem hervorzulocken und ins Empfindungsbewusstsein zu bringen, werden verschiedene Möglichkeiten eingesetzt: sanfte Dehnung, angeleitete Bewegungsabläufe und Gebärden, Arbeit mit Druckpunkten, Eröffnung der Vokalatemräume durch «schweigendes Singen».

Gerda Alexander entwickelte die Eutonie, in der ein Optimum von Körper- und Nerventonus angestrebt wird. Ziel ist eine Eutonie der Gesamtpersönlichkeit durch Körperraumbewusstsein. Man soll sich und die Umwelt real fühlen lernen. Es geht um sensible Wahrnehmung des eigenen Körpers mit Hilfe der Hand des Lehrers und von unter den Körper gelegten Gegenständen (Tennisbälle, Stöcke). Es werden die Oberflächensensibilität (über die ganze Hautoberfläche) und die Tiefensensibilität (Körperraumbewusstsein, das Muskeln, Organe und Knochenbau einschliesst) sorgfältig geschult. Eutonie unterscheidet zwischen Berührung (dabei bleibt man an der Peripherie des Hautorgans) und Kontakt (dabei wird die sichtbare Körperbegrenzung überschritten, die spürbare Strahlungszone in den umgebenden Raum, vor allem in den Bodenraum, wird miteinbezogen). Ohne direkten Körperkontakt mit anderen wird durch Tonusregulierung das neurovegetative Gleichgewicht in Übungen mit dem Boden, dem umgebenden Raum und Gegenständen des täglichen Lebens erreicht.[12]

Moshê Feldenkrais entdeckte in der Arbeit mit kleinen und behinderten Kindern wegweisende Zusammenhänge zwischen dem denkenden Gehirn und der Körperbewegung. Seine Arbeit durchsucht den Körper bis in die feinsten Muskelfasern und die dort eingelagerten Impulse. Oft sind Bewegungsimpulse durch Störungen verändert bis erstarrt. Die Arbeit ermuntert zur selbständigen Heilung durch selbständiges Reaktivieren gehaltener Impulse.[13]

Marianne Fuchs hat bereits Ende der 20er Jahre als Bewegungstherapeutin bei einer psychologisch geführten Körpertherapie mitgearbeitet. 1946 schuf sie die Methode der **Funktionellen Entspannung.** Skelettsystem, Körperinnenräume und die Haut werden in die Behandlung einbezogen. Über Entspannung und kleine an den autonomen Atemrhythmus gebundene Reize erhält der Patient Zugang zu seinem Körpererleben. Er wird schrittweise von aussen nach innen zur Wahrnehmung angeleitet und aufgefordert, das Gespürte zu verbalisieren. So verhilft die Funktionelle Entspannung zu einer Umstimmung der vegetativ gesteuerten Funktionen.[14]

Hanne Marquardt hat fussend auf der Arbeit von Eunice D. Ingham (die 1938 ein Buch «Geschichten, die die Füsse erzählen können» schrieb) in jahrzehntelanger intensiver Arbeit die **Reflexzonentherapie am Fuß** entwickelt und Lehrstätten im In- und Ausland gegründet.[15] Schon um die Jahrhundertwende systematisierte William Fitzgerald, ein amerikanischer Arzt, die von Indianern als jahrtausendealtes Wissen überlieferte Arbeit am Fuss. Bestimmte Fusspunkte zeigten unterschiedliche Wirkungen. 1917 veröffentlichte Fitzgerald die «Zone-Therapy». Hanne Marquardt baute ein sehr differenziertes Behandlungskonzept aus langer Erfahrung auf. Wichtig ist ihr, dass der Behandler immer den kompetenten, menschenorientierten Umgang mit den belasteten Stellen am Fuss im Auge behält und eine situationsgerechte Dosierung abwägt. Ihre Arbeit hat nicht nur grossen therapeutischen Erfolg, sie vermittelt zu den körperlichen Heilerfolgen auch eine besondere Wirkung auf die Seele des Menschen.

2.2. Körperarbeit aus der östlichen Welt

Yoga entstand wahrscheinlich vor Jahrtausenden im indischen Raum und gestaltet einen komplexen Weg von tiefer Religiosität bis hin zu Körperübungen. Es existiert in vielen unterschiedlichen Ansätzen, die von asketischer Strenge bis in die vitale Fülle reichen. Grundsätzlich gilt die Anjochung von Körper und Seele an geistige Tiefen. Eine wichtige Rolle spielt der Atem.

Shiatsu entstand im Verlauf der letzten 100 Jahre in Japan. Es verbindet jahrtausendealte, in China gepflegte Techniken der Akupressur mit modernen, auch westlichen Massagemethoden. Nach dem 2. Weltkrieg gelangte Shiatsu in verschiedenen Behandlungsformen nach Amerika und Europa. Durch Fingerdruck, Dehnen und Pressen von Muskeln und einem System von Meridianpunkten wird die blockierte Lebensenergie wieder in Fluss gebracht.

Aikido ist ein japanischer Übungsweg, auf dem durch bestimmte Bewegungsabfolgen eine Harmonie (ai) von Kraft (chi) und Weg (do) gesucht wird. Auf diesem Weg trifft man vor allem die eigenen inneren hemmenden Kräfte und nicht den äusseren Feind, wie er in den japanischen Kampfsportarten in das Übungsgeschehen einbezogen wird. In den Partnerübungen geht es nicht um den Widerstand gegen die Kraft des anderen, sondern um das Aufnehmen des von aussen kommenden Kraftimpulses und um das Verwandeln in eine weiterführende Drehung.

Tai-Chi-Chuan ist eine in China täglich geübte fliessende Bewegungsabfolge, basierend auf dem Yin-Yang-Prinzip. Durch die tiefe Konzentration in der Bewegung stellt sich ein Atemrhythmus ein, der den ganzen Körper für ein durchflutendes chi öffnet.

2.3. Grundsätzliches zur Personalen Leibtherapie

Von den unzähligen Therapiemethoden wurden einige herausgegriffen, die auch für die Personale Leibtherapie wichtige Ansätze liefern. Die meisten Behandlungsweisen fanden ihre Entwicklung an kranken Menschen. Die Leibarbeit wendet sich grundsätzlich an den Menschen, der nach dem Sinn des Lebens fragt. Diese Frage siedelt sich jenseits von Gesundheit oder Krankheit an. Manch einer wurde, physisch oder psychisch erschüttert, erstmals durch einen Einbruch seines Lebensverlaufes zur Frage nach sich selbst aufgerüttelt. Der Ansatz der **Personalen Leibtherapie** als Teil der Initiatischen Therapie von Dürckheim und Hippius sucht den Menschen in den Krisen seines Lebens und fordert ihn auf, aus eigener Anstrengung in den Heilungsprozess zu gehen. So werden Energieblockaden nicht primär beseitigt, sondern zuerst aufgesucht und in den Prozess mit einbezogen. Das Bewusstwerden für körperliche und seelische Blockaden sensibilisiert den Suchenden für seine Lebenshaltung. Destruktive Lebenssysteme werden greifbar und der Boden für eine konstruktive Lebensweise wird in der Begleitung herausgearbeitet. Das delphische «Erkenne dich selbst» liegt dieser Arbeit zugrunde. Aus diesem Grunde bedarf es einer ausführlichen Auseinandersetzung mit den verschiedenen Ebenen von Körper und Seele. Leider bietet die heutige Therapieszene und die dazugehörige Literatur wenig klare Ansätze dafür, was genau therapiert wird. Eine klärende Beschreibung der Ebenen, in denen die Personale Leibtherapie wirkt und die sie dem zu Behandelnden bewusst vermitteln will, wird in diesem Buch angestrebt. Es mag verwundern, dass zwei verschiedene Begriffe – Personale Leibtherapie und Leibarbeit – für die Arbeit auftauchen. Beide Begriffe wurden in Rütte zu Lebzeiten von Dürckheim verwendet. In diesem Buch wollen sie synonym verstanden sein.

Karlfried Graf Dürckheim schuf die Idee zur Personalen Leibtherapie aus seiner ganz individuellen Behandlungsform. Wenn er arbeitete, seine Stunden gab, kam es immer wieder vor, dass er auch mit seinen Händen behandelte. Manchesmal waren es nur kurze Berührungen, öfters längere Behandlungen des ganzen Körpers. Er besass Intuition und eine heilende Hand. Entscheidend war seine innere Haltung. Es ging ihm darum, »den ganzen Menschen in die Hand zu nehmen». Damit meinte er die Bezugnahme auf das Wesen, auf den Kern des Gegenübers. Die eigenwillige Wortprägung, «personal» von «personare» abzuleiten, bedarf der Deutung durch Dürckheim, denn das deutsche «personal» meint «persönlich» bzw. «den Einzelmenschen betreffend». Dürckheim leitet «Personal» von «personare», hindurchtönen, ab. Vermutlich übernahm er diese Ableitung von einer Sinndeutung, wie sie schon in der Antike gebräuchlich war. Möglicherweise war er durch Jean Gebsers Ausführungen angeregt[16]. Gebser bringt die Worte «personal» und «personare» mit «Persona» in Zusammenhang, eine Sinndeutung, die bereits in der Antike ihre Gültigkeit besass. Im griechischen Drama steht die Persona, der Einzelne dem Chor gegenüber. Dieser Einzelne, durch eine Maske Entpersönlichte, galt als «ein von Gott Durchklungener».

Durch den Körper tönt, was den Menschen in seiner existentiellen Tiefe ausmacht. Leib definiert Dürckheim als den vom ewigen Wesen durchdrungenen Körper.

Gisela Wendtland, Marianne Müller und Ruth Peltzer gehörten in den 60er Jahren des 20. Jahrhunderts zu den ersten Leibtherapeutinnen in Rütte. Angeregt durch die persönliche Impulskraft Dürckheims vermittelten sie mit ihrem ganzen menschlichen Einsatz ihre fachlich fundierten Behandlungsformen, die sie in der Begegnung mit Dürckheim vertiefen konnten. Sie entwickelten das praktische Fundament der Personalen Leibtherapie.

Jaques Castermane, ein Physiotherapeut und Aikido-Lehrer aus Belgien, brachte seine seine reiche Erfahrung in der Behandlung, sowie die Übung östlicher Kampfkunst nach Rütte. Hier fand er über viele Jahre den geistigen Dialog mit Dürckheim und wurde über 5 Jahre in der Leibtherapie bei Ruth Peltzer geschult. Seit 20 Jahren leitet er ein eigenes Zentrum in Frankreich.

Hildegund Graubner erwarb ihre Erfahrung in der Leibtherapie bei ihren regelmässigen Aufenthalten in Rütte. Während dieser Zeit arbeitete sie 3 Jahre bei Jacques Castermane, bis sie schliesslich selbständig in München Leibtherapien gab. Mit ihrem Ausbildungshintergrund bei Schaffhorst-Andersen und Ilse Middendorf schuf sie allmählich eine persönlich geformte Behandlungsweise, die sie auch an Schüler weitergab. In Hildegund Graubner fand ich 1978 eine Lehrerin, die in ihrer Gründlichkeit sowohl das Handwerkszeug der Leibtherapie, als auch die Prozessbegleitung auf dem Inividuationsweg tiefgreifend vermittelte. Sie ermöglichte mir theoretische und praktische Erfahrung. In München gründete sie eine Schule, in der die «Personale Therapie» weitergegeben wird.

Im vorliegenden Buch stelle ich meine eigene Arbeit vor, die ich aus der Behandlungsarbeit von Graubner entwickelt habe. Der von Dürckheim zu Grunde gelegte Ansatz half als Impuls. In Bereichen, in denen Dürckheim manchesmal experimentell verfuhr, suche ich in der Auseinandersetzung mit der Struktur und dem Inhalt der Leibarbeit eine klärende Ausrichtung. Die Beschäftigung mit energetischen Wirkungen, tiefenpsychologischen Hintergründen und der Strukturierung des Menschenbildes soll etwas von dem Geheimnisvollen des Behandelns ans Licht heben. Der Einfachheit halber findet im Text vor allem der Begriff «Leibarbeit» Verwendung. So wie die Leibarbeit wird auch der Begriff «Personale Leibtherapie» nicht als Therapie, die etwas wegmachen will, verstanden. Sie ist Therapie im tiefen Sinne wie es auch Peter Petersen [17] sieht, nämlich ein «Akt des Dienens». Dürckheim und Hippius nannten das die «Grosse Therapie». Es ist eine gemeinsame Arbeit von Begleiter und Behandeltem an der Bewusstwerdung des beseelten Körpers. Der Begriff «Leib» wird im Sinne Dürckheims verwendet – «der Leib, der ein Mensch ist». Trotzdem ist darauf Bedacht genommen, vor allem vom Körper zu sprechen. Als Synonym für Leib taucht meist «beseelter Körper» auf. Damit wurde an die Leser gedacht, denen die Definition Dürckheims nicht geläufig ist.

III. GEDANKEN ZU KÖRPER – SEELE – GEIST

3.1. Bewusst im Körper

Wozu ein Buch über den Körper schreiben? Wozu sich womöglich über den «Körper» den Kopf zerbrechen?

So sehr die Frage auf der Hand liegt, welchen Sinn die Auseinandersetzung mit dem Körper haben soll – ist er doch teilweise sichtbar und spürbar (?) –, so nahe liegt auch die *Unbewußtheit, mit der ich meinen Körper benütze* und ihn somit übergehe. Was muss alles geschehen, dass ich mich besinne und auf meinen Körper eingehe?

Leider wird der Körper oft erst wahrgenommen, wenn er Schmerz anmeldet. Diese Meldung geschieht, wenn der Körper nicht mehr so funktioniert, wie *man* will. So lange ich mich ins Auto setzen kann, starten, losfahren und das gewollte Ziel erreichen kann, alles wie «geschmiert» läuft, brauche ich kaum einen Gedanken über mein funktionierendes «Vehikel» zu verlieren. Bleibe ich in diesem unbewussten Vertrauen, gerate ich allmählich in eine Sackgasse. Diese unbewusste Situation verschärft sich, wenn eine Dysfunktion des Körpers, ein Gebrechen, ein erkrankter Körperteil von seinem Besitzer dadurch als behoben und geheilt geglaubt wird, dass der defekte Teil repariert, überholt, ausgetauscht wird. Vielleicht läuft das Lebensrad noch weitere 10, 20 Jahre, ohne dass der Besitzer des Körpers diesem eine «innere Wartung» zukommen lassen muss. Das ist ein Glück für diesen Menschen und ein scheinbar überzeugender Ausdruck seiner Vitalität. Diese scheinbar überzeugend vorhandene Vitalität verlockt viele Menschen, das aufblinkende Warnlicht, ausgelöst durch ein Gebrechen, eine Irritation, eine Dysfunktion des physischen Befindens, nicht ernst zu nehmen. Mit «ernstnehmen» meine ich keineswegs die übertriebene Ängstlichkeit, bei jedem «Zwicken» gleich zum Arzt zu rennen. Hypochondrische Auswüchse eines «eingebildeten Kranken» sind nur das andere Extrem zu dem, der seinen Körper nicht ernstnimmt. Jedes Extrem zeigt ein unbewusstes Verhältnis zu seinem Körper. Auch das extreme «körperlich gesund leben» kann eine tiefliegende Lebensangst in sich bergen.

Was ist zu tun? Wie klinkt sich ein im funktionalen Gefüge des «normalen» Lebens befindlicher Mensch aus dem Kreislauf materialistischen Verbraucher-Denkens aus? Der Positivismus, also ein Standpunkt, der nur das erfahrungsmässig Gegebene als Wirklichkeit anerkennt, führt zu materieller Erstarrung.

Was soll man da machen? ... und glücklicherweise ist da gar nichts zu machen, da doch das Machen wieder nur in den Kreislauf des blinden Glaubens führt, alles sei reparabel. Nichts Machenkönnen meint aber auch nicht, in Tatenlosigkeit zu versinken. *Was also kann ich tun?* Vielleicht landet diese Frage dort, wo sie entstanden ist, oder richtiger: dort, wo sie bewusst und für mein Denken fassbar wurde. *Verstandesmäßiges Denken* hat sicher eine entscheidende Funktion für den Bewusstseins-Prozess im Allgemeinen und für die Frage, was im Speziellen zu tun ist. Es ist ein grosser Schritt, wenn ich *merke,* dass ich denke. Mag sein, das klingt dumm. Auch wenn diese Feststellung flach und banal scheint, möchte ich daran erinnern, dass Gedachtes meist in einem Kreislauf gefangen ist. Es denkt sich von selbst. Die Gedanken kreisen um ein Problem. Das Denken folgt einem logischen System.

Ein Bewusstseinssprung gelingt, wenn ich merke, dass *ich* denke, also bin, wie der Grundsatz von Descartes lautet. Dem Kirchenvater Augustinus (4. Jahrhundert) eröffnete die Erkenntnis des «cogito ergo sum» eine zweifelsfreie Selbstgewissheit in der Auslotung der abgründigen Tiefen des eigenen Inneren. René Descartes legte in seinem «discours de la Méthode» dar, dass der Mensch ein Doppelwesen sei – Seele und Körper. Das Denken geschehe in der unräumlichen Seele, der Körper sei räumlich. Und jetzt auf den Körper bezogen, ist zu fragen: ist es möglich, dass ich in meinem *ganzen* Körper denke? Oder fühle ich mich lediglich in dem kleinen Körperteil des Kopfes denken – dem von der Schädelkalotte geschützten Hirn? Ich habe jetzt der Funktion des Denkens die Fähigkeit des Fühlens hinzugefügt. Hier sehe ich den ersten Schritt, Distanz zum unbewussten Denken zu finden. Es ist der erste Bewusstwerdungs-Schritt: *ich fühle mein Denken.* In dem Moment in dem ich mein Denken fühle, kann ich es lenken. Ich kann mit meinem Willen das fühlende Denken führen – ich möchte das als Wahrnehmung bezeichnen. Natürlich erfordert das Disziplin. Ohne diese gelange ich jedoch kaum in die Bewusstheit meines Körpers.

Menschen, die mit ihrem Lebensablauf noch in ihre natürliche Umgebung eingebunden sind – die noch von der spaltenden Zivilisation unberührten Naturvölker oder die in der Zivilisation eingebundenen Menschen, die sich einen massvollen Lebens- und Arbeitsrhythmus erarbeiten oder aufrechterhalten konnten – haben meist auch ein natürliches Körperempfinden und -fühlen. Aber sehr viele sind in ihrem Denken verhaftet und haben sich, oder sind durch Lebensumstände, von einem *Körper-Ganzheitsgefühl abgeschnitten.*

Es geht also um die Disziplin, um die *Willensbildung,* sich immer und immer wieder in den ganzen Körper hineinzufühlen, sich in dem ganzen Körper wahrzunehmen.

Ist es möglich, sich in seine Füsse zu denken? *Weiß* ich um meine Füsse oder *fühle* ich meine Füsse? Vielleicht sind sie kalt. Oder waren sie bis eben gar nicht vorhanden? Ist es spürbar, dass die Füsse auf dem Boden stehen? Häufig ist ein Bein über das andere geschlagen, dann ist ein Fuss in der Luft, der andere trägt nun auch das Gewicht des übergeschlagenen Beines. Sind die Beine ausgestreckt, dann tragen die Fersen das Gewicht der Beine. Wie fühlt sich die Muskulatur der Beine an? Gespannt oder locker? Lasse ich eben die Waden und Oberschenkelmuskulatur los? Geschieht das, dann kann die Wahrnehmung auftauchen, dass ich bewusst sitze, stehe oder liege, dass ich mir meiner Körperhaltung bewusst werde.

Es geht nicht darum, *immer* zu wissen, ob die Füsse warm, die Muskeln gespannt, der Atem gelöst ist. Doch ist es hilfreich, immer wieder, phasenweise, wenn es mir gerade einfällt das Befinden, die Lage, die Haltung meines Körpers ins Bewusstsein zu heben. Möglicherweise will ich daran, wie ich meinen Körper gerade vorfinde, etwas ändern. So erlaubt mir das vom Denken gesteuerte Wahrnehmen den Körper zu fühlen und gegebenenfalls – in einem grossen Bogen gesehen – durch viele kleine Willensimpulse eine destruktive, altgewohnte Haltung grundsätzlich zu ändern.

Den ersten *willentlichen* Sprung in eine Körperbewusstheit bewirkt das Aufmerken, die Übung der Aufmersamkeit, das *Merken*: ich denke. Der zweite willentliche Schritt in dieses Bewusstwerden geschieht durch das *In-den-Körper-Fühlen.* Diese Wahrnehmung des Im-Körper-Fühlens wird durch die *Körpersinne* vermittelt. Vor allem dient der Tastsinn der Körperwahrnehmung. Leider ist gerade dieser Sinn durch unsere heutige Lebensweise zurückgedrängt. In einer Zeit, in der die Technik der Audio-Vision förmlich explodiert, sind vor allem Seh- und Gehörsinn gefragt. Der Sinn nach Riechen vergeht einem durch die Duftstoff-Mode einerseits und andererseits durch den Gestank aus den verschiedensten Rohren. Brutale Überwürzung, aber besonders Versüssung, und die dadurch hervorgerufene Übersäuerung verderben die Freude am Geschmacksinn.

Schon von den ersten Lebensmonaten an wird der Mensch im Bauche seiner Mutter mit der Kultur und Un-Kultur der Sinne konfrontiert. Ich möchte hier nicht auf Lebens- und Ernährungsgewohnheiten eingehen. Ein Anliegen ist mir vielmehr, die Aufmerksamkeit auf den Tastsinn zu lenken. Auch er erfährt durch die Mutter besonders im ersten Jahr seine Lebensprägung. Hier kann oft schon Missbrauch beginnen, wenn durch extreme Berührungsstörungen der Mutter der Tastsinn des heranwachsenden Menschen irritiert und überfordert wird. Beim Kleinkind und Kind brechen und unterbrechen sowohl die Griffe und Übergriffe als auch die Berührungsabstinenz anderer Personen den Zugang zum natürlichen Tastsinn – ganz abgesehen von den psychischen Störungen, die einem so wehrlosen Geschöpf dadurch aufgeladen werden.

Die Störung der Sinne und eine darin implizierte Sinn- und Lebenssinnstörung kann also schon beim Kleinkind beginnen. Beim Erwachsenen findet sie oft ihre sichtbare Auswirkung. Denn ein Mensch wächst mit seinen Störungen erst einmal so auf, als wäre seine Störung normal und für jeden anderen ebenso erlebbar. Erst der Heranwachsende bemerkt sein Anderssein. Verrückterweise leben viele Menschen mit ihrer abnormalen Sinnenstörung so, als sei diese normal. Dadurch erschwert sich für den Einzelnen das Wecken und die Hinführung zum Vollbesitz seiner Sinne.

Zum Thema 'Besinnung des Körpers' soll zum Schluss dieses Kapitels ein **Beispiel** die Problematik verdeutlichen:

Ein gutaussehender, etwa 35-jähriger, körperlich durchtrainierter Mann kam zur Leibtherapie. Von Beruf Sportlehrer, war sein Hobby das Bergsteigen. Er gestand mit verhaltenem Stolz, ein waghalsiger Alpinist zu sein. In vielen Alleingängen hatte er das Schicksal auf die Probe gestellt und nicht selten stand er vor aussichtslos scheinenden Situationen. Warum kam ein Mensch mit überdurchschnittlicher Körperbeherrschung zur Leibarbeit? Erst in der Berührung seines Körpers begann sich die Frage zu lösen. So sehr ich auch mit den Händen Kontakt zu seinem Körper aufnahm, es gab kein Echo von seiner Seite. Mir kam ein Bild, als stünden wir in einer überfüllten U-Bahn dicht aneinandergedrängt. Man spürt wohl den mitunter starken Körperdruck des anderen, weiss sich aber abzugrenzen und vernünftigerweise vor unerwarteten Ellbogenstössen zu schützen.

Sicher empfand der Sportlehrer die ungewohnte bewusste Berührung, dazu noch von einem Mann, unbewusst als Grenzüberschreitung. Im Laufe der Behandlung kam es dazu, dass ich mit beiden Händen die Seiten seines Beckens hielt. Hin und wieder fasste ich seine Darmbeinknochen am Beginn der Leisten und fragte, wie er diese Griffe wahrnehme. Er empfand die Behandlung als angenehme Massage und meinte bestätigend, er spüre mich. Darauf fragte ich: «Spüren Sie sich?» Seine Antwort war: «Ich spüre *Sie* gut.» So fragte ich weiter: «Spüren Sie *Ihr* Becken?» Da trat eine Pause ein. Sein Gesichtsausdruck zeigte, dass er meine Frage nicht einordnen konnte. Schliesslich antwortete er: «Ja, schon. Ich spüre *Ihre* Hände.» So fragte ich: «*Wie* spüren Sie Ihr Becken?» Darauf seufzte er ratlos und meinte: «Gar nicht.»

In einem Nachgespräch erzählte der Mann von seiner Gefühlsnot, die er zu seiner Partnerin empfand. Er liebe sie, aber er empfinde körperlich nichts zu ihr. So glücklich erhoben er allein auf den bezwungenen Gipfeln der Berge war, so verloren fühlte er sich in den Armen seiner Freundin. Allein in den Bergen war er zu Hause. Und buchstäblich stürzte er sich schon als Jugendlicher in alpinistische Abenteuer, nur um von zuhause fortzukommen, wo er lediglich in seinen schulischen Leistungen anerkannt war, aber keine körperliche Berührung von Vater und Mutter erinnerte. So fehlte ihm alle Erfahrung von Zartheit und Einfühlsamkeit, wie sie seine Freundin anbot. Er war für eine menschliche Begegnung nicht vorbereitet. Die seelische Ergriffenheit fand der waghalsige Alpinist im überwältigenden Schauspiel der Natur. In der zärtlichen Begegnung zu seinem weiblichen Gegenüber fehlte jeder Ansatz von intimem Schauer. Der Rausch der Berge zwang den Körper zu übermenschlicher Nerven- und Muskelleistung. Der Rausch war Flucht vor dem Unvermögen den Körper tastend in der berührenden Begegnung zu entfalten.

Für die Körperbewusstheit ist der Wille entscheidend. Durch Willenserziehung kultivieren sich die Körpersinne. Das bewusste Wahrnehmen der Körpersinne eröffnet den Körperinnenraum.

3.2. Die Erdenzeit der Seele

Was ist die Seele? – Diese lapidare Frage berührt fast jeden Menschen, auch den, der die Existenz der Seele ablehnt. Das Geheimnis der Seele lässt sich weder naturwissenschaftlich noch theologisch lösen. Alle Psychologien der Welt können den hortus conclusus der Seele nur umkreisen. Alle Religionssysteme der Welt können die Seelen ihrer Gläubigen durch die Tiefe ihrer Glaubenssätze und Riten zum Klingen bringen und doch schenkt sich das lebendige Geheimnis der Seele nur ihrem Eigner. Ist sich der Eigner seiner Seele bewusst, so kann er das nicht mit Worten erklären.

Beschreibungen behelfen sich mit Bildern. Die Seele sei wie ein Ozean oder wie eine Landschaft. Oder gleicht die Seele einer leuchtenden Wolke, gebildet aus unzähligen Kraftzentren, von denen ein jedes eine individuelle Seelenfärbung darstellt? Manches Mal mutet sie wie ein Labyrinth an. Für jeden erfahrbar, durchzieht den Menschen eine ganze Farbpalette von Empfindungsvalenzen, die von den abgründigsten Schwärzen bis zu lichten Höhen gespannt sind.

Das in Geschichten und Gleichnissen dargestellte Paradoxon eröffnet von einer anderen Seite etwas von der Qualität der Seele. Solche paradoxe, also widersinnige Aussprüche schalten die Möglichkeit logischen Nachvollziehens aus. Damit ist der Intellekt auf Eis gelegt und die Chance gegeben, dem Widerspruch mit seinem Empfinden nachzuspüren. So ist das *koan* als Übung in der Zenmeditation (Zazen) äusserst hilfreich, um den intellektuellen Diskursen während des Stillsitzens zu begegnen. Ausserdem enthalten diese scheinbar falschen Sätze einen wahren, zutiefst existenziellen Kern, der zu geistiger Erkenntnis führen kann. Und geistige Erkenntnis geschieht in einem Körper, der seelischem Erleben als Resonanzraum dient. Ein Gespräch zwischen zwei chinesischen Meistern, in dem sich Erkenntnis als Paradoxon zeigt, verlief auf folgende Weise.

«Einst besuchte Meister Tschang-bi den Grabturm des Sechsten Patriarchen, der ... in der Provinz Ling-nan steht. Danach ging er zu Meister Schi-tou. Als dieser ihn frug: 'Woher bist du gekommen?', antwortete Tschang-bi: 'Aus Ling-nan.' Schi-tou frug weiter: 'Ist deine Übung in Ling-nan vollendet worden?' Tschang-bi: 'Schon längst. Aber es mangelt am Auge.' Da sagte Schi-tou: 'Brauchst du denn ein Auge, um es dir einzusetzen?' Nun bat Tschang-bi um Belehrung. Darauf streckte Schi-tou, der mit verschränkten Beinen sass, eines seiner Beine flach auf den Boden. Tschang-bi beugte sich tief vor. Da frug ihn Schi-tou: 'Du beugst dich vor. Was hast du erblickt?' Tschang-bi antwortete: 'Nach meiner Einsicht ist es wie Schnee auf dem rot brennenden Herde'.» [18]

Jedenfalls lässt sich die Seele im Bereich des Körperraumes orten. Somit erscheint es sinnvoll, an der Bewusstheit des Körperraumes zu arbeiten, um durch eine bestimmte Resonanz des Körpers die unterschiedlichen Äusserungen der Seele einschätzen zu lernen.

Körperliche Empfindungen werden durch die 5 Körpersinnne erfahren. Diese körperlichen Sinnesempfindungen sprechen fast ausnahmslos die Seele an, es sei denn, ein Mensch vegetiere in einer dumpfen Triebwelt, getrennt von jeder feineren seelischen Regung. Im dumpf wie feiner Reagierenden steigt meist bei einem Sturz über einen Stein Wut hoch, weil das Bein schmerzt. Freude erfüllt eher den Feinfühligen bei der Berührung eines geliebten Menschen. Er erlebt Musik je nach Qualität erhebend oder als Lärm. Ein Landschaftsbild löst in ihm mitunter tiefen Frieden aus. Beim Anblick eines Verletzten packt ihn womöglich das nackte Entsetzen. Der Duft edlen Parfüms weckt erhebende Phantasien. Kloakengeruch lässt vor Ekel schütteln. Das geflügelte Wort «Liebe geht durch den Magen» spricht für sich. Wer wird nicht ärgerlich, wenn er für ein angebranntes Essen auch noch teuer bezahlen muss?

Verschiedenste Schattierungen seelischen Empfindens wurden eben angesprochen. Affekte, Emotionen, Gefühle unterscheiden sich durch ihre Herkunft. Es gibt das unkontrollierte Überschäumen von Affekten und Emotionen. Sie kommen aus dem Bauch eines dumpf Fühlenden genauso ungezügelt, wie aus dem Unbewussten eines differenziert Fühlenden. Demgegenüber steht ein Gefühl, das sich in einer bewusst kultivierten Herzensschulung heranbildet. Ein Leben lang ringt ein Mensch um das Zusammenspiel zwischen Unzügelbarem und der Achtsamkeit des Herzens. An Harmonie als erringbaren oder gar bleibenden Status auf dieser Erde glaube ich nicht. Hat ein Mensch gelernt, die Empfindungen des Körpers und der Seele in ein bewusstes Spiel zu bringen, dann ist das Feld der Seele bestellt. Meist ist da der Lebensabend erreicht.

Der Mensch, der sich bewusst auf seinen Lebensweg begibt, arbeitet an der Formung seiner Seele. Sehr verallgemeinert wandelt sich das Temperament der Seele im Laufe eines Menschenlebens in grossen Zügen etwa so wie die vier Jahreszeiten unserer Breitengrade. Anfangs – in der Kindheit – liegen die Kräfte der Seele wie Samen in einem Acker, um bei dem Bild des Feldes zu bleiben. Sind die Seelensamen noch im Körperacker verborgen, braucht es die Geduld und Achtsamkeit der Erziehenden. Vertrauensvoll ist der Schollenacker erst einmal nur abzuschreiten und die Grundbedürfnisse des Giessens und Unkrautjähtens sind zu erfüllen.

Kommt der Frühling – es ist die Zeit der Pubertät –, dann beginnen die Triebe zu schiessen. Dem Ungeübten fällt die Unterscheidung zwischen fruchtbringendem Spross und Unkraut schwer. Überschüssige Triebe verdrängen Fruchtbares oder knicken, weil es Wassertriebe sind. Das bringt Enttäuschung. Enttäuschung kann aufwecken. Der junge Acker entdeckt tiefer gewurzelte Seelenpflanzen, Gefühlstiefe. Unkraut wird mit der Zeit erkennbar oder auch immer wieder mit fruchtbaren Halmen verwechselt. Es kann sein, dass viel Unkraut Entfaltung findet – vielleicht weil es so faszinierend bunte Blüten treibt. Erfahrung und Reifung bringt eigene Achtsamkeit für Körper und Seele.

Im Sommer – in der Zeit der Berufsfestigung, der Familiengründung, der Erfolgsjahre – beginnt der sonnengereifte Fruchthalm stark zu werden. Er behauptet sich gegen die Pflanzen, die «ins Kraut schiessen» wollen. Gewitter, Stürme, Hagel vernichten mitunter einen Teil gewachsenen Korns. Die Übersicht über das Gewachsene wird deutlicher, begrenzter. Es kommt zu greifbarer Dichte.

Die Reife des Spätsommers – wenn die Krise der Lebensmitte bewältigt ist und das reife Auge auf die Neige des Lebens blickt – lässt schliesslich die Unterscheidung zu, kraftvoll Gewachsenes, Erprobtes, Gereiftes von Kränklichem, Verunsichertem deutlich zu scheiden. Die Bereitschaft zur Ernte wächst. Die Integration der Seelenkräfte, der gereiften Fruchthalme, gilt als Ziel auf dem Lebensweg. Es ist zu ahnen, dass die sommergereiften Samen zur Nahrung für einen Winter – oder wird es ein neuer Frühling? – diesseits wie jenseits unseres irdischen Lebens werden können.

Diese nährenden Samen seelischer Reife formen die Erfahrungs-Gestalt eines Menschen. Hingabe speist Geduld, Heiterkeit spannt ihren Bogen hin zur Ergriffenheit, Angst findet den starken Arm vertrauender Gewissheit.

Als Bild für den Wandel der Seele halfen Jahreszeiten. Die Seele benötigt Zeit. Freude wie Enttäuschung werden einander immer abwechseln. Die Zeit hilft mit der Zeit Höhen und Tiefen eher, schliesslich in ihrem Ansatz zu erkennen. Der bewusster Lebende lernt sich auf die Gezeiten einstellen. Er lernt, sich dem Rhythmus der Erde zu fügen. Der eigenwillige Verstand unterordnet sich der Vernunft, die durch Lebenserfahrung geprägt und geschliffen wurde.

Mit der Zeit klärt sich der Wille des Menschen, der seine Seelenkräfte einte.

3.3. Geistiger Raum

Vom Geiste zu sprechen ist ein schier unmögliches Unterfangen, ist er doch wie die Seele nicht sichtbar, greifbar oder messbar. Auch hier lässt sich nur in Bild und Gleichnis etwas von seiner Qualität nahe bringen.

Ganz grundsätzlich ist der im allgemeinen Sprachgebrauch und als Verstand gemeinte «Geist» von göttlichem Geist klar zu unterscheiden. Verstand hat auch in seinen sublimsten Feinheiten und Tiefen nichts mit Geist zu tun. Denken und Intellekt bleiben, wie man das auch drehen und wenden will, immer Produkt des Verstandes.

Das Ringen des Verstandes mit dem alles durchdringenden göttlichen Geist spiegelt sich deutlich in der Geschichte von Adam und Eva. Die beiden liessen sich in ihrem Trieb und Drang (aus Furcht) von der spaltenden diabolischen Macht verführen, ihr göttlich-paradiesisches Leben begreifen zu wollen. Im falschen Glauben verwechselten die beiden geistige Erkenntnis mit begrifflich-materieller Erklärung. Sie meinten, der Griff nach dem physischen Apfel bzw. das Zerkauen, Zerteilen, Analysieren dieser Apfel-Materie würde Erkenntnis und dadurch Macht über die Materie bringen. Dadurch würden sie ihre Furcht vor der Materie verlieren und so weiter ungestört in ihrem Paradies bleiben können. Wenn ich in dieser Parabel urmenschlichen Schicksals dem Wort «Erkenntnis» im Sinne des «gnothi seauton» altgriechischer Mysterienweisheit seine Qualität belassen möchte, dann würde ich den biblischen «Baum der Erkenntnis» als den «Baum der Erklärung» bezeichnen wollen.

Mit dem zersetzenden Drang des Warum-Fragens fällt manchesmal schon das Kind aus seiner paradiesischen Ganzheit. Für jede Entwicklung – die des Kindes, wie die der ganzen Menschheit – ist die forschende Neugierde notwendiger Fortschritt. Und das «Warum» zerteilt eine unbegriffene, ungestaltete (uroborische) Ganzheit. Die «Teilung des Kreises», der Wurf aus dem Paradies, die Spaltung der kindlichen Einheit ist für den suchenden Menschen Lebens-Weg-notwendig. Durch das Zerteilen, Begreifen, Umarbeiten des Stoffes, die Arbeit des Stoffwechsels im Bauch, die Arbeit des Stoffverwandelns mit Hilfe des Verstandes, nehme ich Stück für Stück körperlich-sinnliche Realität an.

Und wenden wir uns nochmals zu dem zersetzenden Drang des Warum-Fragens. Zum einen berührt es ein menschheitlich-entelechales Schicksal. Aus Furcht vor Ohnmacht suchte das Menschenpaar Erklärung, anstatt auf seine unzerstörbare Erkenntnis zu vertrauen. Das Geist-Menschenpaar Adam und Eva hatte Misstrauen gegenüber seiner vollkommenen geistigen Erkenntnis. Es hatte Misstrauen gegenüber dem Rückgebundensein in der geistigen Ganzheit. Dadurch fiel es aus der Mitte, aus der geistigen Eingebundenheit, der religio. Es fiel aus dem Geiste und inkarnierte sich in Mann und Frau auf der irdischen Welt.

Zum andern erleben Mann und Frau auf der Erde – von ihrer ursprünglichen Einheit getrennt – in ihrem irdischen Wachstum vom Kind zum gereiften Menschen Schritt für Schritt das Fallen aus der Ganzheit, der Behütetheit in dieser Welt. Zerstückelung und Spaltung durch den Verstand greifen Platz. Der Körper wird zunehmend resonanzlos. Das führt zu Raumlosigkeit, Enge, Gefühllosigkeit und schliesslich – zur Angst. Die Triebwelt breitet sich aus. Lust und Unlust beginnen zu regieren. Leistung zählt. Dadurch muss das Besondere, die Eigenart weichen. Je nach Erfolgsmodell wirft man sein Auge auf Produktivität in wirtschaftlichen Bereichen, auf Brillianz im künstlerischen Ausdruck, auf den Champion einer sportlichen Disziplin. Kalkulierende Wissenschaft tötet die schöpferische Freiheit des Suchenden. König ist der Herr seines Verstandes. Der Körper wird vom Kopf gelenkt.

Zum Glück weht der Geist wo er will. Doch wie schaffe ich als Suchender, dem Geist, der unabhängig von meinem Verstand in mir lebt – meinem Geist – wieder Raum in meinem Körper? Wie schaffe ich dem Geist, der in mir weht, meinen Resonanzraum? Wie entwickle ich, wie forme ich meinen irdischen Willen, dass er in Resonanz zu meinem Geistigen Willen schwingt?

Wieder greife ich zu einem Vergleich:

Die Erbauer alter Weihestätten, seien es Pyramiden, Tempel, Kathedralen, kannten die Schritte, mit denen sie dem «wehenden» Geist einen für den Menschen fassbaren Raum bieten konnten.

Zuerst wählten die Erbauer Orte, an denen Schwingungen (Wasseradern und tellurische Strahlung) die Konzentration des Menschen auf die Wahrnehmung des eigenen Körpers unterstützten. Dort bauten sie so etwas wie «Brunnenhäuser», um die Schwingungen der Erde zu bündeln und zu fassen. Viele dieser Weihestätten werden auch heute – wenn auch oft touristisch aufgezogen – von endlosen Pilgerscharen aufgesucht.

Auch als einzelner Mensch kann man sich aus seinem Körper ein solches Brunnenhaus, einen Tempel des Geistes bauen. Dadurch mag es gelingen, die eigenen unterschiedlichen Schwingungen – körperliche, seelische, geistige – in einem Raum zu fassen. Diese verschiedenen Schwingungen und Schwingungsebenen entstanden ja einerseits – wie schon gesagt – aufgrund des schicksalhaften Falles aus der geistigen Urheimat. Andererseits entspringen sie den Zerstückelungstendenzen des diabolischen Teiles, der sich im Verstand manifestiert.

Wie bei jedem Bau beginnt man bei der Errichtung seines eigenen Körpertempels mit den Erdarbeiten. Man muss also als erstes ein Grundstück erwerben, d.h. den Boden als den Träger des Körpers bewusst anzunehmen lernen. Die Kontaktträger zu diesem Boden sind die Füsse. Füsse, Beine und Bauch-Becken-Raum bilden Fundament, Keller und Erdgeschoss. In Kirchen entspräche das der Krypta unter dem Chor und Altarraum. Die Geschosse darüber beherbergen die Begegnungs- und Kommunikationsräume. In diesen Räumen begegnet man sich und anderen. In sakralen Räumen konzentriert sich die Begegnung auf einen Altar, der in seiner Geordnetheit – gleich dem Herzen des Menschen – zum Mittler zwischen Irdischem und Geistigem wird. Die im ersten Obergeschoss liegenden Räume der Palais und Schlösser nennt man «belle etage». Sie dienten nicht immer nur der äusseren Machtdarstellung. Sie konnten auch das Herzstück eines solchen Bauwerks sein.

Im Dachgeschoss entdeckt man entweder einen weiten Raum, der Übersicht ermöglicht, oder alles steht dort voll Gerümpel. Ein stabiles Dach bietet Schutz vor Unwettern. Menschen ziehen ihren Kopf ein, wenn sie sich schutzlos fühlen und die Übersicht verloren haben. Ein Mensch mit einem geordneten Verstand wird die nötigen Massnahmen treffen.

In diesem Vergleich eines Bauwerkes mit dem menschlichen Körper sind die Erdung, das Herz und der Verstand angesprochen, doch wo weht da der Geist? Anders formuliert: bin ich im Geiste, wenn ich meinen Körper geordnet habe? Sicherlich verhilft die bewusste Ordnung des Körpers dem Loslassen unnötiger Spannung und weiters der Konzentration und Zentrierung auf das mir Wesentliche. Man kann eine Kirche bauen, sie mit Menschen füllen – und sie bleibt trotzdem leer. Ist die Kirche als Mittler zwischen Irdischem und Geistigem belebt, dann fühlt sie sich an wie ein gefüllter Brunnen, unabhängig davon, ob Menschen darin sind oder nicht. Den gefüllten Brunnen kann ich nicht machen. Die Bewegungen des Grundwassers entsprechen nicht denen des Verstandes. Es können Menschen verschiedener Glaubenswege in einem Tempel verweilen und in die Wasser des Geistes steigen, weil sie Gläubige eines Geistes sind, weil sie sich bündeln auf den einen Quellstrahl des Herzens. Jeder Mensch trägt unzählige Seelenimpulse verschiedenster Glaubensrichtungen in sich. Seine Aufgabe ist, die divergierenden Seelenkräfte der einen ordnenden Geisteskraft seiner selbst, seinem bedingungsfreien Gewissensgrund zu einen. So ergibt sich die communio aller Seelenkräfte in den einen Geist. Dieser Geist findet seine Fassung im Raum – im willentlich geordneten Körperraum.

Der hohe Raum einer Kirche richtet auf, richtet aus. Er lässt den Atem frei, trägt die Stimme und ihr Echo. Die Gewölbe und Bögen sammeln die Klänge, ordnen irdische und geistseelische Schwingungen von Mensch und Raum. Daraus ergibt sich Beschwingtsein, Erhobensein und die Heiterkeit der Seele. Gefasster Raum – irdische Architektur wie Seelenraum – vermittelt von seinem Zentrum aus die Resonanz geistigen Geschehens.

Der Geist wird nur erlebbar im bewussten Körperinnenraum desjenigen Menschen, der seine Seelenkräfte in sich bündelt. *Bewusstwerden der Seele benötigt Zeit. Bewusstwerden im Geiste geschieht im Raum.*

IV. Körper

4.1. Die Begriffe Körper und Leib

Das Wort «Körper» ist seit dem 13. Jahrhundert bezeugt. Es leitet sich von dem lateinischen «corpus» ab und meint: Körper, Leib, Masse. Im modernen Sprachgebrauch heisst Körper: Stoffmasse, Gebilde räumlicher Ausdehnung.

Das Wort «Leib» hingegen ist eine alte Substantivbildung des althochdeutschen Zeitwortes «leben». Im Englischen ist der Bezug durch das Wort «life» deutlich.

So lässt sich bei einer Gegenüberstellung der synonym verwendeten Begriffe Körper und Leib eine grundlegend unterschiedliche Wortbedeutung erkennen. Ist nämlich Körper einfach Stoff, so trägt das Wort Leib die Bedeutung Leben in sich.

Vor diesem Hintergrund erscheint es naheliegend, dass Dürckheim zu dem bekannten und lapidaren Satz: *«Der Körper, den ich habe, Leib, der ich bin»* gefunden hat.

Da im Englischen und in den romanischen Sprachen für Körper nur ein Begriff existiert, gab es bei Übersetzungen von Dürckheims Grundsatz diese feinsinnige Unterscheidung nicht (Le corps j´ai et le corps je suis). Was die Semantik der Worte Körper und Leib schon aus sich heraus vermittelt, bedarf beim französischen «corps» oder dem englischen «body» einer aufklärenden Formulierung.

Stanley Keleman gibt der Kernaussage von Dürckheim eine bedeutsame Wendung. Er unterscheidet: *«The body I have»* von *«The body I live»*, und weist mit dem ersten Satz auf die existenzielle Chance des Menschen hin, dass ihm ein Körper zu seiner Selbstverwirklichung auf dieser Erde gegeben ist, dass er diesen Körper zur Verfügung hat und ihm gegenüber eine Verantwortung trägt. Mit dem zweiten Satz meint Keleman den Körper, in dem man unreflektiert das Leben verlebt.

Beide Persönlichkeiten deuten auf den «doppelten Ursprung des Menschen» hin, allerdings mit unterschiedlicher Akzentuierung. Keleman berührt mit seinem Hinweis die geistige Gnade, durch die der Mensch im Körper wirken kann. Dürckheim wiederum weist mit dem Begriff «Leib» auf einen geistseelischen Organismus hin, der die Identität eines individuierten Menschen anspricht.

Um die Bewusstwerdung dieses geist-seelischen Organismus geht es in der Personalen Leibtherapie in jedem Falle, wenngleich der Ansatz – die Benennung des geist-seelischen Organismus betreffend – nicht so explizit geäussert wird.

4.2. Gesellschaft und Körper

Seit gut 100 bis 150 Jahren eskaliert die Abspaltung des Körpers von seinem Bewusstsein. Die Traditionen der sozialen und religiösen Gefüge gerieten durch das Aufkommen neuer sozialer und technischer Systeme in Umbruch. Weltkriege zerstörten altvertraute Lebensqualitäten bis in die Wurzeln. Auffällig ist in dieser Umbruchszeit des beginnenden 20. Jahrhunderts zum einen die Etablierung der Psychoanalyse. Zum anderen entwickelten sich gleichzeitig, bzw. schon in der 1. Hälfte des 19. Jahrhunderts und besonders seit dem Anfang dieses Jahrhunderts Schulen für Körperbewusstsein (Gindler, Schlaffhorst-Andersen u.a.) sowie Strebungen nach einfachem und natürlichem Leben (z. B. die Bewegung in der Schweiz am Monte Verita bei Ascona etc.). Zum dritten entstanden weltanschauliche Richtungen, die sich von Einflüssen orientalischer Religionssysteme gleichsam befruchten liessen. Eine vermutlich falsch verstandene Abstinenz von Körperlichkeit (Sexualität) in den sehr körperbewussten Initiationswegen Indiens vermischte sich mit einer im Westen schwelenden Körperfeindlichkeit. So fand die in der christlichen Religiosität des Westens verbreitete Haltung, der Körper sei schmutzig und die Vergeistigung des sündigen Körpers führe zur Seligkeit, ein zusätzliches und fragwürdiges Fundament.

Im Gegensatz zu diesen auch heute noch sehr verbreiteten Ansichten, liegt der **Sinn des Menschseins** – wie schon seit Jahrtausenden erkannt – darin, **alles Geistige des Lebens in den Körper zu integrieren**. Es geht also nicht um Vergeistigung des Körpers, sondern um **Verkörperung des Geistes.**[19] Es geht um Inkorporation.[20]

Liegt das eine Extrem in der Verneinung des Körpers, so findet sich das andere Extrem in dem zunehmenden Materialismus. Das ist jetzt nicht politisch gemeint, sondern betrifft den Bezug zum Körper, auch wenn anzunehmen ist, dass Wechselwirkungen bestehen. In frühen Hochkulturen findet man viele Zeichen – gerade in der Begräbnisform – für das Wissen um die Unsterblichkeit. Schon damals tauchte in den Spätphasen dieser Kulturen das Missverständnis auf, der Körper sei unsterblich. Dabei vergass man, dass die Seele oder der geistige Mensch nicht den Gesetzen materieller Vergänglichkeit unterliegt. So artete der Totenkult in magischen Okkultismus aus. Diese materialistische Haltung findet ihren Niederschlag in dem Nicht-altern-Wollen so vieler Zeitgenossen. Was wird nicht alles zur Verjüngung des Körpers getan und angeboten.

Sich und seinen Körper im Spiegel anzuschauen, sich seines täglich alternden Körpers bewusst zu werden, entspricht der lebensbejahenden Haltung, einer Haltung, die die Sterblichkeit des Körpers annimmt. In der Annahme des vergänglichen Körpers geht der Mensch bewusst ins Leben, in ein Leben, das durchaus den Hauch von Ewigkeit erahnen lässt. Wie befreiend wirken die Zeugnisse des etruskischen Begräbniskultes (900 v. Chr. – 400 v. Chr.). Dieses weise Volk feierte das Begräbnisfest in der Grabkammer des Verstorbenen. Dort waren Tische und Bänke für die Hinterbliebenen. Sie begingen das Begräbnis mit einem Festmahl, Musik und Tanz im Beisein des Toten.

Wie häufig wird in der heutigen Gesellschaft die Kultur der Begräbnisfeier aus dem Leben ausgegrenzt? Wieviele Trauernde spalten den Bezug zu dem eben Verstorbenen ab. Viele versäumen, den Körper des Verstorbenen anzusehen. Mag sein, die Körperhülle des eben noch lebendig Nahen löst Erschütterung aus, ist da doch statt des Atmenden nur noch eine weisse kalte Fleischhülle. Andererseits berichten viele Hinterbliebene, wie beseeligend die ersten Stunden nach dem Eintritt des Todes sein können. Manch einer erzählt von der tiefen, beglückenden Stille, die nach einem oft langen schweren Sterben eintreten kann.

Wesentlich einfühlsamer entwickelte sich in den letzten 10 Jahren die Bereitschaft, die Geburt eines Menschen in ihrer Natürlichkeit zu begleiten. Allerdings bedarf es auch hier des ständigen Arbeitens an der Einstellung und Form, um den körperlichen Gegebenheiten adäquat zu begegnen.

Die grösste und bedrohlichste Lücke des gesellschaftlichen Bewusstseins liegt jedoch im Umgang mit Pubertät und Sexualität. In den von der Zivilisation unberührten Menschengruppen bestehen Riten, die den heranwachsenden Menschen auf seine körperliche Reife hin – und nicht auf intellektuelle Leistung – vorbereiten. Mädchen werden in die Frauengemeinschaft eingeführt. Burschen von den Männern vor oft extreme Prüfungen gestellt, die existenziell tragbare Grenzen überschreiten.

In unserer Gesellschaft stehen gerade Menschen in dieser Reifungsphase einer beliebigen Fülle von Informationen gegenüber. Die «Aufklärung» des körperlichen Geschehens geschieht durch Eltern, Freunde, Schule, Zeitschriften, Bücher, wenn nicht schon früher Missbrauch dieser Flut von Wissensübermittlung vorgegriffen hat. Grundsätzlich ist es ja ein glücklicher Vorgang, wenn Eltern, Freunde und Schule dem Kinde die sexuellen Vorgänge nahebringen. Kritisch wird die Vermittlung, wenn sich durch den Vermittelnden dessen eigene sexuelle Ungeklärtheit überträgt, wenn also auch in dieser Phase körperliche Unbewusstheit und Abspaltung den Heranwachsenden beeindruckt.

A. Die Arbeit am sichtbaren Körper

5.1. Beschreibung einer Behandlung

Wer behandeln will, also einen anderen Menschen im Sinne der Leibarbeit berührt, muss in Deutschland vom gesetzlichen Status her Arzt, Krankenschwester oder Pfleger, Physiotherapeut oder Heilpraktiker sein. Vom menschlichen Status her braucht der Behandler Prozesserfahrung im Sinne der Initiatischen Therapie oder der Analytischen Psychologie. Auch wenn die Leibarbeit vordergründig leicht erlernbar scheint, hängt die Qualität ihrer Tiefenwirkung von der Erfahrung und dem Stand seelischer Integration des Behandlers ab.

In der Personalen Leibtherapie beginnt der Behandelnde zuerst mit der Berührung des physischen Körperbereichs. Es ist vor allem ein Begegnen auf der Ebene des Tastsinnes. Skelett und Muskulatur werden angesprochen.

Grundsätzlich wird dem zu Behandelnden vorgeschlagen, sich auf den Rücken zu legen. Hat ein Mensch damit Schwierigkeiten, ist die Seitenlage, die Bauchlage, das Sitzen oder Stehen genauso möglich. Schwierigkeiten können sich in psychischer Labilität oder Mangel an Vertrauen ausdrücken. Die Rückenlage ermöglicht gegenüber den anderen Positionen eine grösstmögliche Entspannung und freies Atmen. Natürlicherweise fühlt sich ein Mensch in Rückenlage ungeschützt bis ausgeliefert. Manche sind an einen Operationstisch erinnert, wenn die Behandlung auf einem Massagetisch stattfindet. Die Rückenlage kann auch an das Kleinkindalter oder an den Prozess des Sterbens erinnern. Solche Assoziationen kommen der Arbeit am Leibe sehr zugute, wenn diese Phantasien nicht inflationieren.

Da der Kopf meist durch seine stark beobachtende Funktion das Spüren des Körpers beeinträchtigt, ist ein Beginn der Behandlung bei den Füssen als den am weitesten vom Gehirn entfernten Körperteilen ratsam.

Füße

Sie sind die tragende Basis des stehenden Körpers. Da der Berührte meist auf dem Rücken liegt, übernimmt die gesamte Rückseite des Körpers die Sensation des Tragens, wobei vor allem der Hinterkopf, der Rücken in Höhe der Schulterblätter, Teile der Arme, Gesäss, Waden und Fersen das Empfinden von Getragensein vermitteln.

Da die Füsse meist durch Strümpfe und Schuhwerk bedeckt sind, kann ihre direkte Berührung Empfindlichkeit oder gar Kitzeln hervorrufen. Behutsames Halten der Füsse hilft dem Nachlassen des Reizes.

Das Wissen um die Reflexzonen der Füsse – ihr Bezug zum ganzen Körper –, verhilft zu einer ersten Orientierung über das Befinden des Behandelten. Die Reflexzonenarbeit wurde über Jahrzehnte durch Hanne Marquardt[21] vermittelt, differenziert, erweitert und auf ein sicheres Fundament für die Heilpraxis gestellt. Es ist sinnvoll, um diese Zusammenhänge zu wissen, und noch besser, darin ausgebildet zu sein, denn ein Behandler kann nicht bewusst genug in Kontakt mit dem Körper des andern treten. Allerdings geht es bei der Leibtherapie nicht um Fussreflexzonenmassage. Von daher sollen ein eventuell ertasteter Befund, bzw. schmerzende Stellen wohl in das Behandlungsbild aufgenommen, aber nicht in den Vordergrund gerückt werden. Ein solcher Fussbefund ist nicht Ziel der Behandlung, sondern Element für die Gesamtschau, die sich auf das Begegnen mit dem anderen besinnen will.

Über die Fussbehandlung ergibt sich eine erste Kontaktnahme mit dem ganzen Körper. Das stille Halten der Fersen in den sanft und zugleich bestimmt umschliessenden Händen vermittelt Sicherheit, Loslassen-Können, tieferen Atem, befreiendes Seufzen, Besinnung darauf, dass auch in einem anderen Körperteil als dem Kopf Wahrnehmung möglich ist. Die Fersen korrespondieren als Reflexzone mit dem Unterbauch und Beckenbereich.

Da die Fussinnenkanten mit der gesamten Wirbelsäule in Bezug stehen, kann sich durch Streichen und gezieltes Drücken ein Gefühl der Aufrichtung einstellen. Oft löst das Behandeln der Fussgewölbezone – wenn nicht überhaupt schon die erste Berührung der Füsse – eine Belebung des Gedärmes aus, was sich in kräftigem Gurgeln des Darminhaltes hörbar ausdrückt. Wenn der Behandelte aus Scham dieses erlösende Geräusch unterdrücken will, dann kann man ihn nur davon überzeugen, wie heilsam die Lockerung des Darmes ist. Legt man die ganzen Handflächen mit leicht geschlossenen Fingern auf die Fussrücken und den Daumen locker auf die Gewölbemitte der Fusssohle, dann tritt Entspannung ein, der Atem beruhigt sich und die körperliche Mitte mit dem hara wird angeregt.

Mit der Berührung der Füsse wird auch die unbewusste, die frühkindliche Entwicklungszeit angesprochen. Das muss nicht zum Tragen kommen, aber gewusst sein. Wer das Heranwachsen eines Kleinkindes verfolgen konnte, kennt das Spiel mit den zarten und höchst sprechenden Füsslein. Freude oder intensive Erlebensarbeit drückt das Kind damit aus. Oft leuchtet dieses Erleben auch beim Erwachsenen durch.

Verformungen der Zehen zeigen Anpassung an vorgegebene Situationen des Heranwachsenden. Das Schuhwerk spielte dabei meist nur im übertragenen Sinne eine beengende Rolle. Die eigenen Vorstellungen und Lebensimpulse mussten sich vor einer stärkeren Macht krümmen. Diese Macht konnte eine Situation in der Familie sein oder die Macht einer Person. Befreiend wirkt das Aufnehmen jeder einzelnen Zehe. Ein sanftes Ziehen und Strecken löst Schultern und vor allem den Kopfbereich. Der Kopf wird klar.

Kräftige und zarte Striche, Druckmassage, Breitziehen des mittleren und vorderen Fussbereiches befreien. Schliesslich verhilft ein Ziehen des gesamten Beines der besseren «Erdung» des Liegenden. Ein ruhiges Berühren der gesamten Fussflächen mit den Handflächen des Behandlers kann Ruhe bringen und diesen Teil der Leibarbeit vorerst beenden.

Beine

Den Übergang von den Füssen zu den Beinen bilden die **Knöchel**. Oft tragen sie alte Verletzungen durch Umknicken oder Bruch. Die Knöchel sind – neben den Zehengelenken – die dem Boden nächsten Gelenke. Das Richtung-Lenkende, Richtung-Entscheidende ist Charakteristikum dieses und aller anderen Gelenke. Ist sich der im Gehen Bewegende seiner Bewegungsrichtung nicht im Klaren, oder meldet er – der Situation entsprechend – verschiedenen Gelenken unterschiedliche Impulse, unterschiedliche Bewegungsrichtungen, dann kann es zu Verletzungen der Gelenke kommen. Es braucht – wie selbstverständlich scheint das – die Kommunikation zwischen dem lenkenden Willen des Kopfes, den Gelenken und der Bodenbeschaffenheit. Durch Dehnen, Kreisen und Strecken der Fussgelenke lockern sich Verspannungen, die aus der Unsicherheit resultieren, einer Unsicherheit, die von unklaren Lenkungs-Impulsen kommt.

Die oberhalb der Knöchel liegenden **Fesseln** tragen ihren so sprechenden Namen nicht zu Unrecht. Sie haben wenig Muskulatur. Aber viele Muskeln und Sehnen, die ihre Ansätze am Fuss und dem Knöchel haben, laufen dort gebündelt – gefasst – vorbei. Das Anfassen der Fesseln wird oft gar nicht gespürt. Es ist wie Niemandsland, eine Lücke zwischen Wade und Fuss. Manchmal löst die Berührung ein schier unaushaltbares Gefühl von Gefesseltsein, von Festgehaltenwerden aus. Das ist eine Reaktion, die in keinem Verhältnis zur Realität steht. Damit ist aber ein sehr bedeutsamer Einstieg in die Prozessarbeit gegeben.

Oft schmerzen die Ausläufer der **Wadenmuskulatur**. In diesen Muskelausläufern verbergen sich ebenfalls oft hohe Spannungen, die – berührt man sie nicht vorsichtig – noch lange schmerzend nachhallen können. Sie können mit einer versteckten Verweigerung des sich auf den Boden Einlassens, in Verbindung gebracht werden. Eine Verweigerung des sich Einlassens ins Leben, wie sie überhaupt in den Beinspannungen versteckt sein kann, wiederholt sich auf einer anderen Ebene im Schulter-Nacken-Bereich.

Waden brauchen meist ein aufnehmendes Streichen. Ein Lockern, Schütteln, leichtes Schlagen löst nicht nur die Wadenmuskulatur, sondern auch die des Unterbauches und, als Bezugszone, auch den Lendenbereich teilweise. Das aufnehmende Streichen und Halten gilt bei den Waden – und in seiner Qualität grundsätzlich – als Zeichen des Angenommenwerdens. Gespannte Wadenmuskeln zeigen, dass man den Boden nicht spüren will. Man will nicht merken, dass man auf dem Boden steht. Man hat Angst vor dem Spüren, dass der Boden trägt.

Die **Knie** tragen eine sehr komplexe Geschichte in sich. Sie lassen sich nicht immer und bei jedem berühren. Es ist ratsam, sich ihnen vorsichtig zu nähern und sie erstmals mit der ganzen warmen Hand zartfühlend, schützend, bergend anzufassen. Der ganze Mensch fühlt sich dadurch mitunter geborgen. Kann unter der bergenden Hand sich etwas Vertrauen sammeln, dann wird vielleicht ein einfühlendes Bewegen der Kniescheibe möglich. Krämpfe und Spannungen bis in die Oberschenkel, das Becken, die Schultern werden spürbar. Oft lösen sich diese und ein Niederlassen auf den tragenden Grund wird möglich.

Die Knie kennen viele als schmerzenden Körperteil. Wer die östlichen Meditationswege geht, weiss um das Ziehen in den Menisken. Alle Religionsriten verwenden das Knien als Zeichen der Hingabe an das Göttliche. Auch die weltlichen Herrscher forderten den Kniefall von ihrem Volk. Die Untergebenen sollten durch diese Gebärde ihre Unterwerfung kundtun. Ganz ähnlich zeigt das schon die Tierwelt vor, indem z. B. ein Hund zu Boden geht und dem Stärkeren den Hals freigibt. Somit ist klar, woher der Mensch sich diese Unterwerfungsgeste geholt hat. Deutlich wird die Vertiefung dieser Machthingabe in den verschiedenen Religionsriten, wenn man Zeuge dieser würdevollen und ergreifenden Gebärde sein darf, wie sie in Zeremonien des Ostens wie des Westens eine echte Tradition hat.

Im Knien ist man in seiner Bewegungsfreiheit eingeschränkt. Man ergibt sich dem Mächtigeren, dem Heilbringenden wie dem Unterdrückenden. Der stehende, gehende, sich bewegende Mensch wählt seine Haltung nach eigenem Ermessen. Er ist frei, den Boden als den Träger seines Körpers zu wählen. Der Kniende wird durch seine Bewegungseinschränkung unfrei. Der sich frei Bewegende spürt seine eigene Kraft in sich fliessen. Er nimmt seine Kraft aus der Kraft der Erde. Als Kniender ist er auf den Schutz des Stehenden, Mächtigeren angewiesen. Er ist dem Willen des Stehenden ausgesetzt. Der Stehende, in seinen Gelenken Bewusste, in seinem Lenken Freie wählt nach eigenem Willen seinen Weg. Die ausführliche Darlegung der muskulären Lenk- und Weg-Freiheit – ermöglicht durch Gelenke und Wirbelsäule – kann als Hintergrundwissen für die Berührung dieser Körperteile dienen. Dieses Wissen hilft zu verstehen, weshalb in dem Berührten Themen des Unterdrücktworden-Seins wieder ins Bewusstsein gelangen können.

Auch die **Oberschenkel** tragen meistens Spannung. Allerdings hat diese weniger mit Verweigerung zu tun. Hier ist oft Angst gespeichert. Angst vor Verletzung im Beckenbereich oder Angst vor Bewegung. Angst vor Beckenöffnung hält sich hier manchesmal über Jahrzehnte. Berührung in diesem Bereich braucht schon etwas Vertrauensboden. Keinesfalls sollte die auf das Geschlecht zulaufende Oberschenkel-Innenmuskulatur berührt werden. Sie gehört, wie der Geschlechtsbereich selbst und die weibliche Brust, zu dem Intimbereich eines Menschen, den er lediglich mit einem ihm vertrauten Partner teilen sollte.

Berührung setzt am besten im Hüftbereich an und gleitet behutsam am seitlichen Oberschenkel abwärts zum Knie. Hier verläuft ein manchmal stahlharter Muskelstrang (und der Gallemeridian), der durch zunehmendes Drücken und Kneten im Schmerz deutlich wird. Dieser durch Druck erzeugte Schmerz sollte nur bis an die Schmerzgrenze zugemutet werden, denn sonst verschliesst sich der Schmerztragende wieder. Leichtes Schlagen und Klopfen kann erleichternd lösen, wenn für die Hartstellen etwas Spürbewusstsein aufgekommen ist.

Schliesslich kann das ganze Bein bewegt werden, indem die eine Hand unter dem Knie, die andere unter der Ferse zufasst und das Bein, mit Aufmerksamkeit auf die Beweglichkeit der Hüfte und ihres Gelenkes, zunehmend in verschiedene Richtungen geführt wird. Das kann bis zu einem Stemmen des angewinkelten Beines in Richtung Bauch und Brust erweitert werden. Auch ein vorsichtiges nach aussen Klappen des angewinkelten Beines – wobei die Ferse und Sohle mit einer Hand gehalten wird, das Knie mit der anderen Hand aussen gestützt wird – schafft Freiraum für Hüfte und Becken.

Die **Hüfte** lässt sich meist unproblematisch mit der flachen geschlossenen Hand berühren. Dieses Halten des Bereiches von Hüftgelenk bis zum oberen Rand der Darmbeinschaufel soll bestimmt mit gleichmässigem klarem Druck zur Beckenmitte sein. Vermittelt werden soll ein begrenzendes Gefühl des Beckenbereiches. Nach einiger Zeit der Vertrauensfindung kann die zweite Hand ebenso klar an die andere Hüfte gelegt werden. So verstärkt sich das Gefühl von wohltuendem Begrenztwerden, Gehaltenwerden, Geschütztwerden.

Becken und Bauch

Diesem Körperbereich gehört zentrale Beachtung und höchste Achtsamkeit. Der Unterleib ist Zentrum von Fortpflanzung bei Mensch und Tier. Hier entwickelt sich natürliches Leben im Zeugen und Empfangen, im gegenseitigen Geben und Nehmen. Hier findet Liebe ihre natürliche Bestätigung und Erfüllung. Hier erfüllt sich in der Frau das Geheimnis der Empfängnis. Die Frau gibt dem wachsenden Leben Schutzraum. Sie allein gebiert den in ihr gewachsenen Menschen als Kind in die physische Welt.

Die indische Yoga-Lehre weist auf die schlafende Kraft des **Beckens** hin und gibt dieser, im Beckenboden, genauer im Damm gebündelten Sexualenergie das Bild einer eingerollten Schlange. China und Japan kennen diesen Kraftraum in der Naturheilmedizin und in der Disziplin der Selbstverteidigung. Dürckheim griff das japanische Wort für «Bauch» auf und führte in den 50er Jahren die Aufmerksamkeit der bei ihm Ratsuchenden auf *hara* als dem physischen Entwicklungs-Zentrum für die gelassene Wachheit des Menschen.

Aus dieser Sicht verwundert es nicht, dass als lateinischer Begriff für das **Kreuzbein** in der westlichen Medizin das Wort «os sacrum» (os heisst Knochen, Bein; sacer heisst heilig; sacrum ist das Tempelgut) gefunden wurde. Dieser Teil der Wirbelsäule, eingebettet zwischen den beiden grossen «Becken-Ohren», den Darmbeinschaufeln, ist ein Schnittpunkt, Angelpunkt, der untere Kreuzpunkt zwischen der waagrechten und der senkrechten Achse des Menschen. Der obere Kreuzpunkt liegt im Übergang von der Brustwirbelsäule zur Halswirbelsäule, auf der Höhe der Schlüsselbeine, bzw. oberhalb der Schulterblätter. Vom Kreuzbein geht der erste Impuls für die Aufrichtung der Wirbelsäule aus. Das Iliosacral-Gelenk – Übergang vom Darmbein zum Kreuzbein – ist kein eigentliches Gelenk, erfüllt aber eine entscheidende (einem Gelenk vergleichbare) Funktion. Die Knochen des Beckengürtels sind über die **Kreuzbein-Darmbeingelenke** (Iliosacralgelenke) und die Schambeinfuge beweglich verbunden. Die Bewegungsmöglichkeit ist jedoch durch straffe Bänder stark eingeschränkt, so dass diese Knochenverbindungen mehr der Federung des Beckenringes, und damit der Bruchfestigkeit, dienen. Gerade diese Bänder sind meist chronisch verspannt und schränken die Beweglichkeit des Beckens mit zunehmendem Alter oft erheblich ein, wenn nicht das Gegenteil geschieht und die Bänder erschlaffen.

Der Übergang vom Kreuzbein zum Lendenwirbelbereich ermöglicht waagrecht eine unterschiedliche Drehung des Oberkörpers gegenüber dem Unterkörper. Senkrecht schafft der Oberkörper ein Beugen bis zum Boden. Das über den Hintergrund des Beugens im Text über das Knie Gesagte gilt natürlich auch für das Beugen des ganzen Oberkörpers.

Legt der Behandler – wiederum vor dem Hintergrund dieses Wissens – seine flache Hand dem auf dem Rücken liegenden Behandelten unter das Kreuzbein, so erfährt ein sehr gespannter Mensch hier häufig sein erstes Loslassen-Können. Dieses Niederlassen auf die flache Hand braucht meist eine Ermunterung, denn der Liegende meint, er sei zu schwer für die Hand. Sinnvoll ist auch zu fragen, ob die Hand zu weit oben oder zu weit unten empfunden wird, zu weit links oder zu weit rechts. Ausserdem wird generell der Handballen als höchste Erhebung der Hand gespürt. Der Ballen sollte also in der Mitte des Kreuzbeines liegen oder dort, wo der Berührte den Handballen als in der Mitte liegend wahrnimmt. Viele Behandelte – und verständlicherweise oft Frauen – fühlen sich ungeschützt, blossgelegt, ausgeliefert, ausgesetzt, wenn das Kreuzbein vom Handballen unterlegt ist. In diesem Fall soll die Lage der Hand in gemeinsamer Absprache verändert werden. Selten hilft ein Verlagern in Richtung Steissbein, meist wird die Hand bei den untersten Lendenwirbeln als wohltuend empfunden.

Bei Wirbelsäulenschäden ist grosse Vorsicht geboten! Ebenso soll bei jeder Art von Schmerz die Lage der Hand verändert werden, bis die Berührung der Hand als wohltuend, stützend, tragend empfunden wird. Am höchsten Bogen jeder Darmbeinschaufel ist auf den dort verlaufenden Ischias-Nerv peinlich genau zu achten. Kenntnis über die Lage dieses neuralgischen Punktes verschafft ein Anatomischer Atlas. Ausserdem braucht es die Rücksprache mit dem Behandelten.

Es kann angebracht sein, entlang dem oberen Darmbeinschaufelrand – mit Vorsicht auf den Ischias-Nerv – die dort ansetzende Gesässmuskulatur kräftig zu massieren. Dadurch lassen sich uralte Anspannung, Verhaltung, Zurückhaltung vitaler Impulse aufspüren. Ängste aus der Kindheit setzen sich dort fest, Angst, geschlagen zu werden, Angst vor Dunkelheit, vor Phantasiegebilden. Schockspannungen reichen meist bis in den Geschlechtsbereich und lähmen häufig den Geängstigten den ganzen Rumpf hinauf bis in die Schultern und den Nacken.

Bei der Massage der **Gesässmuskulatur** gelangt man auch zu den Verspannungen um das Hüftgelenk. Werden diese Tiefenspannungen nicht durch Sport, Bewegung, bewusstes Gehen immer wieder aufgespürt und gelockert, kann sich gerade in diesem Hüftbereich die Muskulatur so verfestigen, dass kaum mehr Durchblutung erfolgt. Vermutlich bereitet diese unbelebte, brachliegende, lahmgelegte Muskellandschaft die Voraussetzung für Gelenksbeschwerden und Arthrose.

Und nochmals sei das Augenmerk auf die Spannungen der Gesässmuskulatur gelegt. Der bekannte Ausspruch, «seine Backen zusammenkneifen», um durch eine schwere Situation hindurchzukommen, zeigt die tiefsitzende in der Gesellschaft verbreitete Haltung, ein Problem zu bewältigen. Das «Zähne zusammenbeissen» ist ein ebenso heilloser Ratschlag. Beide Verhaltensmassnahmen stehen auch miteinander in Zusammenhang, denn der Beckenbereich findet eine Entsprechung im Kiefer- und Mundbereich.

Das «Backen zusammenkneifen» als Schutzreaktion geschieht natürlich nicht nur bei Belastungen, durch die man hindurch will, sondern wie schon ausgeführt bei Furcht, Angst und Schock. Nicht jeder spürt, wo die Schreckreaktion als erstes ansetzt. Nur wenn man ganz entspannt ist, entdeckt man den Anfang, die Wurzel, das erste Resonanzmoment im muskulären **Sexualbe-**

reich. Wer das nicht kennt, kann es bestenfalls glauben. Vermutlich – und es scheint von der Überlebensstrategie der Natur her plausibel – beginnt jede Schutzreaktion auf eine von aussen kommende Störung im Zusammenziehen des Geschlechtsorganes. Jeder kennt das sich «Totstellen» bei Käfern, Eidechsen, Igeln. Das sich Steifmachen ist sicher eine aus dem Tierreich tradierte Schutzform. Beginnt dieses «Bewegungslos-Verharren» im Geschlecht, dann setzt es sich fort im Gesäss, im ganzen Becken, im Bauch, den ganzen Rücken hinauf. Man «stellt die Haare auf». Und hält schliesslich nicht nur den Atem an, sondern spannt den Brustkorb und «hält den Nacken steif». Die von der Tierwelt übernommene Form einer Gefahr zu begegnen, hilft dem Tier oft zu überleben, dem Menschen hilft sie möglicherweise bei äusserlichen Angriffen, auf der seelischen Ebene aber führt sie zu Verdrängung. Häufen sich die Anforderungen über Jahre und Jahrzehnte, dann kommt es zu den tiefsitzenden «chronischen» Verspannungen.

Wenn auch das Geschlecht als Sensor für Spannungen nicht immer spürbar wird, entdeckt man den Tonus des Afters leichter. Der **Anus**, der Schliessmuskel und Abschluss des Enddarmes ist ein ebensolcher Seismograph. Spürt man ihn entspannt, kann oft schon ein gesprochenes Wort wieder zu einer Spannung führen. Dadurch, dass der gesamte Beckenboden eine Stützfunktion für die Stimme hat, löst und verdichtet sich der Tonus im Becken ständig im Wechsel. Fehlt der spürende Zugang zu diesem Körperteil, tritt fast immer Überspannung ein. Fragt man, ob der Anus spürbar ist, dann merkt der Angesprochene meist, dass er an diesen Teil des Körpers gar nicht dachte. Einige kommen durch die Frage nach dem Anus in Bezug damit, entdecken den Ort, kommen vielleicht in Kontakt und können die Tonuslage bewusst ändern. Viele haben kein Bewusstsein für den Ort, lernen aber, durch willentliches Spannen und darauffolgendes Lösen des Schliessmuskels, Einfluss auf diesen Körperteil zu bekommen. Bei einer überraschend hohen Zahl von Menschen wird der ganze Afterbereich indifferent erlebt.

Der abgespaltene Beckenbereich, sei es nun Anus, Damm oder Genitalzone, verhindert bei sehr vielen Menschen, Sicherheit und tragende Bodenkraft zu erfahren. In unserer überzivilisierten Welt wird die Selbstverständlichkeit dieses Beckenbodens auch nicht vermittelt. Sexualität spielt in Bild, Schrift und freizügiger Ausübung zwar eine penetrante Rolle, verhindert aber durch die derbe vordergründige Ausübung generell eine würdevolle Eingliederung dieses zentralen Körperteiles in eine selbstverständliche Lebenshaltung.

Ihres Genitalbereiches in aller Selbstverständlichkeit bewusst zu sein, ist vielen Menschen fremd. Wohl tritt durch den Sexualtrieb Scheide oder Glied in den Mittelpunkt der Aufmerksamkeit. Belebung wird dann fühlbar. Diese wird oft nicht nur im Genital, sondern im ganzen Körper als prickelndes

Durchströmtsein empfunden. Der Wunsch nach Begegnung kommt hoch. Selten ist man seiner Geschlechtlichkeit im Alltag bewusst. Bestenfalls lebt, was über dem Tisch sichtbar ist.

Ähnlich wie dies bei einer ärztlichen Untersuchung vorkommt, blendet der Mensch in der Leibbehandlung das Empfinden seines Körpers und besonders seines Beckenbodens meist aus. Verständlicherweise ruhen hier bei vielen Menschen die zentralen Probleme ihres Schicksals. Intime Probleme ins Gespräch zu bringen, eröffnet meist beim Betroffenen dessen Unerfahrenheit im Umgang damit. Die Unmöglichkeit ohne Leistungsdruck Worte für das Leid, für die Getriebenheit, für die ganze Fülle der Fragen aus der Pubertät zu finden, besteht bei sehr vielen. Auch Scham oder das Ringen um Worte für das Schmerzende stauen den Ausdruck über Jahrzehnte. Gehemmtheit und im Gegensatz dazu abgespaltene Ungehemmtheit versperren einander den Weg in die Formulierung. Die Ungehemmtheit, mit der Sex in Derbheit oder Pseudo-Wissenschaftlichkeit oder Aufklärertrieb einem ins Gesicht schlägt, irritiert den echten Suchenden, der sich nach dem körper-seelischen Spiel, nach achtsamer Freiheit lebendiger Liebe sehnt und am Beginn seiner Suche auch dafür offen ist. Schlägt ihm aber die Verklemmtheit seiner Mitmenschen entgegen oder die entgrenzte Schamlosigkeit oder narzisstische Selbstdarstellung, dann schützt sich der Suchende.

Dieser grosse Komplex körperlicher und seelischer Nöte will bedacht sein, auch wenn er in der Behandlung gar nicht zum Ausdruck kommt. Wichtig ist die Achtsamkeit, Offenheit und dezente Vorsicht des Behandlers in der Arbeit an diesem Körperteil. Der komplexen Thematik bewusst, soll er gewärtig sein, dass hier ein tiefer Prozess einsetzen kann.

Um es nochmals zu betonen, die Berührungen des gesamten Genitalbereiches von den Innenseiten der Oberschenkel, dem Geschlecht, dem Damm und dem After bleiben der partnerschaftlichen Intimität vorbehalten. Aus diesem Grunde zum einen, aus dem Grunde einer möglicherweise vorliegenden Verletzung zum andern und zum dritten aus psychologischen Gründen der Übertragung und Gegenübertragung hat ein Behandler oder Therapeut (ausser dem dazu ausgebildeten Arzt und Helfer aus den Heilberufen) diese Intimbereiche des Mannes und bei der Frau auch die Brust nicht zu berühren.

Das Schambein dient dem Genital- und Blasenbereich als Schutz. Nach dem Aufbau von Vertrauen kann der Unterbauch bis zum Schambein bei einzelnen Personen, wenn es der Zentrierung und Stärkung des Unterbauches hilfreich ist, Berührung ertragen.

Hara

Das Zentrum des physischen Gleichgewichts liegt oberhalb des Schambeins, etwa auf dem halben Weg zum Nabel. Im Gegensatz dazu befindet sich das Zentrum des geist-seelischen Gleichgewichtes im Herzraum. Nach den alten chinesischen Traditionen (Akupunktur, Akupressur, Chi Quong, Tai chi) und den japanischen Zenkünsten eröffnet sich das Zentrum des physischen Gleichgewichtes in Kraftpunkten, die den gesamten Innenraum des Unterbauchs erfüllen können. Hara befindet sich also nicht nur 3 - 4 Fingerbreit unterhalb des Nabels, sondern durchstrahlt den gesamten Unterbauchinnenraum. Von der Unterbauchwand zur Unterbauchraummitte bis zur Kreuzbeininnenseite spannt sich der zentrale Energieraum, auch als Raum für die chi-Kraft bekannt. Dieser Energieraum birgt das **vordere, mittlere und hintere «tandem»**. Das sind in China, bzw. in Japan bekannte Kraftzentren. Unterstützung für die Zentrierung geben die ruhig und flach auf den Unterbauch und das Kreuzbein gelegten Hände. Die Bewusstheit in hara stärkt die wache Gesammeltheit in Körper und Seele.

Wenn die Hand unter dem Kreuzbein zuviel Schmerz auslöst, ist es ratsam, den Lendenbereich der Wirbelsäule mit der Hand sanft zu stützen. Wenn Rückenbeschwerden bestehen, ist nur so viel Druck zu geben, dass ein Gefühl von Getragen-Werden aufkommen kann. So indifferent oder ohne Empfindung der Lendenbereich meist wahrgenommen wird, so unterstützend wirkt eine Berührung. Manchesmal erzeugt sie die Vorstellung, als würde der Liegende als Ganzes getragen werden. Erinnerungen an das Gehalten-Werden eines Säuglings können wach werden. Kleinkinder hält man manchmal mit der einen Hand am Rücken, die das Körperchen vom Po bis zum Hälschen bedeckt und trägt, mit der anderen Hand stützt man das Köpfchen. Tiefer Atem und Sicherheit kommen auf. Über die intensive Berührung der Lenden erreicht man auch das Gekröse, das sind die Häute, an denen das Gedärm aufgehängt ist. So lockert man von hinten die Spannung des Bauches zum Teil.

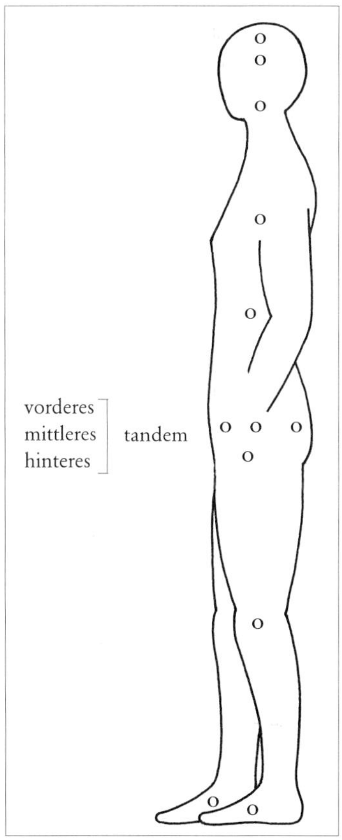

9. Erweiterte Chakren

Eine ähnliche Reaktion stellt sich bei der

Berührung der Nieren ein, besonders wenn diese gleichzeitig mit beiden Händen wärmend gehalten werden. Wenn man als Kind oder Erwachsener diese liebevolle Berührungserfahrung kennt – bewusst oder unbewusst –, dann ist das Wohlbefinden nachvollziehbar. Bei Störungen taucht nicht selten eine Beziehungsproblematik auf. Es kann der Mutter-Kind-Kontakt gestört worden sein, z. B. bei einer Frühgeburt, oder bei Berührungs-Unerfahrenheit vor allem der Mutter oder durch frühe Trennung, durch soziale Missstände.

Bauch

Lässt der Behandler seine Hände vom Lendenbereich zur Seite und schliesslich nach vorne auf den Bauch gleiten, dann bedarf es wieder grosser Vorsicht. Viele ertragen diesen direkten Kontakt nicht, besonders bei erlebtem Missbrauch, Magersucht, Fettsucht, Bulimie. Bei diesen extremen Verletzungen kommt nach langer vorsichtiger Behandlung an den Körperstellen, die berührbar sind, auch das Vertrauen für die bis dahin als Tabu erlebten Stellen.

Der Bauch fühlt sich am häufigsten prall wie eine Trommel an. Seltener ist er schlaff, hängt wie ein leerer Sack. Über den medizinischen Hintergrund klären u.a. F. X. Mayr (Typen-Lehre) und Erich Rauch[22] hervorragend auf. Die Beschaffenheit der Bauchmuskulatur und des Gedärms informiert über die Gewohnheiten bei der Nahrungsaufnahme und Verdauung im physischen und seelischen Sinne. Der Bezug zur Seelengeschichte bei bewusster Ernährung, Heisshunger, Essen aus Pflicht, aus Zeitvertreib, aus Frustration, aus Zwang liegt offen. Gleichwohl heilt nicht das Darum-Wissen, sondern nur eine liebevolle Zuwendung jenseits von Geduld und Zeitvorstellung.

Schon im Mutterbauch konfrontiert die Mutter (indirekt ebenso der Vater und die Umwelt) ihr Kind mit Mass und Unmass, mit Rhythmus und gestörtem Rhythmusgefühl. Grundsätzlich erlebt ein Kind bis nach der Stillzeit die schützende Einheit mit der Mutter. Spätestens nach dem Abstillen bedarf es hoher Aufmerksamkeit für die Ernährung, sonst schlägt die Verführung vorgefertigter Angebote auf dem Markt zu. Zucker schleusen Eltern und Firmen schon in die erste Nahrung ein. Von der Zuckersucht loszukommen, erfordert den klaren Willen des Erkennenden.

Die Behandlung des Bauches läuft immer im Uhrzeigersinn. Anfangs hilft ein ruhiges Auflegen der Hand zuerst bei der Leiste, dann rechtsseitig beim aufsteigenden Dickdarm, darauf unterhalb der Leber und des rechten Rippenbogens, unterhalb des Brustbeins, auf dem Magen und querliegenden Dickdarm, dann unterhalb des linken Rippenbogens bei der Milz, beim absteigenden Dickdarm, darauf die Hand auf die linke Leiste legen und zum Abschluss auf dem Unterbauch ruhen lassen. Dieser Kreislauf mehrmals vollzogen, anfangs in aller Behutsamkeit und ruhigen Wärme, kann, wenn das

Vertrauen und die Entspannung wächst, mit leichten und stärkeren Vibrationen, schliesslich mit kräftigem Schütteln des gesamten Bauches seinen vitalisierenden Abschluss finden. Als Reaktion vertieft sich der Atem.

Manchesmal ist es angebracht, mit dieser Behandlungsphase in eine bewusste Bauchatmung einzuführen. Die Lockerung des Gedärms ist Voraussetzung dafür. Dann stimuliert man das Bewusstwerden der Unterbauchmuskulatur mit leichtem Hand- oder Faustdruck. Gelingt das nicht, verlagert man die Aufmerksamkeit auf das Zwerchfell. Meist bedarf es der Aufklärung, wo das Zwerchfell liegt. Man tastet das Ende des Brustbeines (Schwertfortsatz) und fährt die Rippen horizontal zur Seite. So vermittelt man dem Behandelten die Ortung dieses für Atmung und Stimme so wichtigen Organs. Viele Menschen kennen ihre Atembewegung nur bis zum Zwerchfell, nur die Brust hebend und senkend. Ein flacher Atem verläuft oft ohne Brust- und Bauchbewegung (siehe auch S. 78).

Das **Zwerchfell** spannt sich im unteren Brustkorb wie ein kuppelartig gewölbtes Zeltdach. Es hat seinen Ansatz am Brustkorbrand. Dort ist es angewachsen und verändert seine Straffung und Lösung in Einklang mit der Bewegung des Brustkorbes. In der Einatmung hebt sich der Brustkorb und das Zwerchfell spannt und senkt sich. In der Ausatmung entspannt sich das Zwerchfell und hebt sich, der Brustkorb senkt sich. Das beschreibt den gesunden Vorgang. Bei verstärktem Tonus verringert sich die Bewegung von Brustkorb und Zwerchfell. Die Zwerchfell-Verspannungen sind sehr verbreitet. Ähnliche Ursachen wie bei der Überspannung von Becken und Unterbauch sitzen oft im Zwerchfell fest. Sie können auch vom Bauch weiter herauf verlagert worden sein. Die Lösung und Lockerung beansprucht viel Arbeit und Zeit. Dabei taucht oft die Ursache der seelischen Bedrückung auf. Unverarbeitete Schocks, Schrecksituationen, physische und seelische Angriffe, zermürbende Umstände oft schon bei Lebensbeginn im Mutterbauch, spätere Erschütterungen setzen sich als Spannung fest. Immer wieder trifft man Menschen, die während der Behandlung zu zucken beginnen. Mit der Zeit schält sich heraus, dass das Zwerchfell durch die allgemeine Entspannung unkontrolliert kontrahiert. Eine Lösung dieser tiefen Verspannung braucht Monate und länger. Behandlung und gezieltes Gespräch bringen Lockerung. Schock und traumatische Situationen steigen wieder auf. Schreie und heftiges Weinen brechen aus. Erst wenn das Schreien und Heulen aus dem tiefsten Beckengrund aufstösst, löst sich die Blockade, die der Schock von der Geschlechts-Wurzel über Darm, Magen, Zwerchfell, Kehlmuskulatur, Hals und Nacken, Kiefermuskulatur bis hin zum Gaumen als Ausdruckslähmung gesetzt hatte.

Auch wenn die Muskellähmung nicht so extrem durch Schocks eingefleischt ist, kennen die meisten Menschen die Bauchatmung nicht. Bestenfalls kommt sie unwillkürlich zustande. Ergibt sie sich in dieser natürlichen Weise, dann liegen keine extremen Zwerchfellverspannungen vor. Manchesmal stellt sich die Bauchatmung durch sachte Aufforderung dazu ein. Das Vegetativum steuert den Atemrhythmus unwillkürlich und gleicht atembehindernde Spannungen durch einen schnelleren Rhythmus aus. Eine bewusste Bauchatmung will meist erst gelernt werden. Sind die genannten Blockaden aufgespürt und mit den seelischen Zusammenhängen ans Licht gehoben, gelingt die Konzentration auf die Unterbauchmuskulatur. Diese soll im Ausatem ganz entspannbar sein. Das setzt voraus, dass davor sich im Ausatem das Zwerchfell ganz lösen lässt. In dieser Ausatemphase entdeckt man ein Stocken des Ausatemflusses im Zwerchfell. Das Stocken ist zu lösen. Dann kommt man in den Unterbauchraum. Dort verweilt man nach dem Ausatem so, als erwarte man keinen neuen Einatem. Springt dieser dann ganz «unverhofft» im Unterbauch an, füllt sich zuerst der Bauch und dann der Brustkorb mit «Luft». Oder richtig gesagt, im Einatem beginnt die Körperbewegung im Bauch, dann erst hebt sich die Brust.

Ganz grundsätzlich ist bei der Atmung darauf zu achten, ob ein Mensch natürlicherweise mehr zur *Bauchatmung* oder zu einer *Zwerchfellatmung* tendiert. Denn man hat herausgefunden, dass es zwei verschiedene Atemtypen gibt. Ich gehe darauf im Kapitel über den Atem noch genauer ein. Bei der Zwerchfellatmung kann der Behandelte durch Berührung des Brustkorbes vorne und an den Seiten stimuliert werden. Vor allem ein Streichen entlang der untersten Rippen ermöglicht eine vertiefte Atmung und Lösung von Zwerchfellspannung. Will man bei Atemproblemen auf den Typus genauer eingehen, dann hilft die Nachfrage nach dem Geburtsdatum, denn dadurch kann festgestellt werden, ob ein Mensch zu den solaren oder den lunaren Atemtypen gehört.

Die **Stimme** bedient sich der *Bauchatmung* und der Stützfunktion von *Beckenboden, Bauch und Zwerchfell.* An einer sonoren oder heiseren, ungesteuert schrillen oder geknödelten, gedrückten, einer belegten oder gespaltenen Stimme wird die Geschichte eines Menschen offenbar. Wie oft sitzt die Stimme im Hals und verweigert die Präsenz des vitalen Beckenraumes. Oder sie verschleimt bei heiklen Gesprächsphasen. Es gibt eine trockene, knarrende Stimme ohne Saft, wenn der Mensch sich von körperlichen und seelischen Problemen distanziert. Die Stimme wird schlaff bei Hoffnungslosigkeit. Sie klingt satt und kernig bei mutigen, vertrauensvollen Menschen.

Eine aus Becken, Bauch, Flanken und Zwerchfell gestützte Stimme vermittelt Ruhe, Vertrauen, Klarheit. Der Mensch wirkt bestimmt. Auch sein Lachen – als ursprünglichste Heilquelle – klingt, als hüpfe es auf dem elastisch gespannten Zwerchfell. Weinen, Heulen, Schreien, Wüten, Toben springt aus jeder Faser des stützenden Stimmraumes. Der erschütternde Ausdruck ist körperlich erlebbar.

Die Sprache belebt, wenn sie bewusst gesprochen wird, nicht nur Becken, Bauch und Zwerchfell, sondern den ganzen Körper von den Zehen bis zum Scheitel. Die Vibrationen der Stimme beleben. Vokale und Konsonanten färben und formen den Klangkörper Mensch. Die **Vokale** schaffen Klangräume. Sie formen sich aus der unterschiedlichen Öffnung der Mundhöhle. Das «A» öffnet und breitet von oben nach unten. Das «E» weitet seitlich. Das «I» wirkt wie ein aufschiessender Pfeil, wie ein aufgerichtetes Schwert. Es erzeugt bodengewurzelte Straffung. Das «O» rundet den Körper, grenzt ihn ein und der Umwelt gegenüber ab, wie ein Schutzmantel. Das «U» schliesst den Körper nach unten und öffnet nach oben, sanft wie der Hals einer Vase, bereit, um gefüllt zu werden.

Die Konsonanten werden durch Lippen, Mundhöhle und Gaumen gebildet. Das stumme «K» sitzt im hinteren Gaumen, ohne die Kehle zu kratzen. Das «P» springt von den gespannten Lippen. Das «T» tritt durch das Anlegen der Zunge an den vorderen Gaumen aus der Mundhöhle.

Die Sprache bildet sich aus dem geläufigen Spiel von Spannen und Lösen durch Konsonanten und Vokale. Physisch entstehen Atem und Stimme in Brust, Kehle und Kopfräumen. Ihre stützende Kraft erhalten sie aus Becken, Bauch und Zwerchfell.

Organe des Bauchraumes

Das **Zwerchfell** («zwerch» heisst quer) scheidet den Bauchraum vom Brustraum. Daher kommt der Name «Diaphragma» (heisst Scheidewand).

Im Bauchraum, rechts unterhalb des Zwerchfells, an dieses angeschmiegt und geschützt durch die unteren Brustrippen, sitzt die **Leber**. Sie dient der Verarbeitung von Nährstoffen und dem Körper weniger zuträglichen Nahrungsanteilen. Eine gut durchblutete und in Massen belastete Leber wird ihrer Aufgabe gerecht. Zuviel Fett, Giftstoffe, Alkohol verhärten das Organ und den Menschen. Affekte und Emotionen, «grobstofflichere» Problemkreise – werden sie ausgedrückt – beleben die Leber. Ausdruck, Aktion, Angriff, Handeln, Gestalten halten die Säfte der Leber in Fluss. Der Stau von Neid, Wut, Unterdrückung, Ohnmacht, Überspannung bremst die Lebertätigkeit. Sich mitteilen, sich herausstellen, sich zumuten, sich Raum nehmen, sich schöpferisch darstellen stimuliert die Leber-Galle-Tätigkeit. Unterstützung kann an dieser Stelle das Auflegen beider Hände geben. Als Qualität hilft eine ruhige, wärmende, schützende Berührung in aller Stille über längere Zeit ohne Änderung der Lage. Anfangs kann der Druck stärker sein, gegen Ende gibt eine leichte Umhüllung das Gefühl von strahlendem Kraftraum.

Im Bauchraum links unterhalb des Zwerchfells liegt die **Milz**. Physiologisch gesehen, sorgt die Milz besonders für den Immunhaushalt. Bekannt ist, dass einer körperlichen Immunschwächung eine seelische Verletzung vorausgehen kann. Einer Infektionsanfälligkeit für Viren und Bakterien kann eine langwierige, schleichende, seelisch schwer verkraftbare Umweltsituation vorausgehen. Ebenso wie bei der Leber hilft hier die wärmende, schutzvermittelnde, Raum und Boden gebende Handauflage, solange, bis der gesamte Organbereich quasi mit Vertrauen aufgeladen ist.

Oberer Rücken

Und nun zu dem Bereich oberhalb des Zwerchfells. Da der Brustraum einerseits nicht immer Berührung verträgt, andererseits häufig durch die Haltung und Verspannung des oberen Rückens beeinflusst wird, ist es ratsam, zuerst den oberen Rücken und die Schultern zu behandeln. Hier sammeln sich Gehaltenheit, Zurückhaltung, Angst, Scheu, Schutzbedürfnis in mehreren übereinander liegenden Muskelschichten. Die oberste und markanteste Schicht nennt sich **Kapuzenmuskulatur.** Ein tiefer liegender Muskelstrang mit dem Namen «**Langer Rückenstrecker**» zieht sich vom Darmbeinschaufelrand des Beckens bis über die Schulterblätter. Er verläuft jeweils nahe längs der Wirbelsäule. Meist verspannen sich diese verschiedenen Schichten schon im Kindesalter. Dadurch bleiben sie – auch wenn sie sich zwischendurch lösen – anfällig und reagieren ein Leben lang in ähnlich verunsichernden Situationen.

Legt der Behandler seine Hände auf den Rücken, dann ist für das Aufspüren der tieferen Schichten die Rückenlage des Behandelten von Vorteil, weil so das Gewicht des Körpers hilft, sich durch die verspannten Schichten durchzuarbeiten. Will diese Rückenarbeit erfolgreich sein, so bedarf es kräftiger Fingermuskulatur. Dadurch lassen sich nämlich die Finger aufstellen und ermöglichen so ein Eindringen in die Tiefenschichten. In der obersten Schicht der Kapuzenmuskulatur setzen sich meist oberflächliche Spannungen – also Tagesspannungen – fest. Hier hilft Massage. Manchesmal ist aber auch diese Oberfläche kaum zu berühren, weil sie einen Kitzelreiz auslöst. In diesem Fall hilft ein ruhiges die Hand unter den empfindsamen Teil legen, bis das Vertrauen und das Loslassen die Muskelreflexe mildert. Diese Muskelreflexe signalisieren Berührungsangst und frühe Verletzung durch inadäquate Berührung und Gewalt. Der Behandelte ist anfangs den Reflexen ausgeliefert. Er schämt sich über seine unkontrollierten Reaktionen und seine nicht kontrollierbare Empfindsamkeit. Hier können seelische Prozesse ins Rollen kommen.

Gelangt man in tiefere Muskelschichten, so bekommt man den langen Rückenstrecker zu spüren. Selten ist er locker. Fast immer fühlt er sich wie ein fester Strang an, häufig auch in verschiedenen Abschnitten wie ein Stahlseil.

Bewegt man diesen festen Strang mit aufgestellten Fingern hin und her, dann gibt es verschiedene Reaktionen. Entweder springt der Muskelstrang ohne Schmerz über die Finger. Oder – und das ist am häufigsten – der eindringende Finger löst Schmerz aus. Auch hier gibt es das Stadium des Reflexes, in dem der Betroffene bei Berühren förmlich in die Luft springt oder zusammenzuckt und lacht. Ein anderer wieder scheint völlig unberührt, fühlt sich entspannt und ordnet die sich knubbelnde Muskulatur als normal und harmlos ein.

Mit der Zeit steigt die Empfindsamkeit, nicht die Empfindlichkeit. Die Reflexanfälligkeit nimmt ab, die Harmlosigkeit weicht grösserer Aufmerksamkeit. Der Mensch taut auf. Die Stahlseil-Qualität schmilzt. Der Schmerz wird spürbar und annehmbar. In dieser Entspannungs- und Entwicklungsphase kann wie beiläufig ein Gespräch beginnen. Für den Begleiter und den Begleiteten eröffnen sich Spuren und Auslöser für solche eingefleischten Spannungen. Es tauen nicht nur die muskulären Eisschichten, es schmelzen auch die Barrikaden, die alte Traumata bisher schützen sollten.

Ohne daraus eine Gesetzmässigkeit machen zu wollen, fällt auf, dass linksseitig meist Themen hochkommen, die den Gefühlsraum betreffen. Die linke Körperseite wird von der rechten Gehirnhälfte gesteuert. Dadurch ist sinnfällig, dass Intuition, Gefühl, Schöpferisches, Inhaltliches, Aufnehmendes, Bergendes zum Thema werden kann. Damit tauchen hier auch Verletzungen auf, die auf die Verhinderung des Schöpferischen zurückgehen. Die Verdrängung der Gefühlswelt, die Abtötung des Gefühlsausdruckes, den man dem Weiblichen zuordnet und der ebenso dem Manne zueigen ist, gelangen als im Muskelgewebe gestaute lebensgeschichtliche Information an die Oberfläche, ins Bewusstsein, ins Gespräch.

Sind *linksseitig Affekte, Emotionen, Gefühle* gehalten, so verkapseln sich rechtsseitig oft Handlungs-Impulse. Die *rechte Körperseite*, von der linken Gehirnhälfte gesteuert, ist mehr für die *Ausgestaltung, den Ausdruck, die Struktur* zuständig. Wille und Form setzen sich auf dieser Seite durch. Geweckt werden können solche auf der Strecke gebliebenen Impulse oft durch kräftige, bohrende, provozierende Fingerkuppen. Diese aggressive Behandlungsweise bedarf des vertauensvollen Kontaktes mit dem Behandelten und dessen Einverständnis. Provokation als Überrumpelung ist schädlich, weil der Provozierte in etwas hineingestossen wird, in das er nicht selbst eingewilligt hat. Das gilt für die Behandlung auch ganz generell.

Wichtig für die Einstufung aufsteigender **Themen an der Rückseite des Rumpfes** ist die Stelle, an der ein Problem spruchreif wird. Liegt die empfindliche Stelle *zwischen Becken und Herzraum*, so hat das oft mit verdrängten Impulsen «aus dem Bauch» zu tun. Vitale oder sexuelle Bewegungen bedürfen der Veredelung durch das menschliche Herz. Gelangt eine vitale Äusserung nicht in den Wandlungsbereich seelischer Tiefe, so schiesst ein ungeformter Trieb in den Ausdruck. Wird das zur Gewohnheit, verroht der Mensch.

Trifft der Behandler eine besondere Verhärtung in *Herzhöhe* an, dann kann das mit Verletzungen des Gefühlsraumes zu tun haben. Linksseitige Verhärtung kommt durch das Erleiden, das Aufsichnehmen einer Last. Rechtsseitige Verhärtung kommt durch das nicht Durchziehen eines Herzensimpulses. Beherztes Tun löst die Verhärtung.

Ist die Stelle *zwischen Herz und Nacken* verhärtet, so kann ein Herzensimpuls durch den Verstand – nicht durch die Vernunft – gebremst worden sein. Der verstandeskontrollierte Mensch verkümmert linksseitig in seinem Gefühlserleben, wird durch Kalkül empfindungsarm. Rechtsseitig versanden alle beherzten Aktionen. Lediglich kühl berechnete Handlungen werden durch den Kontrollzaun gelassen.

Dieser eben beschriebene, sehr allgemein gehaltene Prozess des menschlichen Ausdruckes ist nur als ein Grundraster zu verstehen. Selbstverständlich färbt der individuelle Mensch die skizzierte Richtung mit seiner einmaligen und ganz persönlichen Geschichte. Ein *Gespräch* fällt nur dann auf fruchtbaren Boden, wenn die individuellen Schicksalsmarken es bestimmen. So führt ein Weg zu den im Körper gespeicherten und verborgenen Informationen. Können diese mit dem Behandelten gemeinsam – gleich einem Schatz – gehoben werden, dann gibt es die Möglichkeit des Umganges damit. Daraus entwickelt sich Lösung der Muskelspannung und parallel Lösung des Problemknotens. Diese Lösung bezieht sich auf den Moment des Prozesses! Damit ist nicht verbürgt, dass das Problem ein für allemal aus der Welt geschafft ist. Die Frucht, die aus einem solchen Prozess-Moment wächst, braucht Jahre des Wachsens. Kommt nämlich der Betreffende nach einer Zeit wieder in die Situation, in der die ursprüngliche Verletzung geschah, dann reagiert er meist wie schon Jahre und Jahrzehnte gewohnt. Durch das immer wieder durch die gleiche Schleuse der Verletzung gehen, wächst das Bewusstwerden. Die Achtsamkeit wächst. Man weiss immer früher um die gefährliche Situation und lernt, Vorkehrungen zu treffen. Vom Muskulären her heisst das, dass man sich immer wieder verspannt, es aber mit der Zeit früher merkt, wenn die Spannungen beginnen und schliesslich in die Spannung wissentlich hineingeht und sie damit eher lösen lernt. Man entzaubert eine traumatische Falle.

Der beschriebene Lösungsablauf setzt sich von der Rücken- und Schultermuskulatur in die **Arme** fort. Es lohnt sich, formend, umgreifend, gleichsam modellierend vom Schultergelenk zum Bizeps und von dort über das Ellenbogengelenk und den Unterarm bis zu den Handwurzelgelenken zu streichen. Ein Halten des Handgelenkes und ein zartes Bewegen des Gelenkes bringt mitunter ein Erinnern an früheste Kindheit. Die Handwurzelknochen bergen Erlebnisse aus der «Wurzelzeit», also der ganz frühen Zeit des Lebens. Handballen wollen gerne kräftig auseinander geknetet werden. Ebenso bringt ein herzhaftes Dehnen der Handteller und Ziehen der Finger grosse Erleichterung von Stau und Spannung.

Ist der Strich von der Rückenmuskulatur über die Schultern bis zu den Fingerspitzen gelungen, dann kann dem Brustraum Beachtung zukommen. Vorerst spürt der Behandler ab, oder fragt den Behandelten, ob die Berührung des oberen Brustraumes möglich ist. Anfangs sind vorsichtige Berührungen angebracht. Leichte Striche, etwa von der Mitte des *Brustbeines*, hoch zu dem Bereich unterhalb der Schlüsselbeine. In Richtung Schultergelenk erfolgt ein zarter Ausstrich. Wie schon weiter oben gesagt, bleiben die *Brüste der Frau, sowie die Brustwarzen des Mannes von der Berührung ausgenommen.* Bei Berührung des Brustbeines hebt sich dieses schon bei der behutsamsten Betastung. Bei vertrauter Behandlungsatmosphäre schafft eine wohl abgestimmte Vibration am unteren Ende des Brustbeines mitunter eine Lösung des gesamten Körpers. Das fühlt sich an, als bewege man durch die Vibration das ganze Skelett. Oder man merkt dort, wo man hält, dass die Vibration nicht durchgeht.

Herz

Eigentlich dient die gesamte Behandlung der Hinführung zum Zentrum im Brustraum. Der Brustraum ist zur Bauchhöhle hin von dem kuppelig gewölbten Zwerchfell getrennt. Auf diesem sitzt das Herz. Es ist eingebettet zwischen den beiden Lungenflügeln und erfährt dadurch zu seiner eigenen lebenslangen Bewegung auch die lebenslange Bewegung des Atmens. Die meisten anatomisch unerfahrenen Menschen lokalisieren das Herz, dort wo es gar nicht ist. Fragt man sie nach der Lage des Herzens, legen sie ihre Hand auf die linke Brustseite in Höhe der Brustwarze. Das Herzorgan befindet sich hinter der Brustbeinmitte, zu einem Drittel im rechten und zu zwei Drittel im linken Brustraum. Gegenüber einer gedachten Senkrechten verläuft seine Achse schräg nach links unten. Faustgross, liegt der obere Teil nahe hinter dem Brustbein, mit der unteren Spitze weist es etwas nach links zum Brustinnenraum.

Manifestiert sich im Unterbauchraum das Zentrum des physischen Gleichgewichtes, so ergibt sich im Herzraum das Zentrum des seelischen Gleichgewichtes. Braucht die physische Zentrierung den Einsatz der ganzen Aufmerksamkeit im Körper, so entsteht seelisches Gleichgewicht durch Bündelung der verschiedenen, eigenwilligen Seelenimpulse. Auf beiden Ebenen erfordert die Sammlung beständig den irdischen Willen.

Das organische Herz arbeitet unabhängig von diesem irdischen Willen, gesteuert vom unwillkürlichen System des Vegetativums. Zusammen mit dem Atemsystem reguliert das Herz-Kreislaufsystem die O_2-Versorgung des Körpers. Genauer gesagt, wird im Sinus caroticus (einer Ausbuchtung in der Kopfarterie) der O_2- und CO_2-Gehalt des Blutes gemessen. Diese Information gelangt in das vegetative Atemzentrum in der Medulla oblongata (das ist am Aussenkörper beschrieben dort, wo der Nacken in den Schädel übergeht). Wenn sich der Körper mehr bewegt oder auf andere Art mehr leisten will, dann wird der O_2-Bedarf durch ein erhöhtes Minutenvolumen des Herzens – das meint das Schlagvolumen mal der Pulszahl pro Minute – und eine Vermehrung der Zahl der blutdurchströmten Kapillargefässe gedeckt. Das Organ, welches im Moment mehr Sauerstoff braucht, kann so akut mehr Sauerstoff aufnehmen. Diese genaue Beschreibung soll lediglich als Hintergrundinformation aufgenommen werden. Das Wissen um diese Vorgänge bereichert das bewusste Berühren an den beschriebenen Körperstellen.

Der Atemrhythmus läuft wie der des Herzens gesteuert durch das Vegetativum. Die Atembewegung ist aber auch willentlich beeinflussbar, die des Herzens nicht. Atemverspannung kann durch Arbeit am Atem aufgelöst werden. Spannungen des Herzens bedürfen der seelischen Arbeit. Hierzu sei noch ein ganz grundsätzlicher Gedanke ausgedrückt: das Herz schlägt das ganze Leben. Gibt es ein zuverlässigeres Vorbild für Beständigkeit!?

Ist es nicht einleuchtend, wie zentral der Brustraum mit dem zwischen den Lungenflügeln liegenden Herzen für die Seelenarbeit des Menschen ist? Das Spiel zwischen diesen beiden Organen steuert den Sauerstoffreichtum des Blutes. Ein weicher und kräftiger Herzschlag in rhythmischem Zusammenspiel mit einem tiefen fliessenden Atem kann die Seele des Menschen beflügeln. Beschwingt und heiter durchströmt ihn die Lebenskraft, aufgeladen durch den harmonischen Dialog von Puls und Atembewegung. Ausgewogenes Atemmass und Pulszahl wecken im Menschen Freude und Stimmung. Wie naheliegend sind da Bilder aus der Alchemie, die ein geflügeltes Herz zeigen. In Darstellungen aus der Kunst entdeckt man den geflügelten Amor, der die Herzen im Fluge erobert.

Hals

Alles was sich im Herzraum ausbildet, sucht Ausdruck. Diesen Ausdruck vermittelt am untrüglichsten die Stimme. Sie bildet sich im Halse, der Verbindung zwischen Rumpf und Kopf. Im Hals liegt der Kehlkopf, seitlich und unter ihm die *Schilddrüse*. Ähnlich wie Herz und Lungen lassen auch *Kehlkopf* und Schilddrüse ein Zusammenspiel vermuten. Der Kehlkopf – das Musikinstrument des Menschenkörpers – bildet die Stimme und macht die Stimmung des sich äussernden Menschen hörbar. Die Stimme als Stimmungsbarometer tönt frei oder belegt, heiter, bedrückt, leise, zaghaft, schneidend, laut, scharf, weich, schrill, krächzend, gespalten in mehrere Tonlagen, schmalzig, kaltschnäuzig, warmherzig. An Tonlage, Tonhöhe, Tontiefe erkennt man die Verfassung des Sprechenden. Während der Leibarbeit befällt den Behandelten manchesmal ein Druck auf der Kehle. Sie scheint zugeschnürt. Eine scheinbare Lähmung löst Angst und Atemnot aus. Es ist sinnvoll, dieses Symptom wahrzunehmen, darauf aber nicht einzugehen. Eine Konzentration auf die Enge würde den Druck nur verstärken. Wichtig ist eine gezielte Hinlenkung des Betroffenen auf seinen Unterbauch. Durch die Verlagerung der Aufmerksamkeit tritt die Drucknot in den Hintergrund und der Geängstigte entdeckt durch die Bewegung der Bauchdecke, dass er trotz Enge atmen kann. Meist weist der Druck des Kehlkopfes auf Probleme im Unterleib hin. In einem vorsichtigen Gespräch während dieses Geschehens lassen sich einerseits Störungen im Genitalbereich entdecken (Verhaltenheit, Übergriffe, Missbrauch). Andererseits kommen Störungen im stimmlichen Gefühlsausdruck ans Licht.

Ebenso kann sich in der Schilddrüse stauen, was lange Zeit weder stimmlich noch durch Handlung ausgedrückt werden konnte. Aussprache und Ausdruck durch Handlung regulieren entscheidend den Seelenhaushalt des Menschen.

Hals- und Kehlkopfenge zeigen vornehmlich stimmlich und sprachlich verhinderte Ausdrucksimpulse aus Bauch- und Herzraum. Spannungen des *Nackens* dagegen deuten auf gestaute Ausdrucksimpulse hin. Diese Impulse werden entweder durch Emotionen oder durch den Verstand – also aus dem Gehirnraum – hervorgerufen. Meist mischen sich Emotion und Verstand. Die häufigsten Auslöser von Nackenspannungen sind die unzähligen Formen von Angstgedanken. Sie werden im Gehirn produziert. Nackenspannung entsteht auch bei extremer Kopfarbeit, mag sie beruflich bedingt sein durch Computertätigkeit oder durch einen generellen Rückzug aller Aktivitäten auf den Verstand. Hier wird der Nacken zu einem Engpass von Sinnesreiz-Input und Gedankenstrom-Output. Man vergegenwärtige sich den Weg, den jeder Impuls, sei er körperlichen oder seelischen Ursprunges, zurücklegt: als Nervenreiz gelangt er ins Gehirn, dort erfährt er bewusst und unterbewusst seine Umsetzung und schiesst dann als Reaktionsreiz wieder durch die Nacken-Engstelle hindurch, um in einer Reaktion in einem bestimmten Körperteil Ausdruck zu finden oder als Impuls stecken zu bleiben. Diese Vorstellung allein macht deutlich, wie naheliegend es ist, dass Nackenspannung entsteht. Als lösend wirkt oft eine kräftige, streichende Massage von der obersten Schultermuskulatur, die Nackenmuskeln entlang, seitlich der Wirbelsäule bis zum Schädelansatz. Wichtig ist, dass der Behandelte dazu Vertrauen hat. Bei Empfindlichkeit, Spannungsschmerz, Wirbelkomplikationen, bei älteren Menschen, hat man unbedingt mit aller Vorsicht an den Nacken zu gehen. Möglicherweise hilft ein ruhiges Halten bis die Spannung von selbst nachlässt.

Kopf

Im Übergang von der Nackenbehandlung gelangt man zum *Schädelrand* und zur Berührung des Kopfes. Schon allein dadurch, dass in ihm als einzigem Körperteil alle fünf Sinne vertreten sind, wird er zum komplexreichsten Teil des Menschen.

Gleich oberhalb des Schädelrandes im *Stammhirn,* liegen das *Atem-* und das *Schlafzentrum.* Die Nähe dieser beiden Zentren zueinander verdeutlicht den Zusammenhang zwischen Atem und Entspannung. Tiefer ruhiger Atem z.B. verheisst entspannten Schlaf. Den Hinterkopf des Behandelten in die gelösten offenen Handflächen des Behandlers legen und ihn eine gute Zeit in Ruhe halten, unterstützt das Loslassen des Behandelten. Meistens benötigt das Geduld von beiden Seiten. Gelingt es, dann kommt ein den Bauch und die Brust kräftig wölbender Einatem, dem oft ganz plötzlich ein tiefer befreiender Seufzer folgt. Nicht selten schläft der so Entspannte ein. Dieses Einschlafen ist zu unterstützen. Obwohl in dieser Schlafphase keine bewusste Arbeit geschieht, erquickt die Lösung während eines solchen Schlafes aussergewöhnlich. Finger, Hände, Arme, Beine, Füsse können zucken. Gedanken, Bilder, Träume tauchen auf, wenngleich sie anfangs meist beim Erwachen vergessen sind. Mit etwas Übung rettet man Traumteile ins Wachbewusstsein und findet womöglich Bezüge zur Situation.

Sanfte und gleichzeitig bestimmte Striche von der *Stirnmitte zu den Schläfen* wecken ähnliche Reaktionen wie tiefe Entspannung oder schlafähnliche Zustände. Auch die Striche auf der *Gesichtsmuskulatur* sollen mit sicherer Hand getan werden. Der Behandler hat gerade bei der Kopfbehandlung sehr auf seine eigene Erdung zu achten. Die sanften Striche erfordern sein eigenes sicheres Körperempfinden. Auch die mit einzelnen Fingern gezogenen Striche um die Augenhöhlen, unter den Backenknochen, um die Mundöffnung, vom Kinn seitlich entlang dem Unterkiefer bis zum Ohrenansatz entspannen nicht nur das Gesicht, sondern lösen schliesslich den ganzen Körper.

Die *Kiefermuskulatur* speichert häufig hohe Spannung. Die zu vermutende Verbissenheit deutet darauf hin, dass der Betroffene den Ausdruck oder die Formulierung eines Problems zurückhält, festhält. Die Bioenergetik begegnet dieser Spannung manchesmal mit kräftigem Druck, bis sich der Panzer durch aggressiven stimmlichen oder tätlichen Ausdruck löst. Je nach Charakter hilft diese provozierende Vorgehensweise, oder aber ein liebevoller, zarter Strich. Ein behutsames, schützendes Berühren der Kaumuskulatur verdeutlicht die

Härte und kann den Berührten dazu führen, mit einer Kaubewegung zu beginnen, den Unterkiefer zu verschieben und kann ihm bei der Entdeckung helfen, dass er dabei weder ungeschützt ist noch sich schämen muss.

Die Muskulatur der *Schädeldecke* verspannt sich durch intensive Gehirntätigkeit. Durch Druckmassage und Verschieben der Schädelmuskulatur gibt es Lockerung, Gähnen, tiefe Atemzüge. Nicht selten drückt bei dieser Massage der Behandelte mit seinem Kopf gegen die Hände. Das kann lustvoll sein, aber auch ein Nacherleben einzelner Geburtsphasen wachrufen. Dann drängt der Kopf, der sich reckende Hals und Nacken und schliesslich der ganze Körper mit Unterstützung der Beine und Arme gegen die Hände des Behandlers. Dieser stemmt seine Hände gegen den Druck so gut er kann und gibt mit all seiner eigenen Kraft Widerstand. Allerdings ist anzuraten, keine fremde Stütze z.B. einer nahen Wand zu benützen. Es scheint aufgrund des Begegnungscharakters einer solchen Behandlung sinnvoll, nicht mehr als die eigenen freien Kräfte einander gegenüber zu setzen. So ist der Behandelte keiner Übermacht ausgeliefert und findet Vertrauen in seine eigene Kraft. Über mehrere Behandlungen, ja eine ganze Phase, dauert das Durchringen eines Geburtsdurchbruches. Befreiung von traumatischer Belastung wird unterstützt durch behutsame Gesprächsführung, wennmöglich während des erschütternden Geburtserlebens. So bleibt der Prozess nicht im emotionalen Erleben verhaftet, sondern hebt sich auf eine bewusste und tragbare existenzielle Ebene.

Wie immer sich die Kopfbehandlung vollzieht, zum Ende dieses Teiles hilft ein schützendes Halten des Schädeldaches mit beiden Händen, bis sich der behandelte Mensch geborgen und ruhig bei sich fühlt. Den *Abschluss der Behandlung bildet eine nochmalige Berührung der Füsse*. Dieses neuerliche stille Auflegen der Handflächen auf die Fusssohlen spannt gleichsam den Bogen vom Kopf bis zu den Füssen. Sehr häufig erlebt der Behandelte erst jetzt die Ganzheit seines Körpers. Das ist ein sich Ganzfühlen, das über die Empfindung des physischen Körperinnenraumes hinausreicht. Der Behandler hat dann das Gefühl als «stünde» der Behandelte auf seinen Händen, als richte er sich auf in seiner ganzen Gestalt. Es kommt zu einem Dialog im Schweigen. Mensch und Mensch sind sich gegenüber. Horizontale und Vertikale heben sich auf.

Die Behandlung ist damit aber noch nicht zu Ende. Nach einer adäquaten Ruhepause, in welcher der Behandler sich zwei bis drei Meter von dem Behandelten entfernt, um aus der Berührung der beiden Schwingungsbereiche zu gehen, streckt sich der Behandelte. Sein stark entspannter Muskeltonus ändert sich, strafft sich. Er bereitet sich in seitlicher zusammengekuschelter Lage auf das Aufrichten vor. Stellt der Behandelte seine Füsse wieder auf den Boden, soll er mit aller Präsenz das gut gewichtete Stehen wahrnehmen. Das Stehen auf dem tragenden Boden benötigt Nachspüren und hilft, dem während der Behandlung Erlebten einen vorläufigen Abschluss zu geben. Es kann sein, dass ein Satz voll Staunen gesprochen wird, dessen Inhalt etwa heisst: «Ich stehe, ich bin ein ganzer Mensch.» Ein solcher Satz wirkt durch alle Schichten der Seele.

Ein kurzes, einordnendes Gespräch über die Phasen der Behandlung vertieft und erhellt das Erlebte auf dem Weg des langen Prozesses zur Einkörperung der seelischen Bereiche.

5.2. Atem

Der Atem gehört zu den Grundfunktionen des lebenden Körpers. Nach der Geburt kommt es zum ersten Einatmen. Auf den letzten Ausatmen folgt der Tod des Körpers.

Physiologisch dient der Atem der O_2-Aufnahme und der CO_2-Abgabe. Mit Hilfe von Sauerstoff «verbrennen» durch die Zell-Atmung Kohlenhydrate und Fette. In stufenweiser Oxidation entstehen daraus Kohlendioxyd, Wasser, Wärme und freie Energie. Die Energie findet für die Muskeltätigkeit und chemische Vorgänge Verwendung. Die belebende Wirkung von Frischluft wie die aufkommende Müdigkeit durch verbrauchte Luft sind Tatsachen.

Viele Menschen atmen flach, unregelmässig, entweder nur im Brustbereich oder nur im Bauch. Die Welle eines natürlichen und freien Atems, die im Unterbauch mit dem Einatem anspringt, hebt die Bauchdecke und breitet den Brustkorb ganz leicht. Das Zwerchfell senkt sich infolge Kontraktion. Die konzentrisch angeordnete Zwerchfellmuskulatur zieht sich zusammen und flacht sich ab. Dadurch wird der Bauchinnenraum komprimiert. Es kommt zu einer Dehnung der Bauch- und Beckenbodenmuskulatur. Im Ausatmen sinkt der Brustkorb. Durch reflektorische Kontraktion schwingt die gedehnte Bauch- und Beckenbodenmuskulatur in die Ausgangslage zurück. Das sich lösende Zwerchfell wird in seiner Form einer Doppelkuppel vergleichbar. Das entspannte Zwerchfell gleitet, unterstützt durch das Zurückschwingen der Bauch- und Beckenbodenmuskulatur, wieder in den Brustraum hoch. Die Bauchdecke senkt sich. Durch diese sich selbst überlassene natürliche Atmung klärt und stärkt sich die Vitalität. Eine Kraft wird bewusst, die belebt. Diese Lebenskraft lässt sich nicht messen, ist aber als Energie fühlbar und sichtbar in der alles durchdringenden Freude. Diese Wirkung jenseits von der physiologischen Lebensnotwendigkeit des Atems hat etwas Geheimnisvolles, gleich dem «Odem», dem göttlichen Hauch, der Leben einflösst.

Die **Yoga-Atmung** wählt im Gegensatz zu dem natürlich fliessenden den willkürlichen also willentlich geführten Atem. Diesen koordiniert sie mit dem Bewegungsrhythmus einer Körperübung *(asana)* und lässt den Atemstrom, bildlich beschrieben, durch den zu dehnenden oder zu beugenden Körperteil fliessen. Daneben bilden die belebenden und stärkenden Atemübungen *(pranayama)* ein wichtiges Übungsfeld. *Prana* als Lebenskraft lädt gleichsam den Körper durch den bewussten Atem auf. Allerdings gibt es Erfahrungen bei der geführten Atmung, die das Gefühl für die Körpergrenzen schwinden lassen. Dadurch verliert der Übende an Erdung. Ein Gefühl von Schweben, formloser Leichtigkeit stellt sich ein. Ein Verlust an Körperlichkeit lässt die Frage der Zuträglichkeit aufkommen.

Ähnliche Phänomene stellen sich auch bei **modernen Atemtechniken** ein. Es gibt Workshop-Angebote über Stunden und Tage, bei denen mit dem geführten Atem (langes Ausatmen oder Hechelatmung) Bewusstseinsvertiefung gesucht wird. Auch hier sei die Frage gestellt, ob mit intentionaler Technik und Atemmanipulation ein Weg zu geistiger Erkenntnis beschritten werden kann. Oft lösen forcierte Atemmethoden tiefe freudvolle, wie erschütternde Erlebnisse aus. Sie führen manch einen zu Geburts- und Vorgeburts-Situationen (Holotrope Therapie von Stanislav Grof. – Rebirthing ist eine ähnliche Atemmethode). Eine in die Breite gehende Erlebnisfülle mit Gefühlstiefen und aller Dramatik wird erlebt, leider oft auf Kosten existenzieller Tiefe. Entscheidend ist hier, wer einen solchen Prozess anleitet.

In der **Zen-Meditation**, wie überhaupt in den Zen-Künsten, besteht die Anweisung, den natürlichen, also den vom Vegetativum vorgegebenen Atem zu beobachten. Den Ausatem soll man nicht in seinem Ausstreichen aus der Nase beachten, sondern ihn gleichsam bis in den Unterbauch innerlich begleiten. Jenseits von Machbarem, Intentionalem lässt man den Ausatem in der Qualität einer zarten Flaumfeder sinken. Dabei kann auch das Zählen des Ausatems der Konzentration, bzw. der Nichtbeachtung von Gedanken helfen. Die Einfachheit wachen Daseins führt in die Tiefe.

Für **Dürckheim** gehört das bewusste Begleiten des Atems zu seinen zentralen Anweisungen. Bekannt ist seine gleich einem Mantra anwendbare *Grundformel: Sich loslassen, sich niederlassen, sich einswerdenlassen, sich neu kommen lassen.* In Anweisungen zur Meditation forderte Dürckheim manchesmal den Übenden auf, den Ausatem in den Unterbauch strömen zu lassen und mit der letzten Atemreserve die Unterbauchdecke kurz herauszustossen. Dieser Druckimpuls sollte die Wachheit für *hara* stärken. Bei manch einem, der diesen künstlich geführten Atemstoss pflegte, tauchte das Merkmal eines verhärteten Bauchmuskeltonus auf. Das erscheint m.E. nicht Sinn der Übung, vielmehr scheint diese Atemführung die spielerische Lockerheit des ganzen Unterbauchs zu beeinträchtigen.

In der Leibbehandlung kommen entscheidende Anregungen von **Ilse Middendorf**[23] und Gerda Alexander[24]. Die Atemlehre von Ilse Middendorf eröffnet den unerschöpflichen Reichtum erfahrbaren Atems. Sie stellt der unbewussten und der willkürlichen Atemfunktion eine dritte Atemweise, eben die des erfahrbaren Atems zur Seite. Dieser fordert Geduld und Verantwortung. «Er bewegt sich von innen nach aussen ... ordnet, harmonisiert, heilt und wird zu einer alles durchdringenden Freude».[25] Es ist ein «Bewusst-Sein in beruhter Bewegung, ... in bewegter Ruhe».

Wichtig erscheinen mir die Erfahrungen einer Atemtypenlehre von **Charlotte Hagena**[26]. Diese Typenlehre nimmt die Geburtsstunde des Menschen zum Ausgangspunkt für eine organische Atemdisposition.[27] Nach ihrer Beobachtung hat eine dominante Sonnenintensität eine vertikal ziehende und dabei verengende Wirkung. Andererseits bewirkt eine kosmische Dominanz des Mondes die Zunahme von horizontal gerichteten und dehnenden Kräften. So legt die Geburtsstunde einen solaren und einen lunaren Typus fest. Der lunare Menschentyp unterliegt dem Prinzip einer aktiven Einatmung und einer passiven Ausatmung. Der solare Atemtypus hat unter dem Einfluss der Sonne die Disposition einer aktiven Einengung des Brustkorbes mit forcierter Ausatmung. Darauf folgt eine passive Einatmung. Natürlich sind die Atemtypen meist nicht so prägnant ausgeprägt. Ein Wissen und Beachten um solche Dispositionen unterstützen den Organismus.

Bei der Leibarbeit wird darauf geachtet, ob und wie der Atemrhythmus auf die Berührung antwortet. Ist er flach, dann versucht man ihn durch kräftigere Striche zu beleben. Die Striche und reizfördernden Massagegriffe werden jeweils einen Augenblick vor dem Einatem angesetzt. Ein flacher Atem deutet meist darauf hin, dass der Behandelte mit seiner Aufmerksamkeit nicht beim Körper und der Begegnung suchenden Berührung ist, sondern mit seinen Gedanken woanders weilt. Ist der Atem betont stark oder geführt, dann kann er durch ein beruhigendes Berühren kurz nach dem Ausatem in seinem Rhythmus verlangsamt werden. Ein gehaltener (flacher, starker oder unregelmässiger) Atem wird in einer längeren Behandlungsfolge mittels einer zunehmend tiefgreifenden Bauchmassage gelockert. Dadurch wird dem physischen Teil der Haraverfassung der Grundstein gelegt.

Im von C.G. Jung und R. Wilhelm gestalteten Buch «Das Geheimnis der Goldenen Blüte»[28] finden sich chinesische Texte die vor dem taoistischen Hintergrund behutsam in die Meditation einführen. Im 2. Stadium dieser eindrücklichen Wegbeschreibung geht es um die Rhythmisierung des Atems. Damit ist aber keineswegs der vom Intellekt geführte und willentliche Atem gemeint, sondern der Atem, der vom Herzen kommt.[29]

«Aber das Herz beim Atmen richtig zu gebrauchen, das will verstanden sein. Es ist ein Gebrauch ohne Gebrauch. Man darf nur ganz leise auf das Hören Licht fallen lassen.»[30]

B. Die Arbeit am unsichtbaren Köper

6.1. Die energetischen Körperkräfte

Diesem schier unübersehbaren Feld der normalerweise unsichtbaren, aber dennoch stofflichen Welt gehört heute ein übertrieben grosser Teil des Interesses. Die Unüberschaubarkeit, hervorgerufen durch das breite Spektrum an Literatur und Übungsangeboten von in den Gebieten des Feinstoffes mehr oder weniger versierten Menschen, ist nicht einzugrenzen. Faszination und Wissensdurst verführen die Suchenden genauso wie die Vermittler. Schwierig zu behandeln ist dieser Bereich der unsichtbaren physischen Welt, weil nur ein kleiner Teil der Menschen darin bewusst erlebensfähig ist. Ohne Frage gibt es Heiler und Kundige, welche seriös und verantwortungsbewusst Suchende, die sich ihnen anvertrauen, begleiten. Das Auftreten vertrauenswürdiger Helfer ist unaufdringlich, einfach und ohne Faszination. Wenn der Begleiter versucht, Abhängigkeit zu sich oder gar zu nicht sichtbaren Wesenheiten herzustellen, dann sollte man sich aus dem Bezug lösen. Die Unterscheidungsrichtlinien für die verschiedenen Ebenen von Feinstoff, vergänglicher und ewiger Seele, sowie die ahnungsweise Vermittlung dessen, was Geist ist, verdanke ich dem grundlegenden und alle Tiefen des Lebens auslotenden Schriftwerk von Bô Yin Râ.

Zu betonen ist, dass die Arbeit mit dem *Feinstoff* (d.h. mit dem *Energiekörper, mit der Aura*), dem physischen Teil dieser Welt angehört. Dieser normalerweise unsichtbare Feinstoff ist materieller, wenn auch korpuskulärer, also aus kleinen Teilchen bestehender Stoff. Sieht oder fühlt ein Mensch den Feinstoff (den Energiekörper oder die Aura), so nimmt er diesen unsichtbaren physischen Organismus des anderen mit seinem dafür sensiblen physischen Organismus wahr. **Das feinstoffliche Fühlen gehört zu den physischen Sinnen.** Es ist den meisten Menschen nicht bewusst, aber vielen spürbar.

Der Energiekörper durchdringt und umgibt den physischen Körper. Der Theosoph C.W. Leadbeater unternimmt eine Unterteilung in vier **feinstoffliche Körper.**[31] Er nennt sie Äther-, Astral-, Mental- und Kausalkörper. Sie liegen nicht aneinander geschichtet im und um den Körper, sondern durchdringen sich gegenseitig. Der Ätherleib ist keine Hülle um den Körper, er ist Teil des Körpers.[32] Der Grossteil des Astralkörpers ist in die menschliche Fleischhülle eingeschlossen. Er durchdringt den physischen Körper und den Ätherleib.[33] Der Mentalstoff durchdringt den Astralstoff.[34] Diese Feinkörper sind mit feinstofflichen Sinnen ausgestattet, die auf den verschiedenen Ebenen der unsichtbaren stofflichen Welt fühlen. Die feinstofflichen Sinne könnte man als

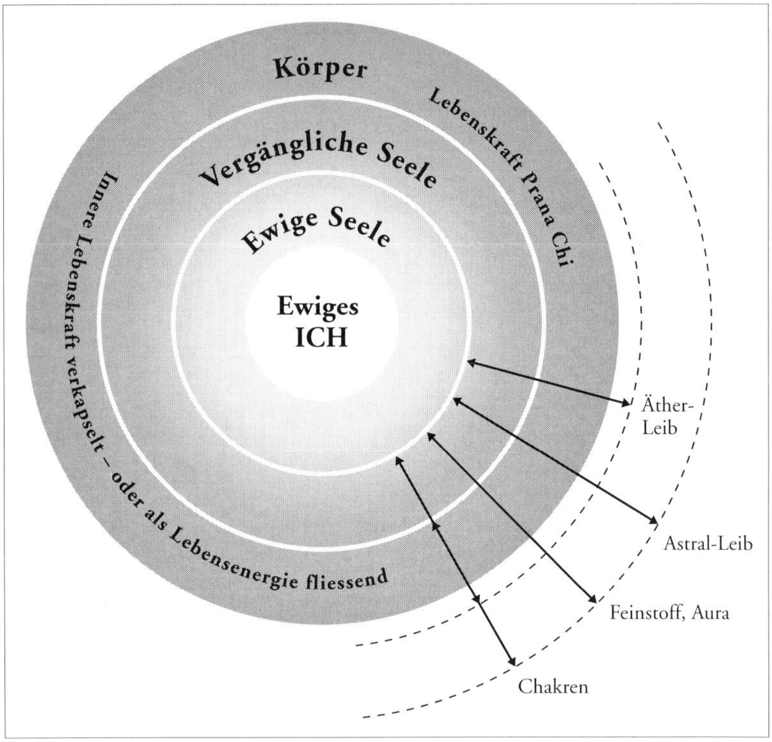

10. Der unsichtbare Feinstoff: Energie - Aura - Chakren.

Die für die meisten Menschen unsichtbare Aura durchdringt den Körper ganz. Sie ist Ausdruck der Sinne des Körpers, der momentanen Beschaffenheit der Lebensenergie, der Chakren und der vergänglichen Seelenkräfte. Das ewige ICH, die ewigen Seelenkräfte, die vergänglichen Seelenkräfte und der Körper durchwirken einander. Im Bild der Aura können diese Ebenen auch als Wirkweise der Tiefenkräfte zum Ausdruck kommen.

sublime, eben feinere Sinnesorgane bezeichnen. Damit erfüllen sie die über die Bandbreite grobstofflichen Fühlens hinausgehende Funktion, als feinstoffliche Sinnesorgane Informationen aufzunehmen, die mit den physischen Organen nicht wahrgenommen werden. Tiere besitzen ausgeprägte feinstoffliche Sinnesorgane. Deshalb mutet viele Menschen die Reaktionsdifferenziertheit der Tiere befremdlich an.

Oft entsteht Faszination für die *Hellsichtigkeit* oder *Hellfühligkeit* bei Menschen, einmal weil sie nicht allzuhäufig auftritt, zum andern weil sie fälschlich für eine geistige, bzw. spirituelle Qualität gehalten wird. Sie ist aber zunächst lediglich eine besondere Wahrnehmungsfähigkeit mancher Menschen, so wie bestimmte Menschen nachts besser sehen können als andere.

Lässt uns ein mit dieser ungewöhnlichen Fähigkeit Begabter über die Tatsache, dass es um die physische Welt geht, im Unklaren, so ist von diesem Distanzierung angeraten.

Die Beschäftigung mit dem sichtbaren Körper über Bewegung (Tanz, Yoga, Tai chi, Aikido, Qi Gong u.a.) einerseits, wie andererseits der Einstieg über einen der vielen Wege zur Meditation, kann den Kontakt zu den feinstofflichen Energien und den damit in Verbindung stehenden *ungewöhnlichen Phänomenen* wecken. Solche Erscheinungsformen zeigen sich als unwillkürliche Bewegungen, Schütteln, unkontrollierte Laute, ungewollt rascher oder langsamer Atem, Bilder, Visionen. Diese *Phänomene* tauchen auf, wenn Energieblockaden und unaufgearbeitete Schattenbereiche vorhanden sind. In der Körpermassage und Leibarbeit sollte man um die feinstofflichen Phänomene wissen. Allzuhäufig werden Erscheinungsformen aus diesem unsichtbaren aber mitunter überdeutlich spürbaren Energiebereich schon als besondere oder gar geistige Erfahrungen eingeordnet. Kann die den Menschen umgebende Lebenskraft ohne Widerstand aufgenommen werden, dann erlebt der Empfindende ein Strömen durch Körperteile oder den ganzen Körper, ein sanftes oder kräftiges Fliessen vom Kopf bis zu den Füssen, welches ein beglückendes Gefühl des Ganz-Seins erzeugt. Es weht ein klares, oft warmes Sich-Spüren durch den als geschlossenes Ganzes gefühlten Körper. Dies ist allerdings nur der Anfang, nicht das Ziel geistiger Erfahrung.

6. 2. Hara

Dürckheim weist auf zwei Grundhaltungen hin, die durch Übung von Hara aufgehen können. Die eine ist das Vermögen, sich dem aus seinem Wesen sprechenden Leben und Sein zu öffnen. Die zweite meint jene im Sein gefestigte Verankerung, die sich in der Welt bewährt.[35] Hat man Hara in sich gefunden, schreibt Dürckheim, dann fühlt man sich befreit von der Ich-Welt – an der der Ich-Wille am Ende doch immer scheitert, befreit vom Ich-Geist, der doch nie zu einer endgültigen Ordnung kommt, und frei vom Ich-Herz, das doch immer im Leiden verstrickt bleibt.[36]

Hier verknüpft Dürckheim die feinstoffliche Energie der Hara-Ebene mit der Erfahrung des ewigseelischen Raumes. Die Übung von Hara bezieht sich vorerst auf ein In-Ordnung-Bringen der feinstofflichen Energien. In der Kultivierung des Ewigseelischen erhalten die geordneten Hara-Energien ihre Beziehung zum Wesen.

6.3. Lebenskraft

Für das Wort «Lebenskraft» wählten die Inder den Begriff *prana,* die Chinesen nennen es *chi,* die Japaner *ki.* Menschen, die mit dieser Kraft vertraut sind, mögen durchaus Differenzierungen für diesen Begriff kennen. Lebenskraft ist überall vorhandene kosmische von der Sonne ausstrahlende Energie. Nehmen wir sie über Nahrung, Atmung oder direkt über unseren feinstofflichen Körper (den *Ätherleib*) auf, wird sie zu einer sich im Körper bewegenden Energie. Kommt die Lebenskraft ins Strömen, in Bewegung, dann wandelt sie sich zur Lebensenergie. Diese erfährt der Bergsteiger, der sein Ziel erreicht hat. Sie durchströmt den Körper bei Grenzerfahrungen, in Momenten der akuten Gefahr. Auch im ersten liebenden Hingezogensein zu einem anderen Menschen strömt die wogende, vitalisierende Lebensenergie. Ein harmonisches Zusammenspiel von feinstofflichen und grobstofflichen Energien, ein einander Durchweben dieser Ebenen lässt die Ki-Kraft erleben.

Lebensenergie spürt ein Mensch also entweder für sich alleine, durch eine ruhige Übung in der Stille, durch Bewegung in der Natur oder zusammen mit anderen Menschen in einer Bewegungsdisziplin (Tanz, Yoga, Budo- und Zen-Künste, Eros).

Die Lebensenergie erzeugt im Menschen Polarität und damit ein magnetisches Feld.[37] Dieses magnetische Feld wird als «elektrisches Strömen» erlebt. Der menschliche Magnetismus kann durch Erdstrahlung gestört oder gefördert werden. Je nachdem, ob ein Ort unter besonderem lunarem oder solarem Einfluss steht, ändert sich die Qualität der Erdstrahlung. Neben diesen kosmischen Kräften wird der Magnetismus auch durch Gruppenbildung beeinflusst. In Menschen- und Tiergruppen kommt es dabei zu einer energetischen Strahlungspotenzierung.

6.4. Aura

Der Welt der kosmischen Energien (Lebenskraft, Erdstrahlung, Strahlung anderer Planeten) – sie beeinflussen den Menschen von aussen – steht das Phänomen der Aura gegenüber. Aura ist ein Überbegriff für die verschiedenen feinstofflichen Körper (*Äther-, Astralkörper*, etc.). Wie schon gesagt, sehen nur wenige und dafür veranlagte Menschen die Aura. In früheren Epochen der Menschheitsgeschichte war *Hellsichtigkeit* wahrscheinlich aufgrund grösserer Naturverbundenheit weit verbreitet und wurde vermutlich bewusster beachtet und genutzt. Höhlenmalereien und Darstellungen auf Steinen z.B. in der Sahara lassen dies vermuten (Bild, Frühgeschichtliche Felszeichnung aus

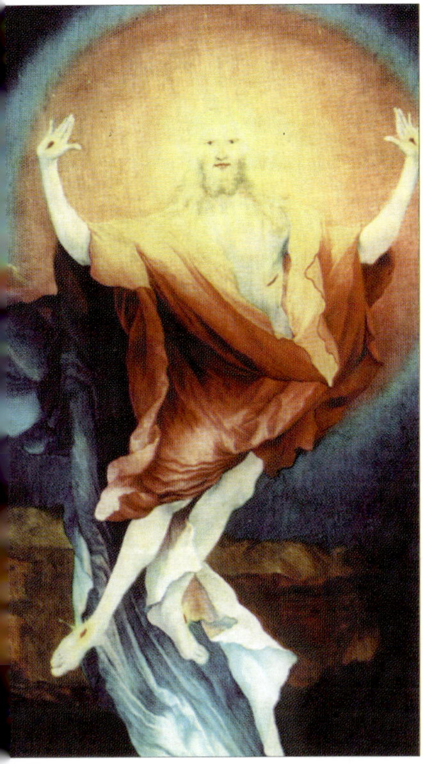

11. Matthias Grünewald. Auferstehender Christus. Strahlenmandorla.

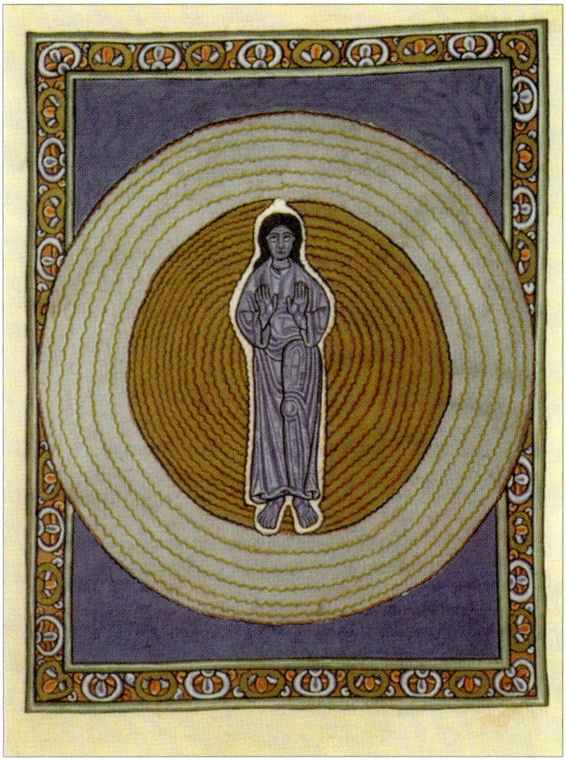

12. Hildegard von Bingen. Mensch im Ausstrahlungskreis.

Zimbabwe.[38] Auch Bilder und Plastiken aller grossen Kunstepochen stellen Heilige mit einem Lichthof oder einem Strahlenkranz um den Kopf oder mit einer **Strahlenmandorla** um den ganzen Körper dar (Abb. 11, 12). Woher sollten Schamanen und Künstler um diesen Lichtraum wissen, wenn nicht durch Mitteilung, Überlieferung oder eigene Erfahrung der **Ausstrahlungsphänomene**, die um jeden Menschen wahrgenommen wurden. Da ein Hellsichtiger an der Aura unterschiedliche Entwicklungsstufen des Menschseins ablesen kann, lässt sich vermuten, dass reife und weit entwickelte Persönlichkeiten eine geordnete und rein strahlende Aura um sich tragen. So wurden eben «Heilige» in den Darstellungen durch ihren «Heiligenschein» von den anderen unterschieden. In unserer Zeit scheint diese Fähigkeit der Hellsichtigkeit aufgrund der durch die Zivilisierung verminderten Naturbezogenheit zurückgegangen, bzw. meist verschüttet zu sein. Kinder besitzen oft noch unbewusst diese Fähigkeit. Über die Hellsichtigkeit und -fühligkeit bei Tieren kann man nur staunen. Man denke an deren frühzeitige Unruhe und die Fluchtreaktionen vor dem Einsetzen von Katastrophen.

Einem Menschen, dem diese Fähigkeiten fehlen, erwachsen keinerlei Einschränkungen für seinen inneren, geistigen Weg. Die Sensibilität in dieser Richtung ist eine für die spirituelle Entwicklung in keiner Weise notwendige Eigenschaft. Man hört immer wieder die Ansicht, dass Hellsichtigkeit eine Basis für geistige Entwicklung sein könnte. Dem ist zu widersprechen. Hellsichtigkeit ist eine Fähigkeit auf der feinstofflichen Ebene und berührt demzufolge das materiell unfassbare Reich des Geistes nicht. Allerdings können beim Lesen der Aura indirekt Rückschlüsse auf geistige Hintergründe gezogen werden. Das Geistige übermittelt sich über den Weg der nicht machbaren Empfindungstiefe. Die feinstofflichen Energien haben Menschen schon immer beeindruckt und bieten auch Scharlatanen ein Feld, das von Unkundigen schwer überprüft werden kann. Möchte einer sich mit diesen Themen beschäftigen oder gar darin geschult werden, so ist Vorsicht geboten. Nicht jeder Lehrer, der mit diesen feinstofflichen Phänomenen arbeitet oder darüber schreibt, verfügt über die dafür nötige menschliche Reife.

Die *Theosophie* (gegründet 1875) und die davon abgespaltene *Anthroposophie* (gegründet 1913) sprechen von verschiedenen feinstofflichen Körpern. Die Beschreibungen weichen im Einzelnen voneinander ab. In der Theosophie spricht man von 7 Daseinszuständen der Natur, wobei nur die drei sogenannten «Pläne» des Physischen, Astralen und Mentalen im Körperlichen angesiedelt werden. Die Anthroposophie unterscheidet den physischen Leib, den Ätherleib, den Astralleib und das Ich. Im Grundsätzlichen gibt es Übereinstimmung. Die Aura wird laut Beschreibungen schwarz-weiss oder in Farben gesehen. Diesen den Menschen umgebenden und durchdringenden feinstofflichen Körper – wie eine Monade, der letzten in sich genügenden Einheit ohne Aussenbezug[39] (Leibniz, 1714) – teilen die Theosophen in verschiedene **Energieebenen** auf. So reicht der Ätherleib bis ein paar Zentimeter über die Haut. Der Astralleib durchdringt den Menschen und umschliesst ihn als Feinkörper von 20 bis 50 Zentimeter. Der Mentalleib durchdringt den Astralleib und geht über ihn hinaus. Die Theosophie meint, dass sich im Ätherleib die Lebensenergie ausdrücke. Die Lebenskraft, von der die ganze Erde erfüllt ist, strömt von der Sonne auf uns nieder. Wir nehmen diese Lebenskraft über den Ätherleib (nach Leadbeater durch den ätherischen Widerpart der Milz[40]) auf. Der Ätherleib verbindet den physischen Körper mit dem Astralleib. Im Astralen liegt der Emotionalbereich mit den Leidenschaften und Empfindungen. Bild und Vorstellung spielen sich auf dieser Ebene ab.[41] Das Wort «astral» (d.h. die Gestirne betreffend) verwendeten schon die Alchemisten, so auch Paracelsus. Im Mentalen formt sich der Verstand durch die Gedanken.

Im Kausalkörper speichern sich die im Leben erworbenen guten Eigenschaften.[42] Diese theosophische Beschreibung bezieht ihre Quellen aus der indischen Tradition. Wie bei aller Übersetzung von einer Kultur in eine andere schleichen sich – auch die feinstoffliche Struktur des Menschen betreffend – Abweichungen und Missverständnisse ein. Es wird hier nur auf die theosophische Einteilung eingegangen, weil sie so weit verbreitet ist. Aufgrund der bildhaft sprechenden Benennung einzelner Energieebenen eignen sich die Bezeichnungen auch für die basale feinstoffliche Struktur des Menschen, ohne auf den theosophisch-anthroposophischen Hintergrund Bezug nehmen zu müssen.

Für die **Leibarbeit** und die Arbeit an der eigenen menschlichen Entwicklung sind die Benennung der Energieebenen insofern von Bedeutung, als sich ihre Energien *im* Körper auswirken. Diese im Körper wirkenden Energien kann man in Anlehnung an die eben besprochene Unterteilung auch als aus dem Äther-, Astral-, Mental-Körper kommend verstehen. Wichtig ist in der Leibarbeit aber, nicht die Aura, bzw. den gestörten Ausstrahlungsbereich zu behandeln, der den Behandelten gegebenenfalls umgibt, sondern seinen eventuell gestörten Energiemantel *im physischen* Körper zu bündeln, zu schliessen, zu integrieren. Das erfordert Erfahrung. Nicht jedem Behandler ist diese Fähigkeit gegeben.

Bei Stress, Traumatas und Nervenkrankheiten treten Verletzungen im Ausstrahlungsfeld um den Menschen auf. Wenn eine solche Kerbe, Zerrüttung, Aufspaltung des Schutzmantels vermutet wird, muss man sehr behutsam, eventuell in Absprache mit einem erfahrenen Arzt, vor allem den physischen Körper behandeln, bewusst werden lassen, diesen zu erden versuchen. Es ist abzuklären, ob krankhafte seelische Schädigungen vorhanden sind. Besteht darüber Unsicherheit, darf keine Leibarbeit gegeben werden. Erst wenn die Sicherheit der ärztlichen Diagnose gegeben ist, kann in Übereinstimmung mit dem Arzt ein Prozess über die Leibarbeit eingeleitet werden. Danach erst kann mit einer Integration der physischen, feinstofflichen und seelischen Ebenen begonnen werden. Das kann lange – manchmal Jahre dauern. Wenn Lücken im Energiespiel bewusst geworden sind, der Schutzmantel geschlossen und bewusst geworden ist und die nach aussen gerichteten Energien gebündelt sind, all das durch die Arbeit am physischen grobstofflichen Körper mit Berücksichtigung des Feinstoffes, kann der Prozess weitergeführt werden. *Hat sich eine Zentrierung im Herzen angekündigt, dann stärkt sich das Welt-Ich, bzw. die Persona. Erst wenn die Persona den Stand in der Welt garantiert, soll der Ausstrahlungsbereich um den Körper in die Behandlung miteinbezogen werden.*

6.5. Chakren und ihre Wirkung auf den Körper

Für die Auseinandersetzung mit den Energien in der Leibarbeit gibt die östliche Chakren-Lehre, die vor dem religiösen Raum des Hinduismus zu sehen ist, wichtige Orientierung, insbesondere in der weiter unten zusammengefassten Ausdeutung von C. G. Jung. Die Chakren sind bestimmte **Energiezentren** (Abb. 13, 14, 15). Der indische Yoga und das chinesische Chi Quong benennen sieben solcher Zentren, als Räder *(Chakra)* oder Lotosblumen *(Padma)* bezeichnet[43]. Manchesmal spricht die Literatur von 3 bzw. 5, aber auch von 9 bzw. 12 und mehr solchen Energiestellen im Körper. Hintergrund für diese Einteilung bildet eine jahrtausendealte orientalische Tradition eines sehr ernst zu nehmenden hohen Einweihungsweges. Dieser im Indischen noch ahnbare Weg wurde schon 5 Tausend Jahre v. Chr. Geburt mündlich überliefert. Dadurch blieb das mitgeteilte Wissen geheim und erreichte nur den, der diesen lebenslangen, mühevollen inneren Weg gehen wollte. Als die Vermittlung

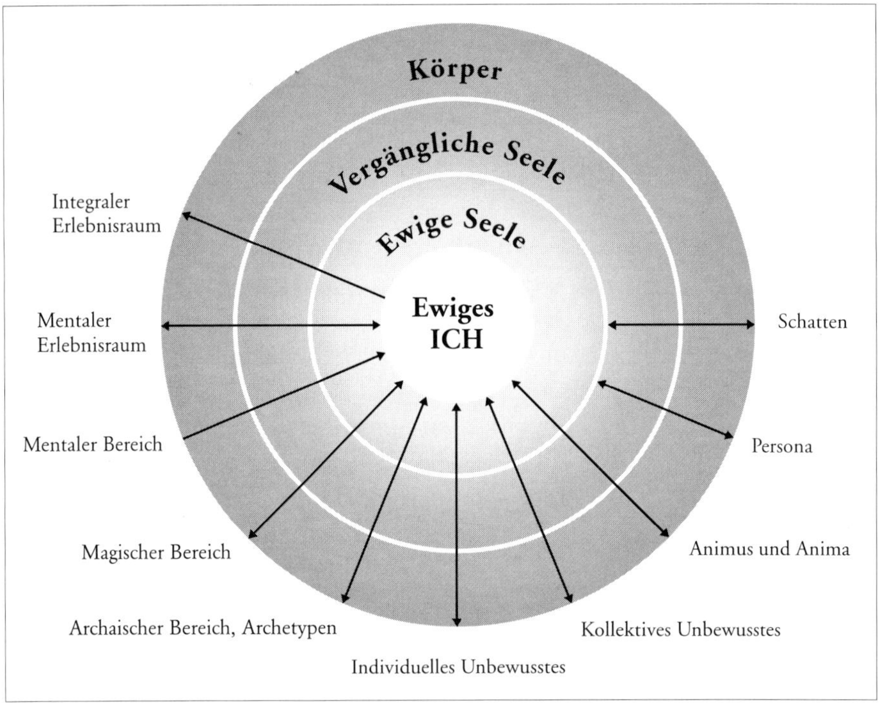

13. Bewusste und unbewusste Ebenen, Schatten, Kollektiv, Persona.

Das Bewusstwerden von individuellem und kollektivem Unbewusstem wird meist durch den Individuationsprozess angestossen. Tiefe Erfahrungen von Glück und Unglück sind oft Auslöser.

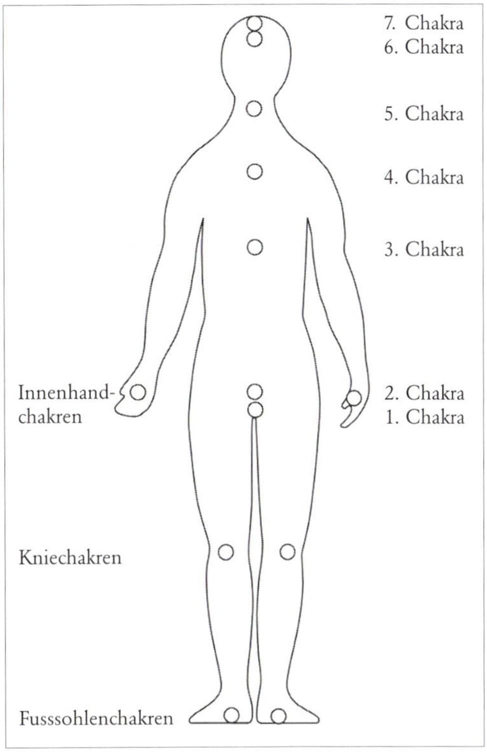

14. Erweiterte Chakren.

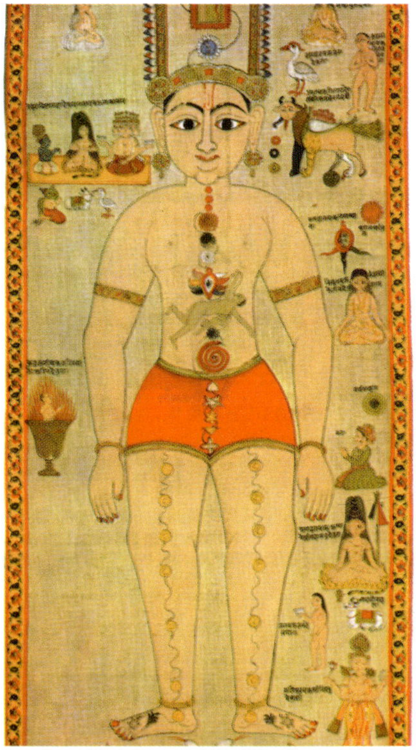

15. Der «Fein-Körper» und die geheimen Chakras und Kanäle.

östlicher hinduistischer Lehrer sich auch an westliche Schüler zu richten begann, schlug die ursprünglich individuelle Begleitung in die heute wohlbekannte kollektive Welle der Verbreitung um. Diese massive Verbreitung wäre unproblematisch, handelte es sich nur um ein Wissen über harmlose Energiepotentiale. Die Wirkungen, die durch die Anregung von Chakren vor allem bei sensibel veranlagten Menschen ausgelöst werden können, sind jedoch keineswegs harmlos. Man kann von Glück sprechen, wenn die Arbeit mit den Chakren auf die Körperenergien harmonisierend wirkt. Sie kann aber auch notvolle Auswirkungen haben, wenn die Energiezentren irritiert werden und dadurch auch die Psyche eine Beeinträchtigung erfährt. Bei unsachgemässer Aktivierung dieser Energiezentren kann es sogar zu psychischen Störungen kommen, wodurch Betroffene in die Richtung von Psychosen abstürzen können.

Dazu ein **Beispiel:** Eine junge Frau war mehrere Monate in einem indischen Ashram zur Meditation. Ihr Guru weihte sie ein und sie erfuhr sensationelles Licht im ganzen Körper. Als sie wieder nach Europa kam, verlor sie den Anschluss zu ihrem Becken und zu ihren Füssen. Die vom Guru übertragene Kraft spürte sich jetzt als heisse Flamme vom Kreuzbein bis in den Hinterkopf aufsteigend an. Sie litt unter Schlaflosigkeit, konnte keiner regelmässigen Arbeit nachgehen, drohte ihre Kontrolle zu verlieren und war gebeutelt von Wahnbildern. Bei der Behandlung des Körpers (Füsse, Beine, Becken) begann ihr Körper wie eine Peitsche auszuschlagen. Sie schrie ohne äusseren Grund. Energische Worte und Griffe halfen nichts. Nach einiger Zeit ruhigen festen und klaren Berührens an Händen, Schultern und schliesslich am Nacken kehrte Ruhe ein. Der menschliche Kontakt war wieder hergestellt. Der Energienschock konnte über ein halbes Jahr intensiver Arbeit aus dem Energiekörper ausgeleitet werden.

Und ein zweites ganz entgegengesetztes **Beispiel**: Ein Mann, ebenfalls in einem Ashram über mehr als ein Jahr in strenger Lebensweise erfahren, kommt zurück nach Europa und wirkt im Kontakt stark kontrolliert. Die Berührung in der Leibarbeit lässt ihn ein Körperkorsett spüren, das den Zugang zu den Gefühlen völlig abschneidet. Das Bewusstmachen dieses Zustandes benötigte lange geduldige Behandlung. Dann öffnete sich langsam eine körper-seelische Kommunikation.

Solange die östlichen Wege dem westlichen Suchenden die Freiheit lassen, das aufzunehmen, was sich in die europäische Tradition einfügen lässt, besteht keine Gefahr für die Psyche. Viele geistige Richtungen des Ostens bauen auf das natürliche, meist ungebrochene Körperbewusstsein ihres Volkes. Die physische gewachsene Kraft und Erdigkeit eines Inders lässt sich nicht mit der oft wenig integrierten Körperlichkeit eines Europäers vergleichen. Die oft überzüchtete Intellektualität des westlichen Menschen brachte die natürliche Erdigkeit, den Kontakt zum Körper zum Verkümmern. So ist er den Anforderungen östlicher Wege aufgrund seiner psychophysischen Veranlagung meist nicht gewachsen. Kommt ein solcher Suchender mit einem östlichen Meister oder mit Praktiken aus diesen Ländern in Kontakt, dann ist auf diesen Mangel körper-seelischer Entsprechung zu achten.

In der gängigen Überlieferung beginnt der Chakren-Weg am Beckenboden und sieht das Ziel in der Öffnung des 7. Energiezentrums knapp über dem Scheitel. In diesem System sind Füsse und Beine gar nicht angesprochen. Einige Energiesysteme beziehen auch Füsse und Beine in den Kreislauf mit ein, so der Tao-Yoga, Chi Gong und das weite Feld der Meridiantherapien. Diese den ganzen Körper erfassende Energiearbeit finde ich überzeugender. Davon abgeleitet besteht im Westen u.a. die Polarity-Therapie[44]. In diesen Richtungen wird zusätzlich mit den Chakren in den Fusssohlenmitten, den Knien, den

Handinnenflächen und den Ellenbogen, aber auch noch mit weiteren Zentren, gearbeitet.

In der Literatur stehen dem Suchenden und dem Neugierigen seriöse wie unverantwortliche Schriften zum Thema «östliche Lehren» zur Verfügung. Einzig das Gefühl der Achtung für die eigene Tragfähigkeit hilft, das Zuträgliche für sich aus dem Angebot herauszufiltern.

6.6. Grundsätzliches zu den Chakren

Ein kurzer Überblick zum Thema Chakren soll Orientierung geben. Die Orientierung geschieht, weil die Leibarbeit mit diesen Zentren in Berührung kommen kann, auch wenn sie intentional nicht mit den Chakren arbeitet. Als Ziel der Öffnung und Aktivierung von Energiezentren im menschlichen Körper gilt im Tantra-Yoga die Entfaltung der **Kundalini-Shakti**, der höchsten *Manifestation der Schöpferkraft* im Menschen. Diese in geistiger Tiefe gewandelte Kundalini-Kraft ruht m. E. in ihrer physischen Form potenziell im Beckenboden zwischen Genitalien und Anus, also im Damm bzw. im Perineum. Dort ist sie noch *nicht in geistige Energie gewandelt* und somit *physische Sexualenergie.* Sie wird symbolisch als eine um ein *Lingam (= Phallus)* eingerollte Schlange dargestellt, wobei sie den Eingang zur shushumna mit ihrem Kopf abschliesst. Die *shushumna* ist ein feinstofflicher Kanal entlang der Wirbelsäule, der die Energiezentren miteinander verbindet. Zwei weitere Kanäle ida und *pingala* verlaufen links und rechts des Mittelkanals. Die beiden überqueren die Chakren gleich einer Schlangenlinie. Sie kreuzen einander und damit auch den Mittelkanal und enden in den Nasenlöchern.[45] Die eingerollte Energie befindet sich im Bereich des ersten Chakra, dem *muladhara.* Gelingt es, die Kundalini-Kraft durch den Übungsweg des Yoga – so die Haltung der indischen Wegvorstellung – zu wecken, dann entfaltet sie sich im Körper nach oben. Die Wirbelsäule mit ihren Energiekanälen *(ida, pingala und shushumna)* gibt ihr die Richtung. Das, was in vielen Therapien und in der Literatur als Kundalini bezeichnet wird, hat nichts mit der höchsten Schöpferkraft des Menschen zu tun. Vielmehr kommt in den westlichen Arbeitsweisen die Sexual- und die Lebensenergie in Bewegung. Diese im gesamten Bauchraum fassbaren Kräfte erfahren durch bewusste Behandlung, Bewegungsarbeit oder Meditation eine Bündelung in Hara. Dadurch entwickelt sich ein zunehmendes Durchströmen von den Füssen bis zum Kopf. Dieser feinstoffliche Fluss von Sexual- und Lebensenergie kann ein Glücksgefühl erzeugen. Gleichwohl hat das nichts mit geistigem Erleben zu tun. Oft wird in Therapien formuliert, dass die «*Kundalini stecken geblieben sei*» oder der «*Kundalinifluss unterbrochen wäre*». Seriöserweise sollte man hier von Sexual- und Lebensenergie sprechen. Manchesmal führen diese Energieblockaden im Körper zu Überforderungen des Nervensystems. In diesem Falle bedarf es des Rates eines darin versierten Arztes.

Wie auch noch weiter unten (im Kapitel «C.G.Jung und die psychologische Wirkung der Chakren») auszuführen sein wird, bestehen Bezüge zwischen den Chakren und der psychischen Energie. Aber auch die Bearbeitung dieser vergänglich-seelischen Ebene berührt nicht die geistige Ebene der Kundalini. Der Weg des *Tantrismus* ist m.E. der psychophysischen Konstellation *östlicher* Menschen vorbehalten. Die Erfahrung *geistgewandelter Zeugungskraft* fordert eine strenge jahrzehntelange Wegarbeit in Abgeschiedenheit unter der Führung eines echten Yogi. Ein solcher ist nicht auf den Märkten anzutreffen.

Im Unterbauch, etwa oberhalb der Genitalien – und nicht identisch mit *hara* – liegt das 2. Chakra, *svadhisthana*. Das 3. Chakra, *manipura* in der Höhe des Sonnengeflechts wird den Emotionen zugeordnet. Das *anahata* als 4. Chakra öffnet sich im Herzbereich, betrifft somit die reinen Gefühle. Durch das *vishuddha,* das 5. Chakra im Kehlkopf ist der stimmliche Ausdruck gewährleistet. Die Stimme eröffnet Erkenntnisse auf der physischen, seelischen und geistigen Ebene. Das 6. in der Stirne zwischen den Augenbrauen befindliche Chakra *ajna* – «drittes Auge» genannt – eröffnet Stille, Klarheit, Erkenntnis. Über dem Scheitel, diesen umschliessend und damit nicht im Körper, geht das als tausendblättriger Lotus bezeichnete 7. Chakra *sahasrara* auf. In seinem Erleben erstrahlt der Mensch in der vollen Erkenntnis des *samadi* (= Erleuchtungszustand).

Wie schon erwähnt, werden die Energiepunkte in der Literatur, was ihren Ort und ihre Bedeutung betrifft, manchmal verschieden beschrieben. Z.B. wird das *manipura* auch im Nabelbereich angesiedelt oder das 4. Chakra im Sonnengeflecht.[46]

Überzeugend wirken die Ausführungen von *Hiroshi Motojama*[28] über die Funktion der Chakren als «Energieumwandler». Feinstoffliche Energie – Motojama sagt *«nicht physisch»* oder *«nicht sinnlich»* – wird über die Chakren wahrgenommen und diese «höherdimensionierte Energie kann Reflexe in der physischen Dimension auslösen»[47]. Die Chakren liefern die Energie, die sie von der Aussenwelt annehmen, mit Hilfe eines Netzwerkes von Kanälen, die im Sanskrit als nadi bezeichnet werden, an die verschiedenen Energiekörper[48]. Man nimmt an, dass die *nadi* als subtile (feinstoffliche) und auch als physische Ausformungen von *Aufnahmeorganen des Geistigen* im menschlichen Körper vorhanden sind. Motojama meint, dass das Nadi-System mit dem Meridian-System identisch sei und sich im ganzen Bindegewebe verzweige.[49]

Überzeugend schildert er den Bezug zwischen den feinstofflichen Chakren (er nennt sie auch *psychische Zentren*) und den autonomen Nervenplexi (das sind Nervengeflechte, z. B. das Sonnengeflecht) des Körpers. Diese Plexi, in ihrer Gesamtheit das vegetative Nervensystem, übermitteln die aus den Chakren kommenden Energiereize an das Gehirn und von dort an die betreffende Körperstelle. *Jedes Chakra kontrolliert das physiologische Funktionieren eines gewissen biologischen Systems.*

C. Die vergängliche Seele

In jeder physischen und psychischen Behandlungsweise fliessen natürlicherweise die verschiedenen Ebenen von Körper, Feinstoff, Energie mit der Vielfältigkeit seelischen Ausdruckes ineinander, durcheinander, nebeneinander. Das macht das Fluidum, jene durch und um den Körper fliessende Atmosphäre aus. Ständig wechselt die Gewichtung des Prozessthemas oder das Thema selbst. Ziel einer Behandlung und hier speziell einer Leibbehandlung ist diese natürliche Ungeordnetheit aufzudecken, die verschiedenen Kräfte zu erkennen und zu kanalisieren. Wie in den vorangegangenen Abschnitten über den Körper viele Seelenaspekte zur Sprache kamen, verschränkt sich auch im Betrachten der Seelenfelder die Körperebene mit dem weiten Meer der Seele.

Die Unerfahrenheit, Ungeübtheit und Unwissenheit über seelische Ebenen richtet Verwirrung auf allen Seiten an. Die folgenden Ausführungen verstehen sich nicht als apodiktisches, also unumstössliches Auftreten und Aufräumen mit der Verwirrung. Sie sollen aber Richtlinien anbieten können, anhand derer Einordnung möglich wird.

7.1. Verschiedene Seelenbegriffe

In der Literatur trifft der Leser immer wieder auf die Unterscheidung von einer zeitlichen Seele und einer ewigen Seele. Am bekanntesten ist sicher der Ausruf von Goethes Faust «Zwei Seelen wohnen, ach! in meiner Brust!» [50]. Wer kennt nicht die Auseinandersetzung seines inneren Dr. Faustus mit den Kräften des Mephisto, denen die Lichtkraft der Liebe gegenüber steht? Seit eh und je toben, wühlen, ringen diese Kräfte entweder deutlich spürbar oder verdeckt im Unbewussten des Menschen. Die Dramatik menschheitlichen Ringens um Einheitsfindung zwischen männlichen und weiblichen Kräften spiegelt sich in der ägyptischen Mythologie zwischen Isis und dem von Seth zerstückelten Osiris wider. Dem Europäer vertraute Seelenbilder dramatisieren sich in dem Götterhimmel der alten Griechen. Weibliche wie männliche Gottheiten kämpfen genau so wie die Menschen mit List und Bosheit, tragen Waffen, haben Angst, Begierde, Mut und Verstand, sind tolerant, achtsam, weise. Verfügen über Zauberkräfte, beherrschen Himmel, Erde und die Unterwelt und vermischen sich mit den Menschen. Das gewaltige Seelen-Drama menschlicher Metamorphose könnte keinen schillernderen Ausdruck finden als im griechischen Himmel.

Bei Aristoteles besitzen die Pflanzen eine vegetative, die Tiere eine *vegeta-*

tive und eine *animalische* Seele, der Mensch dazu noch eine *vernünftige* Seele.[51] Die Gnostiker unterscheiden die psyche (griech.: Seele) als die Lichtseele von der *hyle* (griech.: Materie), welche die dunkle Seele meint.[52] In der Tantra-Yoga-Philosophie existiert die Leibseele – *Kwei* oder *Ying* – und die Geistseele – *Yang*. Die Leibseele verkörpert das Prinzip der vegetativen Lebenskraft. Die Geistseele wird als himmlisches Yang dem Odem gleichgesetzt. Auch im Taoismus birgt der Körper zwei Seelen: die Körperseele *P'o* und die bewusste Seele *Hun*. Die Körperseele stammt aus dem Gebiet des Dunklen, dem *yin*, die bewusste Seele aus dem Gebiet des lichten yang. Paracelsus spricht von der *irdischen* und der *ewigen* Seele.[53] Der irdische Anteil der Seele bestehe aus astralen Sinnenzellen und sei tierischer Natur. Die Geistseele besässe einen angelischen Anteil (Engel-Anteil).

Auch Jung sieht verschiedene Seelenaspekte. Er spricht über den Körper als «Tier mit einer Tierseele, d.h. ein dem Trieb unbedingt gehorchendes, lebendiges System.»[54] Er nennt die *biologische Triebseele* das «Psychisch-Infrarote» und beschreibt sie als «allmählich in die physiologischen Lebensvorgänge und damit in das System chemischer und physikalischer Bedingungen» übergehend.[55] Demgegenüber beschreibt er als das *«Psychisch-Ultraviolette»* den *Archetypus*, «ein Gebiet, das einerseits keine Eigentümlichkeiten des Physiologischen aufweist, andererseits und in letzter Linie auch nicht mehr als psychisch angesprochen werden kann, obschon es sich psychisch manifestiert ... Da ihr (gemeint sind die Archetypen) An-und-für-sich-Sein uns unbewusst ist und sie dennoch als ein spontanes Wirksames erfahren werden, so bleibt uns vorderhand wohl nichts anderes übrig, als ihre Natur nach ihrer hauptsächlichen Wirkung als «Geist» zu bezeichnen, ...» Den «Geist» sieht Jung dem Bewusstseinsbereich, aber ebenso dem Unbewussten zugehörig. «Geist» beinhalte sowohl den Intellekt, als auch die Seele in einer sinnbezogenen «Überhöhung» und Verbindung beider.[56]

7.2. Seelischer Ausdruck und Ordnung der Begriffe Affekt, Emotion, Gefühl

Die Quellen, die von einer Doppelseele sprechen, stammen aus verschiedenen Zeiten und Kulturen, aus weltanschaulichem und psychologischem Kontext. Sie zeigen das Bestreben des Menschen, den Ursprung seelischen Ausdrucks aufzuteilen. Auch bei der Leibarbeit fällt der unterschiedliche Ursprung seelischer Impulse auf. Der Prozess ist lange Zeit von den Kräften der vergänglichen Seele geprägt (s. Abb. 53, S. 244). Nochmals betont sei, dass ein nervlicher Reiz einen bestimmten Energieraum erregt, dadurch ein Energieimpuls frei wird, der sich als Affekt, Emotion oder Gefühl ausdrückt. Ein solcher vergänglich-seelischer Ausdruck äussert sich entweder aktiv oder passiv. Aktiv ist unüberlegt herausschiessend, affektiv, triebgeladen. Passiv mutet ein solcher Ausdruck elegisch, zerfliessend, entgrenzend, vermischend an. Das vergänglich-seelische Emotionsfarbband spannt sich von: Ekstase, Leidenschaft, Verzückung, Erregtheit, Begierde, Sehnsucht, Lust, Wunsch, Eigenmacht, Selbstbehauptungsdrang, Egoismus, Altruismus, Dumpfheit, Langeweile, Scham, Mitleid, Unlust, Kummer, Überdruss, Abscheu, Neid, Schreck, Schmerz, Leid, Ärger, Angst, Entsetzen, Wut, Verurteilung, Vergeltungsdrang, Feindseligkeit, bis zu Hass.

Dieses Emotionsband lässt sich sicher verändern, vervollständigen. Das sind in der Triebseele wurzelnde Affekte und Emotionen. Beide Äusserungsformen sind unkontrolliert, oft unbewusst. Viele entzünden sich instinktiv. Man kann sie als triebseelische Gefühle bezeichnen. Davon abzugrenzen sind die tieferseelischen Gefühle der irdischen Seele. Diese tieferseelischen, jedoch vergänglichen Gefühle erfahren ihre Ausprägung durch eine Beeinflussung aus dem ewig-seelischen Bereich, sind aber meist gemischt, verdunkelt durch affektive und emotionale Anteile. Jubel, Freude, Sorge, Trauer und Zorn können als reines ewig-seelisches Gefühl durchklingen, tragen aber meist auch das Kolorit der Triebseele. Erkennbar wird die irdische Färbung in der Übertreibung. Ein **Affekt** (Lat. pro sua affectione: stürmisch wie er war, Leidenschaft, Begierde) ist intensiv, von kurzer Dauer, unbedacht, ungesteuert. Er entsteht als spontaner, zeitlich verdichteter Impuls im Becken und Bauchraum, ohne selbst viel Raum einzunehmen. Eine **Emotion** (lat. emovere: hinaustreiben, emota fundamenta sind aufgewühlte Tiefen) kommt ebenfalls aus dem Instinkt, dem Unbewussten, ist unbedacht, anfangs ungesteuert, kann aber im Unterschied zum Affekt nach einer explosiven Anfangsphase vorsätzlich gesteuert werden. Emotion schafft sich Raum. Ein **Gefühl** kann unbewusst aufsteigen oder bewusst aufgespürt werden. Es ist bedacht, manchesmal nicht und dann doch bewusst steuerbar. Das Gefühl belebt einen Raum, den es geschaffen hat.

Auch wenn sich die drei seelischen Grundäusserungen Affekt, Emotion und Gefühl in unterschiedlicher Stärke mischen, lässt speziell der Ausdruck eines Gefühls ahnen, dass er mit tiefer angelegten ewigseelischen Qualitäten Berührung hat. Diesen tiefer angelegten Boden nährt ein einziger Quell, die immerwährende Liebe. Wenn Hoffnung, Freude, Einsicht, Sorge, Trauer, ja sogar der «göttliche» Zorn von diesem Quell durchdrungen sind, dann springen diese Gefühlsqualitäten aus dem Spannungsbereich irdischer Polarität heraus und wirken als Paradoxon oder als integrative Kraft erlösend der irdischen Zerrissenheit und Widersprüchlichkeit entgegen. Hier wirkt der fliessende Übergang von vergänglicher und ewiger Seele. Da Ewigseelisches nicht mehr mit der blossen Vernunft und Logik erfasst werden kann, hilft nur das Paradoxon zu einem «tieferen» Verständnis.

Diese eben aufgeführte Unterscheidung von Affekt, Emotion und Gefühl entspricht nicht der gängigen Lehrmeinung. Bei Dorsch[51] wird Affekt als ein «intensives, relativ kurz dauerndes Gefühl» bezeichnet. Im Lateinischen steht «affectus» für 1. Zustand, Verfassung, Gefühl, 2. Leidenschaft, Begierde, 3. Zuneigung, Liebe, 4. Absicht, 5. Einstellung. Hier erscheint die ganze Palette seelischen Ausdrucks. Im heutigen Sprachgebrauch findet man besonders die beiden ersten Bedeutungen.

Emotion bedeutet bei Dorsch soviel wie «Gefühl», wird aber in die Nähe des Affekts gestellt. Die Affektverwandtschaft der Emotion leuchtet ein, da bei beiden ein starker und unkontrollierter Ausdruck typisch ist. Das Gefühl ist nach Dorsch nicht definierbar, weil es sich auf nichts anderes zurückführen lässt.

Um die Begriffseinteilung noch zu erweitern, sei *Karl Jaspers* zitiert.[57] Er wählt als Überbegriff für die seelischen Regungen der «Stimmungen, Gefühle, Affekte» das Wort «Emotionen». Die verschiedenen Emotionen unterscheiden sich nach Jaspers durch Intensität und Dauer. *V. Kast* schreibt, *Stimmungen* wie Heiterkeit oder Niedergeschlagenheit seien die Hintergrundsmusik unseres Lebens. Sie werden meist nicht wahrgenommen. Stimmungen können anstecken. Gefühle, so Liebe oder Hass, sind erkennbar und benennbar. Sie sind auf ein Ziel gerichtet. Im Unterschied zu Stimmungen sind Gefühle nicht ständig erlebbar. Affekte, ein Wutausbruch, eine Angstattacke werden als spontan einschiessende, heftige Gefühle beschrieben. Sie sind körperlich deutlich erlebbar. Dabei versagt die Ich-Kontrolle. Die Stimmungslagen gehören zu dem für den Menschen grundlegenden Seelenkolorit. Beim Begriff «Gefühl», der in sich nicht spezifiziert ist, erscheint für unseren Text die Unterteilung «triebseelisch» und «tieferseelisch» wichtig. Emotionen sind im Sprachgebrauch und von der lateinischen Wurzel her ein triebgesteuerter Ausdruck, wodurch sie m.E. nicht für einen Überbegriff in Frage kommen.

D. Die Arbeit am Leib: Einordnungshilfe zum Leibprozess

8.1. C. G. Jung und die psychologische Wirkung von Chakren

Auf einen Text von C. G.Jung soll genauer eingegangen werden, da hier sehr befriedigende und integrative Gedanken aus psychologischer Sicht zum Kundalini-Yoga vermittelt werden. Die Jung'sche Beschreibung der Chakren entspricht nicht in allen Punkten der östlichen Überlieferung. Trotzdem oder gerade deshalb kann die Betrachtungsweise dieses weltbekannten Wissenschaftlers dem dafür interessierten Leser wichtige Aufschlüsse geben. Die 4 Vorträge wurden 1932 in Zürich gehalten.[58] In dieser sehr komplexen Darstellung C.G. Jungs über den Tantra-Yoga zeigt sich der ganze **Individuationsweg** des Menschen auf der **psychischen Ebene**.

Im **muladhara, dem 1. Chakra**, der Wurzelstütze (wörtlich übersetzt) sitzt die noch schlafende Sexualkraft. Jung setzt die psychische Energie der Libido an diese Stelle der Sexualkraft. Das muladhara ist ein Symbol für das nur im Irdischen bewusste, persönliche Leben. Hier ist der Ort, wo die Menschheit zum Opfer ihrer Impulse wird. Man steht den Umständen hilflos gegenüber. Die Vernunft vermag wenig. Wenn ein Sturm kommt, dann wird alles zerstört.

Damit die Kundalini in das nächste also **2. Chakra svadhisthana** steigen

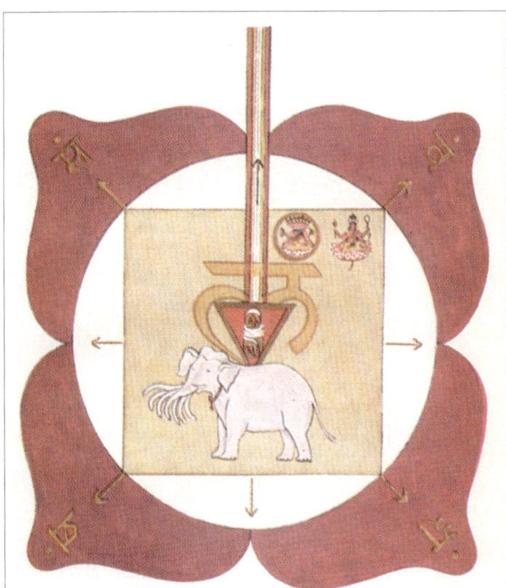

16. Erstes Chakra: muladhara.

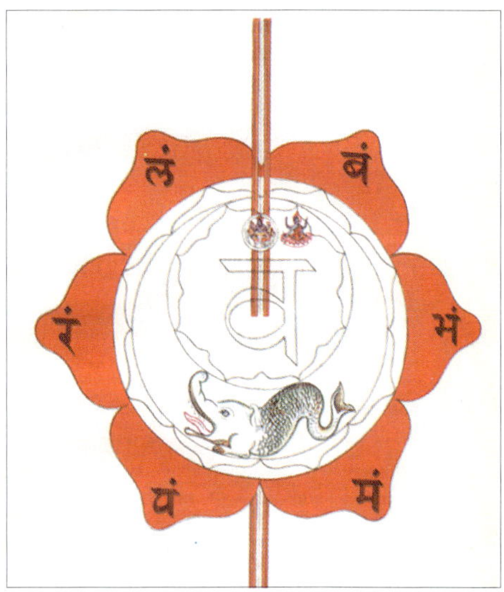

17. Zweites Chakra: svadhisthana.

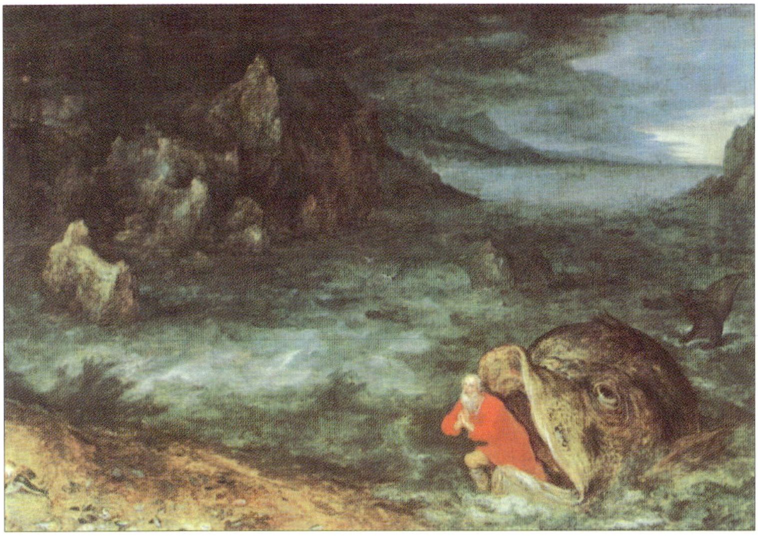

18. Jan Brueghel d.Ä., Jonas entsteigt dem Rachen des Walfisches, nachdem er von einer Schiffsmannschaft als Auslöser für Seenot erkannt und über Bord geworfen, von einem Walfisch verschluckt wurde.

kann – so Jung –, braucht es einen Anreiz, einen Funken, der die innere Einstellung reinigt. Hier im 2. Chakra herrscht das Wasser, das Meer des Unbewussten. Ein Ungeheuer, das in den unbewussten Tiefen des Meeres lebt (in Indien: makara, im Westen: Leviathan – Drache – genannt), droht mit Vernichtung. Das Wasser spielt in Mysterienkulten und Initiationsriten eine entscheidende Rolle. So symbolisiert dieses 2. Chakra den Durchgang einer Taufe. Geht man durch die Gefahr und die **lebensgefährliche Konfrontation** mit dem Leviathan hindurch, wird man wiedergeboren (Abb. 18). Hier geschieht die Arbeit am eigenen Schatten, den ungelösten Problemen der Seele.

Hat man die Gefahren von svadhisthana durchschritten, so erreicht man das **3. Chakra manipura**, das heisst Fülle der Juwelen. Es ist das Feuerzentrum, dort wo die Sonne aufgeht. Manipura ist physisch im Solarplexus lokalisiert und psychologisch das Zentrum der Emotionen. Hier brennt das Feuer der Leidenschaft, des Verlangens, der Illusion. Wenn Menschen mit ihrem Unbewussten in Kontakt kommen, geraten sie mitunter in einen extremen Zustand. Sie brausen auf, sie explodieren, alte verschüttete Emotionen brechen auf.

Doch in manipura kann sich auch ein Umschwung durch die Vermittlung der Kraft aus **anahata**, dem im Herzen liegenden **4. Chakra** anbahnen. Da das Herz in den Lungen eingebettet ist, nennt man es auch Luftzentrum. Es ist zu fragen, was psychologisch gesehen geschieht, nachdem man in die Hölle ge-

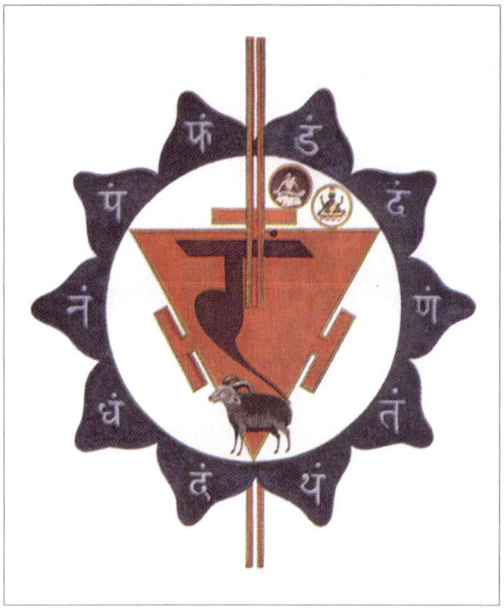

19. Drittes Chakra: manipura.

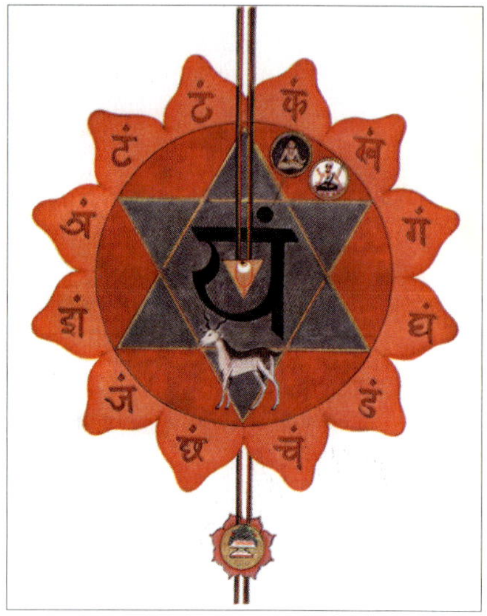

20. Viertes Chakra: anahata.

fallen ist. Was folgt auf den Triebkessel der Leidenschaften, Instinkte und Triebe? Da die meisten Menschen – so Jung – noch auf der manipura-Ebene leben, können die höherliegenden Chakren nur auf der Symbolebene besprochen werden. In manipura weiss man noch wo man ist, denn die Füsse stehen immer noch in muladhara. In anahata wird man über die Erdoberfläche des Solarplexus hinausgehoben. Und über der Erdoberfläche sind Himmel, Wind und Sonne. Hier erhebt man sich über die Welt der Emotionen. Man löst sich aus den Identifikationen mit Wünschen und Emotionen (z.B. mit Hilfe von Zeremonien), gewinnt Distanz zu den eigenen Affekten und Emotionen und gelangt in die Welt des Fühlens (Siehe zur Unterscheidung von Emotion und Gefühl in Kapitel: «Seelischer Ausdruck und Ordnung der Begriffe»). Nach den Elementen Erde, Wasser, Feuer kommt nun Luft. Es ist eine zunehmende Verflüchtigung der materiellen Substanz zu erkennen. Hier beginnt die Individuation bewusst.

Das **5. Chakra vishuddha** symbolisiert den Äther. Eine Sphäre der Abstraktion, so etwas wie psychische Substanz ist erreicht. Der Begriff des Atoms entspricht dieser Ebene. Die fundamentalen Wesenheiten der Welt sind hier Tatsachen, nicht Spekulation. Wenn man von manipura nach anahata gehen soll, braucht es eine neue Einstellung, damit man lernt, jemanden nicht wegen einer blossen Unterstellung zu verdammen. Die Emotion braucht eine reale Basis, sie muss sich auf ausgesprochene Gründe, auf Tatsachen berufen können.

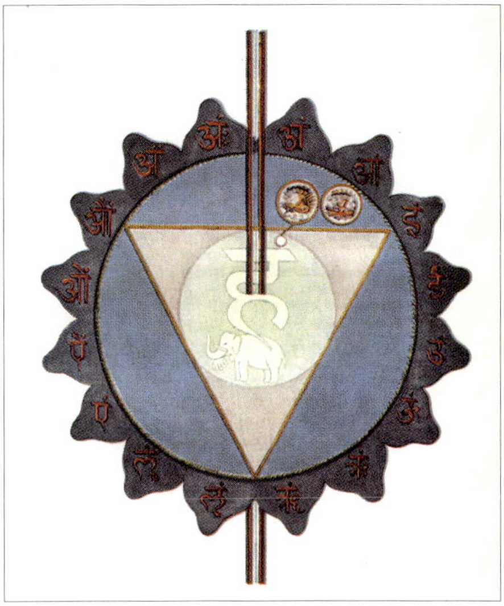

21. Fünftes Chakra: vishuddha

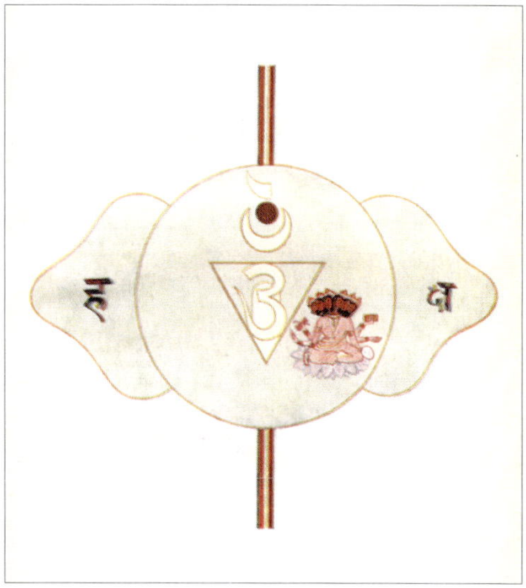

22. Sechstes Chakra: ajna

Auf der vishuddha-Ebene hat man die Erfahrung und Deutung auf der Objektstufe verlassen. Man hat erfasst, dass man seinen eigenen Ärger auf andere projiziert, um nicht den Ärger als den eigenen zu erkennen oder zu merken, dass der schlimmste Feind nicht draussen, sondern in einem selbst sitzen kann.

Zum **6. Chakra**, dem **ajna-Zentrum** meint C. G. Jung, dass hier eine Zukunft berührt wird, die wir noch gar nicht besitzen, daher sei es kühn, darüber zu sprechen. Mit Recht meint er, dass schon vor vielen Millionen Jahren etwas erfahren wurde, was vielleicht eine kollektive Erfahrung in 2000 oder 10 000 Jahren sein wird. Aber aufgrund der Symbole lässt sich theoretisch vielleicht etwas konstruieren. Das ajna Zentrum sieht aus wie ein geflügelter Same. Es enthält kein Tier. Das bedeutet, dass da kein psychischer Faktor vorhanden ist, dessen Kraft wir spüren könnten. Man ist nur noch psychische Realität, ist aber immer noch konfrontiert mit der psychischen Realität, die man nicht ist – die Gott ist. Gott ist das ewige psychische Gegenüber.

Auch über das **7. Chakra**, den Lotos mit den tausend Blütenblättern, das **sahasrara-Zentrum** lässt sich eigentlich nicht sprechen, weil es jenseits intellektueller Begreifbarkeit liegt. In ajna gibt es noch die Erfahrung seiner selbst, das von seinem Gegenüber, von Gott, verschieden ist. Im sahasrara ist das Selbst von nichts mehr verschieden. Daraus lässt sich folgern, dass dort kein Gegenüber mehr besteht, kein Gott, sondern nur mehr brahman. Dort gibt es keine Erfahrung mehr, weil es dort nur mehr eines gibt, ohne ein zweites.

Bei der Besprechung der einzelnen Zentren geben die Symbole der unterschiedlichen Tiere hilfreiche Hinweise. Im 1. Chakra, in muladhara erscheint der Elefant, der die Erde trägt. Das bedeutet die enorme Triebkraft, welche das menschliche Bewusstsein trägt, die Kraft, die dazu drängt, eine bewusste Welt aufzubauen.

Dem nächsten Zentrum, dem svadhisthana ist der makara, der Leviathan zugeordnet. Der Elefant stellt das stärkste Tier der Erdoberfläche, der Leviathan das grösste und schrecklichste Tier unter Wasser dar. Beide Tiere verkörpern die Qualität der Triebkraft. Die Kraft, die den Menschen im 1. Chakra in muladhara zu Bewusstsein treibt und ihn in seiner bewussten Welt trägt, verändert sich im 2. Chakra, dem svadhisthana zum schrecklichsten Feind, weil die Kraft hier die Welt verlässt und alles, was sich mit ihr verbindet. Der grösste Segen in dieser Welt wird zum grössten Fluch im Unbewussten. Die Trieb-Kraft des «Wasser-Elefanten», des «Wal-Drachen» (=Leviathan) verschlingt das, was die Trieb-Kraft des Erd-Elefanten ernährt und getragen hat.

In manipura erscheint der Widder als Symboltier. Er ist das heilige Tier von Agni, dem Feuergott. Im Astrologischen ist der Widder das Domizil des Mars. Dieser ist der feurige Planet der Leidenschaften, der Impulsivität, der Unbesonnenheit und Heftigkeit. Dieses Tier ist nicht so ein schreckliches unüberwindbares Ungeheuer wie der Leviathan. Es kann geopfert werden. In anahata hat sich die immer gleiche Triebkraft in eine Gazelle verwandelt. Die Gazelle oder Antilope hat Ähnlichkeiten zum Widder, ist aber kein domestiziertes Tier, auch kein Opfertier. Sie hat auch nichts Offensives, ganz im Gegenteil, sie ist scheu, flüchtig, leichtfüssig. Sie ist fast frei von Erdenschwere und symbolisiert so die Wirkungsweise und Leichtigkeit der psychischen Substanz, von Gedanken und Gefühl. Das Sinnbild des kaum Fassbaren wird deutlich. Ein Vergleich mit dem Symboltier Einhorn, das im Mittelalter einer jungfräulichen Dame beigegeben ist, bietet sich an (Darstellungen auf Wandbehängen sind häufig, so die Tapisserien im Musée Cluny, Paris. Darauf wird später noch eingegangen).

In vishuddha, dem 5. Chakra kommt das Symbol des Elefanten wieder. Er ist weiss. Man trifft wieder auf die volle, unüberwindliche, heilige Kraft die uns durch das Leben der bewussten Realität führte. Diese Kraft trägt aber hier nicht die Erde, sondern das, was man als das Luftigste, Flüchtigste, Unrealste halten kann, nämlich die Gedanken. Hier wird das Gedachte als Realität getragen. So geht die Kraft des Elefanten in die psychischen Realitäten ein.

8.2. Behandlungsschritte in der Leibarbeit – ein Überblick

Der heutige westliche Suchende, generell von den Kräften des Bauches abgeschitten, im Besitz eines top-trainierten Verstandes, kann Anweisungen eines östlichen Meisters, aufwärts zu streben, falsch verstehen. Leicht verliert er den Kontakt zum Körper und den feinstofflichen Energien. So bleiben meist die Anstrengungen zur «Vergeistigung der Energie» im wahrsten Sinn des Wortes im Kopf stecken, nicht selten mit entsetzlichen Folgen.

Also, was tun, wenn man auf dem Weg nach oben nicht «aussteigen» will? Die Leibarbeit bietet durch den körperlichen Ansatz ein sicheres Fundament, mit den aufsteigenden, manchesmal aufschliessenden Energien so umzugehen, dass der Behandelte den Hintergrund – die psychische Energie – leibhaftig zu fühlen bekommt.

Die Erfahrungen aus der Leibtherapie zeigen, dass dieses von Jung beschriebene kontinuierliche Nachobensteigen der **psychischen** Entwicklung nicht der realen westlichen Psychodynamik entspricht. Solange der westliche Mensch, entwicklungsgeschichtlich betrachtet, in sich ruhte, in seinem Körper gefestigt lebte, entsprach das Emporgerichtetsein dem Gang der **innerkörperlichen** Lebensenergie, der Suche, aus dem Unbewussten im Bauch in die klaren Gefilde von Herz und Kopf zu gelangen. Allerdings fällt diese Jahrtausende alte Tradition heute auf wenig fruchtbaren Boden.

Das westliche Sprichwort «Alles Gute kommt von oben» gibt den Hinweis auf die Himmelregion. Diesen Hinweis kann man äusserlich **physisch** auf den Bezug zwischen Erde und Himmel, im Körperinnenraum auf die Spanne zwischen Becken und Kopf beziehen. In allen Phasen der bildlichen Darstellungen des Heiligen erscheint das Göttliche von oben. Ruft man in einem Gebet Gott an, dann erhebt man die Hände, blickt in die Höhe.

Aus diesem Grunde fanden alte Mysterien und Mythen oft unterirdisch statt, so der Mithraskult, Orpheus in der Unterwelt, Amór und Psyche. Oft bergen die Krypten der Kirchen eine besondere tellurische Kraft. Sie kann der Sammlung und Straffung der feinstofflichen Schichten des Andächtigen dienen. Jesus wird in der Bildwelt der Ostkirche in eine Höhle geboren (Abb. 23). Die Erlösung der geistseelischen Qualitäten des Menschen findet in der Erde statt – im Körper.

Die Erfahrungen aus der Leibarbeit haben gezeigt, dass der zu Behandelnde zu Beginn meist im Kopf ist. Insofern muss er, will er sich im Körper erfahren, lernen, mit seiner denkenden Aufmerksamkeit herunter in den Leib, also von oben nach unten. Dürckheim formuliert, dass der Schwerpunkt des Menschen von oben nach unten verlagert werden muss und meint damit Hara, den Unterbauch, die Erdmitte des Menschen.[59]

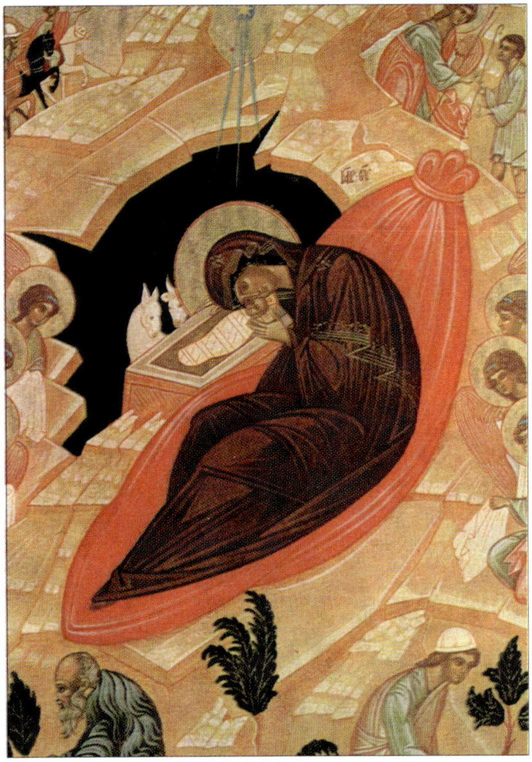

23. Nikolai Schelechoff.
Ikone: Geburt Christi in der Höhle.

Gelangt man nun aus dem denkenden Kopf in den Körper, dann beginnt in der Leibarbeit erst der psychische Weg durch die Energieräume. Ganz grundsätzlich trifft man als Behandler dabei auf zwei Typen. Der eine Menschentyp nimmt **physisch** wahr. Ist er an den Bauch angeschlossen, erlebt er vital, elementar und emotional. Als Kopfmensch regiert sein Verstand. Der andere Menschentyp erlebt mehr **psychisch.** Seine Stärke liegt in der Sensibilität und im Verbalisieren aus Erkenntnissen der Vernunft. Dieser Typ ist meist vom Kopf bis zum Zwerchfell bewusst, darunter aber abgeschnitten. Wo, d.h. auf welcher energetischen Ebene der Einstieg in den Prozess beginnt, hängt ganz vom individuellen Schicksal eines Menschen ab. Der Einstieg kann auch von Behandlung zu Behandlung wechseln. Einmal entsteht ein Prozessthema im Bauchraum, das nächste Mal wird die Angst im Rücken zum Thema.

Die **ersten sechs Schritte** sind unbewusst und führen durch die **feinstofflichen Energieräume**. Anfangs wird durch die Berührung die denkende Aufmerksamkeit in die Füsse gelenkt. Das Bewusstwerden beginnt, wenn man **sich** in den Füssen zu spüren beginnt. So steigt man in der **ersten** Behandlungsphase bis zum Zwerchfellraum auf. In einer **weiteren** Phase, die am rücken im Lendenbereich beginnt, werden Zwerchfellraum, Herzraum und Arme belebt. Ein Strömen vom Herzraum in die Arme wird deutlich. Schliesslich werden in einer **dritten** Phase Nacken und Kopfraum behandelt. Diese Arbeit bezieht sich auf den physischen, energetischen und zunehmend vergänglich-seelischen Raum. Diese sechs Schritte durch die Energieräume eröffnen ein Gefühl energetischer Ganzheit, voll fliessender Lebenskraft. Manch einer würde das irrtümlich als Erwachen des Kundalini-Zustandes bezeichnen.

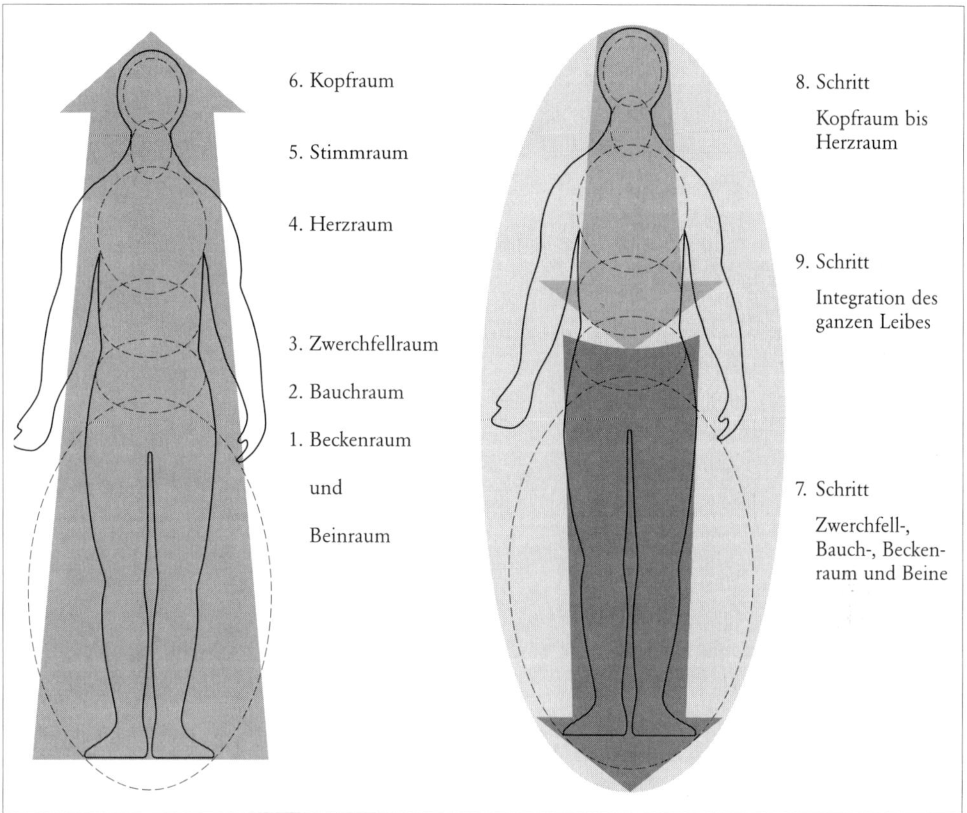

Abb. 24. Schritte zur Integration und Individuation.

Lange Zeit werden diese drei Körperbereiche (1. Füsse-Beine, Becken-Baum und Zwerchfellraum; 2. Herzraum; 3. Nacken und Kopf) **unbewusst** erlebt. Man spürt, dass sie berührt werden. Doch fehlt der Bezug zur eigenen Empfindung. Es gibt noch keinen Zugang zum «Leibgedächtnis».

Wird dieser Behandlungsabschnitt, der oft Monate und Jahre dauert, bewusster erfahrbar, dann kommen drei weitere Schritte auf dem Individuationsweg, die zur Integration führen können.

Nun folgt eine **siebenter Schritt** in dem langwährenden Behandlungsprozess. Er wird nicht nur mit dem Verstand wahrgenommen. Hier wirkt die an das Gewissen angeschlossene **Vernunft** als Vermittler. Sie führt zur Belebung der Sinne. Es kommt auch im übertragenen Sinne zur **Sensibilisierung,** zur **Besinnung.** Die **vergänglich-seelische Qualitäten** eröffnen sich. Mit der Zeit ge-

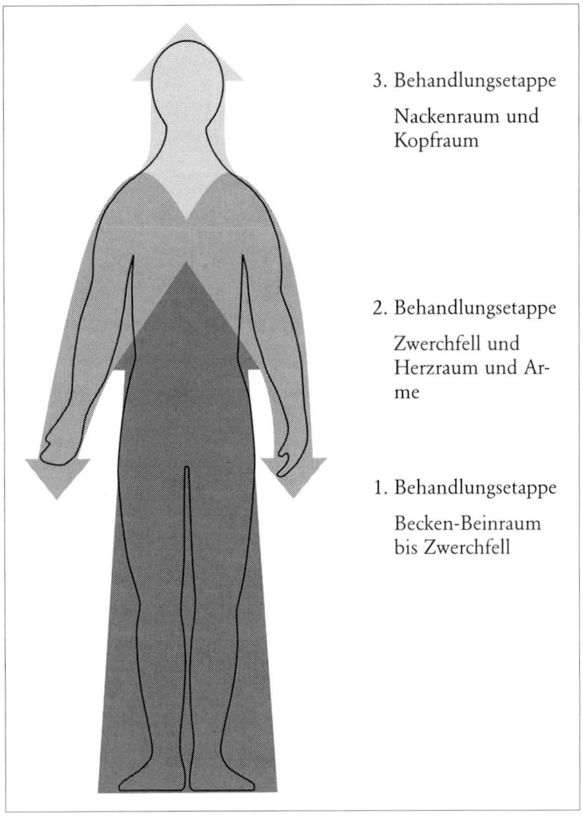

25. Behandlungsetappen.

winnt man in diesen Empfindungen Standfestigkeit. Sexuelle, archaische, getriebene Impulse werden als grobstofflich erkannt. Magische Impulsivität, Macht und Ohnmacht ordnet sich dem Ätherischen zu. Die emotionale und mythische Bilderwelt lässt sich im Astral-Leib fassen.

Haben diese erdenmenschlichen Ausdrucksformen eine gewisse Sicherheit und Klärung gefunden, so bahnt sich die Ausbildung des **achten Schrittes** an. Immer deutlicher kommt es zu einem aktiv bewussten Ausdruck seelischer Qualitäten, zur **Verbalisierung.** Die Unterscheidungskräft von Feinstoff, vergänglich- und ewig-seelischem Erleben wächst. Mental, bedachtsam lässt sich verbalisieren, was bisher ein seelisch-reaktiver Ausdruck war. Bisher beiläufig Wahrgenommenes wird exakter einordenbar, wird bestimmbar. Erlebnis und Sprache werden bestimmt. Man ahnt die **Bestimmung** des Erlebten.

In einem **integrativen neunten Schritt** erlebt sich der Mensch in seinem ewigen Ich. Die **Empfindungsfähigkeit im Bewusstsein des Herzens** krönt den Weg der Individuation. In den folgenden Kapiteln werden die einzelnen Schritte genauer beschrieben.

8.3. Die sechs Energieräume in der Leibarbeit

In der Leibarbeit treffen wir auf **ähnliche psychische Phänomene**, wie sie Jung in der Besprechung der Chakren aufzeigt. In dieser Arbeit am **Leib führt die**

Wegrichtung aber nicht geradlinig nach oben und auch nicht kontinuierlich von oben nach unten. Es besteht auch nicht das Ziel, den Scheitel zu öffnen, vielmehr würde versucht werden, diesen Energieraum zu schliessen, falls man ein Geöffnetsein erfühlt. Man vermeidet das intentionale Wecken von Energiezentren. Die Wirkungen im psychischen Raum werden nicht durch gezieltes Berühren der Chakren hervorgerufen. Es kommt darauf an, dort in die berührende Begegnung zu gehen, wo durch den zu Behandelnden ein sichtbares Zeichen oder ein unausgesprochenes Angebot der Kontaktnahme zu erkennen ist. So kann der «Einstieg» in den seelischen Prozess z.B. im Zwerchfellraum beginnen. In der darauffolgenden Stunde ist der Einstieg über den Nacken oder die Füsse möglich. Eine Kontinuität ist nicht von Stunde zu Stunde ablesbar. Erst im Betrachten eines grösseren Prozessbogens entdeckt man die tieferen Zusammenhänge und das Bewusstwerden in allen Energieräumen.

Aus Erfahrung tauchen im körperlichen Raum und im Umfeld der tantri-

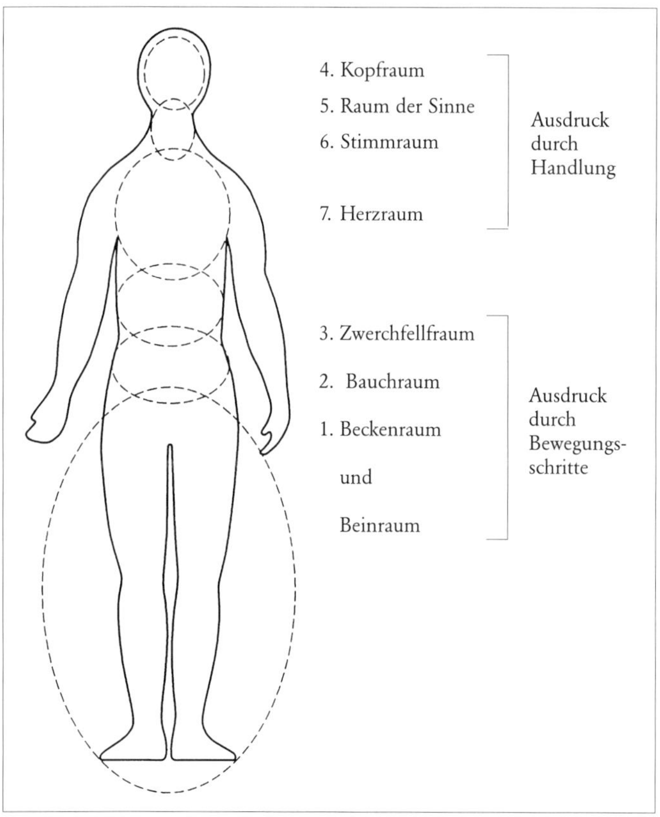

26. Energieräume.

schen Zentren mit den Chakren verwandte, psychische Bilder und Erlebensräume auf. Aus diesem Grunde erscheint für die Leibarbeit der Begriff **Energieraum** (Abb. 26) stimmiger als das heute so verbreitete Wort Chakra, welches als Energiezentrum verstanden wird.

1. Bein- und Beckenraum. Diese Wurzelräume sind ursprünglich meist unbewusst. Es besteht keine Wahrnehmungserfahrung, geschweige denn ein Raumempfinden. In der Phase des Erdens werden Füsse, Beine und Becken eingehend berührt, um die Innenräumlichkeit zu erwecken. In diesem Bereich des 1. und untersten Energieraumes, der so angewendet über den Bereich des 1. Chakra hinausgeht, kann die Berührung Sicherheit, Vertrauen, eine ganz unverletzte ursprüngliche Geborgenheit vermitteln. Und ebenso kann das Gegenteil wachgerufen werden: die fehlende Geborgenheit, das Misstrauen, das von Kind auf in den Körperzellen sitzt.

2. Bauchraum. Auch er wird meist verdrängt. Über das Sakrum (= Kreuzbein) und den Unterbauch – den 2. Energiebereich – kommen oft frühe Kindheitserinnerungen des Geborgen- oder Verletztseins hoch. Physisch und psychisch unverdaute Stoffe werden spürbar, tauchen auf. Ein gestörter Stoffwechsel in diesem Bereich verursacht Unbehagen, Schmerzen, Gasbildung, Verstopfung, Durchfall und gefährliche Koliken. Diese physischen Stoffwechselstörungen nähren Depression und eingefleischten Hass. Psychisch unverdaute Probleme sitzen im Bauch. Sie sind als «Seelen»-Stoff noch nicht verwandelt. Tiefsitzende Wut, noch kaum fassbar, beginnt zu rumoren, wenn therapeutisch Hand angelegt wird. Häufig entdeckt man dort die Störung des eigenen vitalen Rhythmus. Er entsteht oft schon beim Kleinkind, das in einen von aussen bestimmten Essensrhythmus gestellt wird, ohne Beachtung des eigenen organischen Rhythmus.

Tamino aus der *Zauberflöte* hat zu Beginn, verirrt im Reich der Königin der Nacht (im Wirkungsbereich des unbewussten Mütterlichen) Angst vor der Schlange und fällt in Ohnmacht (er ist den unbekannten Kräften ausgesetzt). Als er erwacht, stehen ihm die Triebkraft (Papageno) und die drei weiblichen Abgesandten des dunklen Reiches gegenüber. Das Bildnis von Pamina – anima – bringt ihn auf den Weg. Allerdings vertraut er anfangs der mütterlichen Königin der Nacht und ihrem Schattenreich. Erst durch zahlreiche Schrecknisse und Prüfungen im Trieb- und Emotionsbereich von Sonnengeflecht und Zwerchfell gelangt der Mensch zu seiner Willensformung.

3. Im **Zwerchfellraum** als 3. Energieraum verkappt sich meist die Emotion. Das unwillkürliche Spiel von Sympathikus und Parasympathikus im Sonnengeflecht ist durch die Verletzungen im Gemüt gestört. Erst nach langer Arbeit beginnt der eisern angespannte Gefühlsstau sich zu lockern. Der Atem bewegt das Zwerchfell, der Brustkorb dehnt sich. Stöhnen, Seufzen, Weinen,

Schreien ringt sich durch. Bei den alten Griechen befindet sich der Sitz der Seele, des Gemütes im Zwerchfell, wobei ich mich frage, ob nicht viel einleuchtender das Sonnengeflecht als unwillkürliches Nervengeflecht den Fluss der Emotionen lenkt. Wie viele Menschen auf dieser Welt tragen ein Amulett in der Höhe des Zwerchfelles. Die Brust Sarastros aus der **Zauberflöte** von Mozart ziert ein Sonnenamulett. Er singt: «... in diesen heiligen Hallen kennt man die Rache nicht.» Er bekam dieses Amulett von dem verstorbenen Mann der Königin der Nacht. Die Königin der Nacht ist Herrscherin des Bauchhöhlenbereiches, wo der Leviathan-Drache – als fressende Mutter – seine Macht ausübt. Der Mann der Königin der Nacht scheint den unergründbaren, dunklen Tiefen nicht gewachsen gewesen und darüber gestorben zu sein. Erst der Priester Sarastro kann die Sonnenkraft den lunaren Mächten gegenüber durchsetzen, weil er sich nicht von der Emotion der Rache hinreissen lässt. Das Thema der Zauberflöte behandelt mit aussergewöhnlicher Tiefe und Weisheit das Ringen der Bauch-Becken-Mächte mit den Kräften des Zwerchfell-Herzbereiches. Tamino erliegt auch anfangs der nächtlichen Magie, ist aber von dem Bild Paminas im Herzen getroffen. Das mythische Bild Paminas stösst für Momente die Tür in ein integrales Bewusstsein auf. Die anima berührt die Seele des Mannes. Tamino bleibt dieser Seinserfahrung treu und entwindet sich so der Macht der Unterwelt. Er geht schliesslich zusammen mit Pamina durch Feuer und Wasser. Die Prüfungen im Beckenraum, dem Erdraum und im Bauchraum, dem Reich des Wasserdrachen sind zu bestehen. Und am Zwerchfell, dem Tor des Feuers (Widder) führt auch kein Weg vorbei. Die Qualität des jungen Paares schafft die Versöhnung, die Integration von lunaren und solaren Kräften.

Ein im *östlichen Weisheitsraum* verbreitetes Bild ist, die Balance zwischen Wasser und Feuer zu halten (auch ein Bild im I Ging). Aufgabe ist, immer auf in Ruhe brennendes Feuer zu achten, damit das in dem darüber hängenden Kessel köchelnde Wasser nicht über den Topfrand spritzt. In der tibetanischen Tradition stehen sich die männliche Kraft als Wassertropfen im Kopf und die weibliche Kraft als Feuer im Becken gegenüber. Die Kunst des Lebens liegt in der Balance beider Kräfte. Die Energieräume von Becken, Bauch und Zwerchfell benötigen alle Aufmerksamkeit und Hingabe, damit weder die unbewusste Erde, noch die Ängste im Reich des Wasserdrachen, noch das Feuer der überschäumenden Emotionen das Herzensbewusstsein trüben.

4. Den **Herzraum** auf der Ebene des 4. Energieraumes erlebt die indische Weisheit als ein wichtiges Durchgangszentrum, aber nicht als das Ziel allen Menschwerdens. Im Gegensatz dazu sehe ich im Herzraum den *zentralen Ort* zur Integration aller Ebenen *im Sinne der Individuation.* Als Energieraum verfeinert er im Prozessverlauf erstmal die Emotionalität zu Gefühlserleben. Die hier geläuterten Gefühle tragen das Symbol der Gazelle. Dieses hochsensible und feinnervige Tier wird von der leisesten Gedankenbewegung verscheucht. Wer meditiert, weiss um diesen Vorgang. In dem Moment, in dem ein Stillezustand durch einen Gedanken angetastet wird, sitzt man wieder im Kopf. In der Leibarbeit trifft man oft auf einen Brustraum, der sich wie ein Panzer schützt. Die Atembewegung erfordert zarte oder kräftige Stimulierung. Wenn der emotionale Stau einigermassen erlöst ist, kann eine differenziertere Gefühlsregion zum Tragen kommen. Das Herz beginnt zu sprechen. Versöhnung mit den Quellen und den Urhebern von Verletzungen wird möglich. Als Energieraum verfeinert der Herzraum die Emotionalität. Durch Einschalten der Vernunft kommt es zu Gefühlen. Im Gegensatz zum indischen Weg sehe ich, im Sinne der Individuation, den Herzraum als den zentralen Ort zur Integration aller Prozessebenen.

Hierzu ein **Beispiel:** Eine Frau, alleinlebend, Mitte dreissig, in einem helfenden Beruf, spricht über ihre Stacheligkeit und Grimmigkeit in Aussenbezügen. Bei der Behandlung steht sie. Liegende Behandlung ist nicht möglich. Anfangs Berührung der Füsse. Dann Halten der Stirn. Sie ist heiss. Kräftiges Massieren der sehr verspannten Schultern. Gleiten über die Arme. Halten der kalten Hände. (Mein Gedanke: «das kalte Herz».) Dann lösende Striche des Bauches. Atem kommt und hebt die Brust leicht. Jetzt ergibt sich die Chance den oberen Brustraum zwischen beide Hände zu nehmen. Tränen. Fassen des ganzen Körpers über Striche von Scheitel bis Füsse. Ende der Behandlung an den Füssen. Im Nachgespräch beschreibt die Klientin, dass in ihrem Brustraum ein zwiespältiges Gefühl sass. So etwas wie eine Schnecke und gleichzeitig ein Stein. Der Hinweis auf die Sensibilität und Scheu der Schnecke bringt den Bogen zur Gazelle, die im Indischen als Symbol für das Herz steht. Die Klientin entdeckt, dass ihre Stacheligkeit ein Schutz für die Scheu ist. Sie ist betroffen über den Satz: «Du bist gemeint» (4. Energieraum, Herz) und merkt, dass das Wahrnehmen ihrer Scheu die Stacheligkeit nimmt. Reagiert ein anderer auf die Stacheligkeit mit Emotion (3. Energieraum, Zwerchfell), dann ist eine Begegnung auf der Herzebene nicht möglich. In ihrer Lebensgeschichte zog sich die Frau durch das Nichtgemeintsein aus den unteren Energiebereichen zurück (Sexualität), weil ihr Männer nur dort und nicht im Herzen nahe kommen wollten und konnten.

Das ist folgendermassen zu verstehen: Im Energiebereich des Beckenbodens bis in den Raum von Zwerchfell und Solarplexus drücken sich Affekte und Emotionen als triebseelische Impulse aus. Der emotionale Reiz, der nervlich in die Ganglien (also Nervenknoten) des Bauchraumes gesetzt worden ist, verwandelt sich über die Nadis (die Energiekanäle) in Energie. Diese findet als triebseelischer Impuls spontanen, vorerst unbewussten Ausdruck. Im Energieraum des Herzens kultivieren sich – geführt durch den irdischen von der Vernunft gesteuerten Willen des Menschen – Affekt und Emotion, d.h. sie werden bewusst und können als Gefühl im vergänglich-seelischen Bereich empfunden werden.

5. Der Stimmraum. Das 5. Chakra steht in Bezug zum 1., dem muladhara. In den Bildsymbolen von beiden Zentren findet man einen Elefanten. Jung erklärt einleuchtend, dass die psychischen Gegebenheiten die Kraft des Elefanten benötigen. Auch körperlich gesehen bestehen Bezüge: Die Leibarbeit findet im Verlauf des Prozessgeschehens in den oberen Energieräumen – Herz, Kehlkopf, Stirn und Scheitel – die körperlichen, energetischen emotionalen Ebenen. Die tieferseelischen Räume wie sie in der indischen Tradition beschrieben werden kommen im Prozessgeschehen vorerst nicht zum Tragen. Auch Jung meint, dass in diesen Chakren nur mehr in Symbolen zu sprechen sei.

Das Sprechen und Singen wird vom Zwerchfell und vom Beckenboden gestützt und getragen. Besonders die Konsonanten, wenn sie deutlich und fest ausgesprochen werden, stossen und vibrieren bis ins Gesäss, den Damm und das Geschlecht. Die Vokale schwingen voll und weich, je nach Klangfarbe (A, E, I, O, U) nur durch Teilbereiche oder aber durch den ganzen Körper. Den Kehlkopf und 5. Energieraum zu berühren, ist meist heikel und bedarf langer Vertrauensarbeit. Wenn das Herz die Gefühlslage bestimmt und sich von den dunklen, unklaren, triebhaften Äusserungen befreit hat, bzw. dazu Distanz findet, dann perlt der Ton wie ein Quell durch den Kehlkopf. Das Seufzen und stimmlose Stöhnen verbindet sich mit dem Ton. Stimme bricht durch, im Schrei, in lieblichen, zarten Tonkaskaden. Eine weitere Geburtserfahrung stellt sich ein.

6. Kopfraum: Striche am 6. und 7. Energieraum Stirn und Scheitel lösen Entspannung aus. Die seelischen Tiefen, wie der Kundaliniweg sie beschreibt, bleiben diesem geheimnisvollen östlichen Weg vorbehalten. Das ajna-Zentrum nennt man auch das *«dritte Auge»*. Neben dem Tantra-Yoga-Weg gibt es auch andere Meditationswege, die gerade das «dritte Auge» als Zentrum der Sammlung wählen. Eine solche Methode trägt auch bei westlichen Menschen, die gut gewurzelt sind, sicher Früchte. Ein wenig geerdeter, kopflastiger Meditant läuft dagegen Gefahr, sich von den tragenden Körperenergien abzuschneiden. Nicht selten klagen solche Übende über Kopfschmerz, Schwindel, Hitze im Kopf und dem oberen Rückgrat. In einem solchen Falle ist der sofortige Abbruch angeraten und viel körperliche Betätigung hilfreich.[60]

In der Leibarbeit stellt sich bei der Nacken- und Kopfbehandlung meist eine Lösung letzter Spannung ein, die zu einem integrativen Körpergefühl des

Ganzseins führt. Im fortgeschrittenen Prozess tauchen auch hier wieder die Stationen des Geburtserlebens auf. Dann bedarf es entschlossener klarer, manchesmal energischer, kraftvoller Handanlegung. Es sollte nicht forciert, nicht gereizt oder gar überfordert werden. Das Kraftpotential des Behandelten entscheidet.

8.4. Phasen der Bewusstwerdung im Leib von aussen nach innen

Die eigentliche Leibarbeit des zu Behandelnden beginnt unten, und zwar bei den Füssen. Auch die Eröffnung seelischer Ebenen, die sich von der Aussenform des Körpers zu einem seelischen Innenraum ergibt, steigt von unten nach oben und entspricht so auch für den westlichen Menschen dem indischen Weg.

Die Leibarbeit setzt anfangs unten bei den Körperwurzeln an, in der Erde, im magischen Bereich (Gebser) und versucht den zu Behandelnden auf seine Fusssohlen aufmerksam zu machen, Geborgenheit zu geben, den Atem zu harmonisieren. So taucht man in die Tiefe. Die Tiefe beginnt bei den Füssen und Beinen.

1. Phase. Es kommt zu einer ersten Entspannung im Physischen (1. Energieraum, Füsse, Beine, Becken). Sie kommt, wenn der Behandler klar, entschieden, sanft oder fest berührt und vor allem die Knochenstruktur anspricht. Durch die Wahrnehmung des Knochenbaus empfindet der Berührte unbewusst Halt, was Entspannung auslöst.

2. Phase. Es folgt der Versuch Innenraum zu vermitteln (1. und 2. Energieraum, Becken und Bauch). Das Bewusstwerden des Innenraums taucht auf, wenn z.B. die Hände an die Hüftknochen gehalten werden. Auch das Umfangen eines Fusses, einer Hand, des Brustkorbes vermittelt Raum, in den ausgeatmet werden kann. Der Raum, der real von Knochen, Muskeln und Organen ausgefüllt ist, wird auf einmal als Leerraum, als Freiraum, als atmendes Volumen gefühlt. In der Erfahrung des Körperinnenraumes taucht z.B. im Becken das Erleben von strömender Kraft auf. Diese gilt es in die Beine zu leiten. So entsteht zu der physischen Basis auch eine energetische. Der Innenraum ermöglicht das Wahrnehmen psychischer Bewegung. Bewegung braucht Raum.

Dazu ein **Beispiel:** Eine etwa 60-jährige Frau war von ihrer Körperempfindung aufgrund strenger religiöser Erziehung völlig abgeschnitten. Anfangs war keine Entspannung möglich. Als diese eintrat, kamen Schuldgefühle, dass sie ihren Körper nun spürte. Nach Einwilligung in das Spüren der Körperoberfläche trat eine Behandlungspause von einem Jahr ein. Danach entdeckte sie plötzlich ihren Körperinnenraum. Dazu beschrieb sie, dass sie kurz vor der Stunde in einem Spielzeuggeschäft einen räumlich aufgebauten Eiffelturm aus Legoteilchen bewundert hatte. Genauso fühlte sich jetzt ihr Bein an.

3. Phase. Der Seelenraum entsteht im geschaffenen energetischen Innenraum (1., 2. und 3. Energieraum). So eröffnet sich die Möglichkeit zu seelischem Erleben im Becken und im Bauchraum.

4. Phase. Ein Seelenprozess stellt sich ein (1., 2., 3. Energieraum). Er entspricht dem 7. Behandlungsschritt. Hier entfaltet sich nun nicht nur die körperliche und feinstoffliche Energie. Auch die trieb- und erdseelische Energie kommt in Bewegung. Diese psychische Energie bezeichnet Jung als Libido. In der Leibarbeit verhindert, bremst oder stützt das Zwerchfell den Ausdruck der Prozessbewegung. Die Atmung verändert sich, wird schwer, flach, stockt. Spannungen erschüttern das Zwerchfell. Das Zwerchfell als Sitz des 3. Chakras braucht zur Zügelung des emotionalen Ausdrucks eine bewusste Willensführung. So ist die Vernunft verlangt. Damit wird die Aufwärtsbewegung erst einmal von oben kontrolliert. Die physischen Entsprechungen des 7., 6., 5. Energieraums Intellekt, Zusammenschau und verbaler Ausdruck helfen, die aufkommenden Empfindungen einzuordnen und in einen kultivierten Ausdruck von Gefühlen zu verwandeln.

5. Phase. Die Benennung hilft einer Orientierung und Klärung (Kopf-, Herz- und Stimmraum). Sie entspricht dem 8. Behandlungsschritt. Über das Mentale, die Vernunft beginnt ein Bewusstwerdungsprozess auf dem Weg zur Individuation. Aus dem Benennen entsteht manchesmal das Leibgespräch. Dafür ist ein eigenes Kapitel vorgesehen (8.10.)

6. Phase. Entspricht dem 9. Behandlungsschritt. Vernunft und Aussprache stärken die Willenskraft zur Gestaltung und Bewältigung des bewusstgewordenen Themas. Die Triebkraft findet ihre Balance. Der Gefühlsraum beruhigt und klärt sich. Das Abwägen zwischen Bauch Herz und Kopf führt schliesslich zu einer **Integration** eines Seelenthemas.

In dieser Kurzschilderung eines energetisch-vergänglich-seelischen Prozesses der Leibarbeit (bei Jung der psychische Prozess der Libido) sind den Schritten die ersten drei Energiezentren beigefügt. Für den vorliegenden Text besteht die Auffassung, dass Herz-, Kehlkopf-, Stirn- und Scheitelraum, so wie es das indische Chakrensystem vermittelt, nicht mehr im energetischen Bereich fassbar, sondern einer tieferseelischen Ordnung vorbehalten sind, die in einem weiteren Kapitel eigens behandelt wird. Also bleibt der energetische Seelenprozess auf der Ebene vernunftmässiger Benennung und logischer Integration.

Verglichen mit den Aufwärts- bzw. Abwärtsbewegungen der unterschiedlichen Wegrichtungen, geht der Prozess der Leibarbeit konform mit der im

Osten uralt vorbereiteten Aufwärtsbewegung von den Füssen bis zum Zwerchfell. Dann allerdings soll für den westlich gewachsenen Menschen die Vernunft einsetzen, die von oben nach unten ordnet: Benennung braucht logische Arbeit. Sie bringt Integration des energetischen, seelischen und geistigen Erlebens.

8.5. Entwicklung zum Leibbewusstsein – Inkorporationsprozess

Es fällt auf, dass viele Entwicklungssysteme, Stufen- und Wegbeschreibungen dem kontinuierlichen Gang nach oben folgen. So setzt der beschriebene Tantra-Yoga den ersten Schritt beim Perineum an. Jung folgt dieser Richtung. In den **Entwicklungsstufen Jean Gebsers** begegnet man einem allmählichen Durchwachsen der einzelnen Stufen.[61] Diese Bewusstseinsstrukturen bezieht Gebser vor allem auf die Entwicklung der Menschheit. Meiner Auffassung nach finden sich diese Stufen nicht nur in der Evolution der Menschheit. Auch der Einzelne trägt diese Stufen als individuelle Reifungsschritte in sich. Ich habe der *archaischen, magischen, mythischen und mentalen* Stufe noch zwei Entwicklungsschritte hinzugefügt. Genauer gesagt unterteile ich die mentale Stufe in *Verstand* (Intellekt) und *Vernunft* (auf das innere Gewissen bezogen) und lasse dem Prozess der Ausbildung der Vernunft die Entwicklung zur *Besinnung* und *Bestimmung* seiner selbst folgen. In der Stufe der eigenen Vervollkommnung orientiere ich mich wieder an Gebsers Begriff der Integration.

Allerdings sehe ich die Bezeichnung *«Stufe»* im Zusammenhang mit der Leibarbeit als nicht ganz passend, weil sie wertend aufgefasst werden kann. Keinesfalls darf sich ein Behandelter durch die Erfahrung einer Stufe damit

Körperzonen	Aktiver Ausdruck des Bewusstwerdens	Reaktiver Ausdruck des Bewusstwerdens	Integrierendes Bewusstwerden	Integriertes Bewusstsein
Kopfraum	4. denkend	einsichtig	4. mental	
Raum der Sinne	5. besinnend	vernünftig	5. sensibel	
Stimmraum	6. bestimmend	verbindend	6. verbal	
Herzraum	7. fühlend	empfindend	7. integral	Im ewigen ICH
Zwerchfellraum	3. mythisch	emotional	3. astral	
Bauchraum	2. magisch	impulsiv	2. ätherisch	
Beckenraum	1. archaisch	getrieben	1. physisch	

27. Entwicklungsebenen des Bewusstwerdens.

auf diese festgelegt und unter Leistungsdruck gesetzt fühlen. Wenn ein Körperteil berührt wird, kann es sein, dass für diesen, z.B. das Becken, kein Gefühl vorhanden ist. Das bedeutet aber noch nicht, dass der ganze Mensch damit auf der archaischen Stufe stünde. Ich kann aber in Betracht ziehen, dass durch die gefühlsmässige Abspaltung des Beckens der Mensch diesen Körperteil auf einer archaischen Ebene wahrnimmt.

Das Verwirrende an dem Begriff «Stufe» ist die ganz alltägliche Erfahrung, dass man in einem Haus Stufen hinauf und hinunter steigt. Daraus ergibt sich das körperlich eingeschriebene Wissen eines stufenweisen Vorankommens, denn ich kann nicht die 5. Stufe vor der 2. erreichen. Auf dem Entwicklungsweg des Menschen gibt es keine additive Stufenfolge von 1, 2, 3, usw., sondern der sich durch das Leben Bewegende wächst mal mehr auf der 3. (emotionalen)Stufe, dann auf der 2. (magischen) oder 5. (der Besinnung) und entdeckt vielleicht erst sehr spät seine 1. und archaische Stufe.

Aus diesem Grunde wähle ich einer körpergerechten Klarheit halber statt «Stufe» den Begriff *«Ebene»* für den unbewussten Erlebnisbereich. Für die bewusste Entwicklung im Körper verwende ich «Erlebensraum». Die Reihung von der archaischen bis zur integrativen Ebene orientiert sich am Körper von unten nach oben bis zum Zwerchfellbereich. Mit dem mentalen Prozess wachsender Vernunft, der Sensibilisierung und Verbalisierung wird immer deutlicher der ganze Körper miteinbezogen.

Im Sinne der Entwicklungsstufen zur Individuation ergeben sich gleichwohl unbewusste und bewusste Ebenen und Räume des Erlebens.

a) Zu den **unbewussten Ebenen** zählen: 1. Archaische Ebene mit dem vitalen und sexuellen Erleben. 2. Magische Ebene mit dem elementaren, impulsiven, vegetativen Erleben. 3. Mythische Ebene mit dem emotionalen Erleben. Dann kommt ein Sprung. Bezeichnenderweise wird damit der Atem bewusster. In allen drei Ebenen bleibt das körperliche Erleben zweidimensional.

b) Es folgen die **bewussten Entwicklungsräume:** 4. Mentaler Erlebensraum. Intelligenz und Vernunft setzen ein und beginnen das Erlebte einzuordnen. a) Durch den Prozess der Sensibilisierung. Sehen, Hören, Riechen, Schmecken und der über die gesamte Haut des Körpers erlebbare Tastsinn werden deutlicher wahrnehmbar. Es kommt im doppelten Sinne zur Besinnung des ganzen Menschen. Durch das Bewusstwerden der unbewussten Ebenen, werden diese logisch begreifbaren Ebenen zu vernunftmässig erlebten Bewusstseinsräumen. b) Es entstehen Körpererlebensräume für das archaische, das magische und das mythische Empfinden durch den Prozess des Verbalisierens. Man lernt, auszusprechen, bestimmt zu sprechen, zu handeln und aufzutreten.

Man findet seine Bestimmung im Leben. 5. Integrativer Erlebensraum. Alles Sinnenerleben und aller Ausdruck findet seine Integration im Herzen. Das Erleben im Herzraum ist real, aber nicht in einer irdischen Dimension fassbar.

Nun führe ich die einzelnen Ebenen des Körpers in Bezug zur Leibarbeit genauer aus:

a) Unbewusstes Erleben, gelenkt durch den Triebwillen

Archaische Ebene

Angelehnt an das Stufenmodell von Gebser sehe ich diese dem **Fuss-, Bein- und Beckenbereich** entsprechend. Hier ist der Mensch unerwacht. Er steht in einer problemlosen Identität mit dem All. Er handelt gleich einem – im positiven Sinne gemeinten – Primitiven, der ein Leben in Einklang mit Himmel und Erde führt. Dieser Mensch ist in seiner **Vitalität und Sexualität** ganz in die Natur und den Kosmos eingebunden. Säugling und Kleinkind erleben zeitenweise diese Geborgenheit. Zeitlos, raumlos, alleins, gleich einer Null, gleich einem in sich geschlossenen Kreise ist das Erleben. In der biblischen Geschichte käme dies dem *Leben im Paradiese* gleich.

Magische Ebene

Sie verkörpert sich im **Bauchbereich**. Ist der Mensch nur mit aufsteigenden Impulsen identifiziert oder in sein unbewusstes Machen vertieft, ohne das, was er von aussen und innen aufnimmt, bewusst zu tun, zu verdauen und zu benennen, dann ist er der klassische Bauchmensch ohne Kontrolle der Vernunft. Typisch für diese Ebene sind magische Sensibilität und Telepathie. Steinzeitliche Darstellungen zeigen Figuren ohne Mund, aber mit einer Aura. Allerdings hat sich dieser Mensch aus der archaischen Einheit gelöst, wird einzeln und ohne Bezugnahme zum anderen (punktartig). Er beginnt das, was er macht, zu wollen, ohne schon eine Ich-Identität zu kennen. Er entwickelt Riten, um Macht gegen die Übermacht von Natur und Göttern, denen er ausgeliefert ist, zu finden. Eingebettet in die **Rhythmen der Natur** lebt er ohne Zeit und Raum. Er lebt **elementar, instinktiv und impulsiv** aus dem **Vegetativum.**

Von der biblischen Entwicklung her gesehen, erwacht die Neugier nach dem *Baum der Erkenntnis*. Die Macht der Schlange kommt ins Spiel und der Wunsch, Gott gleich zu sein.

Mythische Ebene

Sie betrifft den **Zwerchfellbereich.** Hier im **emotionalen** Ausdrucksbereich entsteht Raum für **Bilder.** D.h. im mythischen Erfahrungsraum verschafft sich die emotionale Energie Ausdruck durch eine Sagenbildwelt. Der Bezug zu diesen mythischen Bildern verhilft zu eigenem seelischen Ausdruck. Es beginnt die Imagination. Dadurch entsteht Distanzierung zu der in sich gefangenen impulsiven Emotionswelt des Bauches. Das *Ichbewusstsein (ego) erwacht*, wenn auch noch Ich und Bild verschmelzen. Das Erleben von Distanz schafft das Erleben von Zeit. Seele und Zeit benötigen einander auf dieser Erde.

Der Mythos von Adam und Eva entsteht als Ausdruck für die Menschheitsgeschichte. In diesem Mythos kann man die Austreibung aus dem archaisch geborgenen Paradies der ungebrochenen Vater- oder Mutterwelt in die Dunkelheit der irdischen Welt voll Magie erkennen. An der Magie des Opferns entflammt bei Kain zu Abel hin die mordende Emotionalität.

Zwei existenzielle Zugänge zum Leibbewusstsein

Das Überschreiten der Schwelle vom Zwerchfellbereich zum Brust- und Rückenraum bietet sich als initialer Vorgang an. *Es kann als Prozessschritt vom Unbewussten zu einer sich intensivierenden Bewusstseinswahrnehmung erfahren werden.* Dieser Schritt, auch als Sprung oder Bruch erlebbar findet seine Anregung durch das vorerst noch unbewusste Gewissen aus der Tiefe. Jung sagt, in anahata (4. Chakra) beginne die Individuation. Und an anderer Stelle meint Jung, das Zwerchfell würde in etwa der Erdoberfläche entsprechen. Unten im Manipura-Chakra wäre die feurige Hitze des Erdinnern. Über dem Zwerchfell liege die Herz-Luft-Region. Der Übergang vom 3. zum 4. Chakra bedeutet somit eine Ausstossung aus den unbewussten gewohnten Räumen.

Nun zeigt sich in der Leibarbeit, dass Menschen nicht nur vom emotionalen Zwerchfellbereich in den Brustraum aufsteigen. Eine beträchtliche Zahl von Suchenden versuchen sich von ihrem Psychischen her zu inkarnieren. Salopp formuliert kommen die einen von «oben» und die anderen von «unten». Genauer gesagt erfährt ein Grossteil der Menschen das Leben materiell aus dem Blickwinkel der archaischen, magischen oder mythischen Ebene und bleibt dadurch der Aussenwelt verhaftet. Nicht allzu viele suchen den Weg zur Individuation aufgrund ihrer inneren seelischen Erlebenswelt.

Die Mythen der Genesis zeigen Situationen, in denen Menschen auf ihrem Weg zur Bewusstwerdung entdecken, dass sie ihr Leben von verschiedenen existenziellen Ansätzen her beginnen mussten. Jeder Ansatz führt zur Integration im Herzen, wenn alle Ebenen und Räume des Leibempfindens Bewusstsein finden.

Die archaische Phase zum Bewusstwerden des Leibempfindens im Rahmen des Entwicklungsprozesses zum Leibbewusstsein verläuft unbewusst. Hier sei bildhaft nochmals das Geschehen in der Genesis dargestellt; nämlich die Erzählung von Paradies und Sündenfall in der Bibel: Adam und Eva lebten unbewusst im Paradies, jenseits jeder späteren Entwicklungsebene, zeitlos in der Einheit mit Gott und der Welt. In geistiger Harmonie von Yang und Yin, im Fluss der Ewigkeit ergänzten sie sich in ihrer Polarität von Männlichem und Weiblichem. Diese Harmonie des Lichtes bestand aber nur in Bezug zu einer viel undifferenzierteren Polarität des dunklen, der Materie zugehörigen Bereichs des Urseins. Eine Ausformung des dunklen Prinzips nennen wir Menschen das Böse, den Teufel. Dieser diabolos, der Spaltende, versuchte in Form der Schlange die Einheit des göttlichen Paares zu enteinen. So schaffte der Herr der Intelligenz als Herr des Spaltens den Mythos vom Baum der Erkenntnis. Die Aussicht auf Allwissenheit lockte das Paar aus der erfüllten Einheit in eine Welt der Relationen. Eva als Symbol für das Prinzip des Empfangens ergriff den Apfel und störte damit ihre ursprüngliche Ordnung. Adam als Vertreter des zeugend Aktiven liess sich in die Passivität drängen und nahm den Apfel an. So vertauschten sich die beiden Grundprinzipien von Zeugend-Gebendem und Empfangend-Nehmendem. Das brachte die geistmenschliche Grundordnung zu Fall. Das göttliche Gesetz vollzog sich in der Vertreibung der Verletzer des Urprinzips aus dem Paradies des Unbewussten. So begann der Bewusstwerdungsprozess des irdischen und gespaltenen Menschen. Scham, Furcht und Verzweiflung mischten sich mit den irdischen Annehmlichkeiten.

Psychologisch gesehen wird in dieser ersten Phase das archetypische Prinzip von Mann und Frau verletzt. Nun zur zweiten Phase:

Es kam zur Geburt von Kain und Abel. Die beiden waren vom Beginn ihres Schicksals verschieden angelegt. Kain war Ackerbauer, Abel Schafhirte. Kain schuf den Ertrag aus dem Boden und war mit ihm verbunden. Abel – das bedeutet im Hebräischen «Windhauch» – wanderte mit seinen Herden ohne feste Bleibe, war Wind und Wetter überlassen. Im Opfergeschehen zeichnen sich zwei unterschiedliche Zugänge zur Transzendenz. Die Bibel beschreibt (Genesis 4, 1-16): «Der Herr schaute auf Abel und sein Opfer, aber auf Kain und sein Opfer schaute er nicht. Da überlief es Kain ganz heiss, und sein Blick senkte sich.» Wenn ich diese Erzählung als innerpsychischen Vorgang sehe, dann stand nur Abel zu Gott in Bezug. Er opferte ohne Zweifel in Gottvertrauen, er lieferte sich seinem Gott vertrauend aus. Kain dagegen war als Bauer mit dem Abwägen, dem Zählen der Frucht vertraut. Er musste rechnen, um den besten Ertrag vom Boden zu erhalten. So kannte er den Zweifel, die Unsicherheit, ob der Einsatz auch das gewünschte Resultat erbringen würde. Er schien in seinem Gottvertrauen verletzt. Er war der Erstgeborene, bekam das Land, war damit verwurzelt, wusste um die Ordnung der Natur und war ihr ausgesetzt. Er sass fest – auf seinem Boden. Eine Frage ist: Nahm Kain Gott an? Abel als Zweitgeborener musste annehmen, was er vorfand. Er musste sich von Anfang an bewegen, auch mit seinem findigen Verstand. Da er keinen Boden besass, konnte er sich nur dem Himmel anvertrauen, war den Zufällen ausgeliefert und den wechselnden Jahreszeiten überlassen.

Als Mörder an Abel wurde Kain mit dem Kreuz auf der Stirn gezeichnet. Damit war er vogelfrei und den Menschen ausgeliefert. So schwer das zu tragen war, so sehr lag darin eine Chance, sich seiner Tat bewusst zu werden und sie mit allen Folgen anzunehmen.

Aus dem Volksmund kennen wir die Bauchmenschen und die Kopfmenschen. Kain würde ich als Bauchmenschen sehen, der gelernt hatte, mit dem Verstand umzugehen. Diese beiden Typenextreme werden meist wertend als der Materie verhaftet und emotional agierend bzw. als kühl und aus dem Verstand handelnd negativ beurteilt. Aus meiner Erfahrung sind diese Verhaltensweisen nicht angelernt, sondern vom Schicksal geprägt. Ausserdem sind beide Typen stark der irdischen Welt verhaftet. So fühlt sich ein **Bauch- oder Kopfmensch** – ich nenne ihn den **physischen** Typ –, gelingt ihm etwas nicht oder kommt er in eine Existenz bedrohende Gefahr, seinem Schicksal **ausgesetzt**. Der Bauchmensch bleibt aber instinktiv im Anschluss an seine Wurzeln, an seinen Boden. Der rein vom Verstand her Gesteuerte kann sich bei Gefahr auf keine Wurzeln beziehen. Er kann sich an nichts Materiellem festhalten, spaltet die Physis völlig ab und steuert sich mit seiner Rationalität, bzw. mit dem in der Physis gefangenen Intellekt durchs Leben.

Den beiden ganz an die Materie verhafteten Menschentypen steht ein vor allem **psychisch** Erlebender gegenüber. Er ist einer Gefahr mit Haut und Haar **ausgeliefert**. Er besitzt meist eine hohe **Sensibilität** und kann seine inneren Vorgänge deutlich formulieren. Sein Verstand weiss um ein tieferes Gewissen, als das der Ethik und Moral. Wie Abel ist er dem Schicksal ausgeliefert. Meist bekommt er sein Ausgeliefertsein gefühls- oder verstandesmässig mit. Glücklicherweise ist bei diesen Ausgelieferten oft ein Glaubensfaden an etwas Höheres vorhanden – ein «Gottvertrauen», oder das Wissen um Transzendenz.

Der Weg ins Bewusstsein des Körpers führt also beim *Bauchmenschen* mehr instinktiv vom Bewusstwerden seiner Wurzeln und seines Triebwillens *zum Erkennen mit Vernunft*. Er handelt aus einem «Urvertrauen». Daran wächst das *bewusste Sinnenerleben*. Aus einem Grobschlächtigen entwickelt sich ein Sensibilisierter. Er beginnt seine inneren Vorgänge bewusst zu verbalisieren.

Andererseits beginnt der vom Verstand her bewegliche *Kopfmensch* zu realisieren, wie sehr er seinem Körper ausgesetzt ist, wenn er in die Existenz von etwas Höherem als der Verstand eindringt. *Im Vertiefen seines körperlichen Spürens entwickelt er seelische Empfindungsqualitäten.*

Der vorerst von *seiner seelischen Sensibilität Geleitete* lernt oft nach der Erkenntnis, dass er *ohne Einkörperung keinen geistigen Weg gehen* kann, kraft einer Willensentscheidung sich mit seinem Körper auseinanderzusetzen. Er findet den Zugang durch das belebte Zwerchfell zu seinem emotionalen, elementaren und freien vitalen Ausdruck.

Der Deutlichkeit halber sind hier die beiden Typenextreme des von seiner ursprünglichen Anlage her physisch, bzw. psychisch Erlebenden beschrieben. In der Therapie treffen wir selbstverständlich meist Mischtypen. Es gibt auch viele Menschen die auf eine Situation mehr mit dem Bauch, auf eine andere mit dem Verstand reagieren.

Die *materiell Verhafteten* wie die *seelisch Sensiblen* leben meist mit einer *Blockade im Zwerchfellraum.* Dem Bauchmenschen steht nur der unbewusste untere Körperbereich zur Verfügung. Der Kopfmensch erlebt sich meist nur im oberen Körperbereich. Der seelisch Sensible bestimmt sich oft nur über seine Gefühle.

Erst durch einen Schicksalsschlag entschliessen sich alle diese Menschentypen mitunter etwas zu ändern. Dürckheim spricht davon, dass diese Menschen eine Fühlung zu einer neuen unbekannten Gewissenstiefe bekommen. Hier taucht die Sinnfrage nach Leben und Tod auf. Der Verstand reicht nicht, das Bauchvertrauen schwindet, das Empfinden augesetzt zu sein wird brüchig. Der Sensible findet keinen Halt mehr in seinem Lebensgefühl des Ausgeliefertseins.

Jetzt hat der tiefe Gewissengrund, der in jedem Menschen anwesend ist, eine Chance beachtet zu werden. An diesem Punkt kann Therapie, Begleitung auf dem Weg und die **Leibarbeit** einsetzen. Bewusste und unbewusste Ebenen erschliessen einander. Wie schon gesagt, fällt in der Leibbehandlung die Zwerchfellblockade auf. Der Sprung aus der physischen in eine seelische oder der Sprung von einer seelischen in eine physische Ebene lässt sich häufig in der Veränderung des Atems ablesen. Ein flacher, die Brust kaum bewegender Atem eines im Kopf Gefangenen kann tief und vertrauensvoll werden. Der übersteuerte und emotionale Bauchatem findet Beruhigung, wird rhythmisch und voll. Ein fast nicht sichtbarer Atem eines kaum im Körper anwesenden seelisch Sensiblen wächst zu stiller Bestimmtheit.

Eine Integration ereignet sich beim physischen Typ (Bauch und Intellekt) anders als beim psychischen Typ (des seelisch Sensiblen). Verständlicherweise benötigt der materiell Orientierte den Zugang zur Seele und der im seelischen Erlebende kann sich auf seinem Weg nur vervollkommnen, wenn er sich inkorporiert.

Gibt sich schliesslich der ausgesetzte *Bauch- und Kopfmensch* den Naturgesetzen von Leben und Tod hin und akzeptiert er als Mensch, sich diesen Gesetzen ausgeliefert zu sein, dann erfährt er sein Bewusstsein als Geistesmensch in der Natur. *So erfährt er Transzendenz.*

Der bodenlos Ausgelieferte und seelisch Sensible findet seinen Frieden, indem er sich bewusst als Geistesmensch dem Ausgeliefertsein an Leben und Tod aussetzt. *Er nimmt seinen Körper an.*

So unterscheidet sich ganz grundsätztlich der Mensch vom Tier. Der Mensch erkennt schicksalhaft sein Ausgeliefertsein an die Natur, das Tier bleibt der Natur und seiner Natur nach ausgesetzt.

b) Bewusstes Erleben gelenkt durch den Willen der Vernunft

Das Erleben des Gefühlsraumes im Herzen setzt einen Sprung in eine alogische Realitätsebene voraus. Diesen Sprung kann ich nicht willentlich steuern. Er geschieht, wenn ich mich auf den Prozess einlasse. Hier scheitert jede Technik, alles Machen. Der Vorgang des sich Einlassens lässt sich mit dem gelösten Atem vergleichen: ein ausgeglichener Atemrhythmus ist nicht machbar, er ergibt sich aus dem seelischen Prozess. Es bleibt ein Geheimnis, wie sich der Mensch in die Haltung der Demut begibt. Hilfe ist es, sich dem Fluss des Atems bewusst zu überlassen. *Den Körper als Gefäss fühlend, nimmt sich der Mensch darin als Inhalt wahr.*

Mentaler Lebensraum

Im Loslassen der intellektuellen Dynamik wirkt im Herzraum der klärende **mentale** Einfluss aus dem Gehirnraum, in der Form von **Vernunft.** Diese Vernunft bildet sich aus Denken in Verbund mit Gewissen und entspricht nicht dem Intellekt. Gleichwohl bedarf es des Messens, Wägens und Zählens als Qualitäten des **Intellekts.** Es entsteht der Prozess von These-Antithese-Synthese. Der Unterschied von der aktionsbetonten linken Gehirnhälfte und der gefühlsbetonten rechten Gehirnhälfte beginnt zu wirken. Das Gewissen wiederum entsteht im reinen, von vergänglichseelischen Impulsen unverstellten Herzraum. Die mentale Gesinnung benötigt Herz und Vernunft in einem wohlabgewogenen Spielraum. Herz und Vernunft sind als Duale aufeinander bezogen. Die Arbeit an dieser Dualität ist die eigentliche Schattenarbeit. Denn einerseits wird der unverstellte Herzensimpuls meist unbewusst durch archaische, magische oder mythische Einflüsse überdeckt. Trieb, seelisch Unverdautes sowie Emotion verändern die Empfindung des aus der Tiefe kommenden Gefühls. Andererseits überlagert der spekulative und dialektische Intellekt die Eindeutigkeit der Vernunft. So arbeitet sich die Vernunft durch die Projektionsquellen von Trieb, Emotion und Intellekt. Erkennt sie, gespeist aus den tieferseelischen Ebenen, die Schattenqualität der Projektionsquellen, dann reinigt sie den Verbindungskanal zum Herzen und dem Gewissen.

Prozess der Sensibilisierung

Durch die Kultivierung der 5 Sinne kommt es zur Sensibilisierung, Verfeinerung und Verinnerlichung des Sinnenerlebens. Der Prozess des Besinnens betrifft den ganzen Körper. Das Sehen vertieft sich in das nach Innen Schauen, das Hören in das nach Innen Horchen, das Riechen in das bewusste instinktive Handeln, das Schmecken in die bewusste Unterscheidungskraft von Zuträglichem und Untragbarem und schliesslich führt die Sensibilisierung des Tastsinnes hin zu einer verinnerlichten Haltung dem Existenziellen gegenüber. Das Ertasten, das taktile Gefühl, das kultivierte Taktgefühl meistert die Situationen des Lebens. Eigenschaften und Ausdrucksformen erhalten eine Sinngebung.

Prozess der Verbalisierung

Diese Kultivierung der Sinne bedarf des bestimmten Ausdrucks «mit Hand und Fuss» durch Wort, Tat und Schritte (Abb. 24). Durch **Verbalisierung** wird der innere Vorgang hörbar und seiner Bestimmung zugeführt. Durch die **Handlung** erfährt die Umwelt, was im Handelnden zur Gewissheit gelangte. Durch **Schritte** kommt das innerlich Erlebte in Bewegung. Der Prozess des Verbalisierens betrifft den ganzen Menschen.

Integrativer Erlebensraum

Die **integrative Raumgestalt** entsteht durch den schöpferischen Ausdruck von Gedachtem in Wort, Handlung und Bewegungsschritt. Qualitative Gegensatzpaare von Perspektive und Aperspektive, rational und arational, Weltsicht und Einsicht in das Paradoxon erhalten eine ganzheitliche Gültigkeit. Das mentale Zusammenspiel von Herz und Vernunft findet nach dem lebenslangen Integrationsweg zur Individuation, gestützt auf einem geklärten und bewusst erlebten Becken-, Bauch- und Zwerchfellraum seinen Ausdruck über die Stimme, über bewusstes Tun, schöpferisches Gestalten und eindeutige Schritte auf dem Weg. Erst die erkennende und benennende Aussprache durch die Stimme (Leibgespräch) bahnt den Weg zu einer integrierten Körper-Seele-Geist-Wahrnehmung. Dieses Zusammenspiel setzt alle seelischen Energiestufen in bewussten Bezug zueinander und ermöglicht die Individuation des Menschen.

8.6. Übertragung und das Problem der Abgrenzung

Die Erfahrung von *prana* oder *chi* im Kontakt mit einem anderen Menschen bedarf der klaren **Abgrenzung**, wenn nicht ein intimer Bezug beidseitig gewollt ist. Diese Abgrenzung erfolgt an der Hautoberfläche des Körpers. Dort wird auch der Ätherleib gespürt. Die feinstoffliche Lebenskraft wird über den Ätherkörper aufgenommen und fliesst über diesen in den Körper. Das Spüren feinstofflicher Energien am Beginn eines Kontaktes mit anderen Menschen löst anfangs immer und natürlicherweise die vorhandenen Grenzen auf. Bei vielen Behandlungsmethoden nehmen die Bezugspersonen die sich vollziehende Überschneidung der Energien – noch keine Vermischung! – nicht zur Kenntnis. Das Ausblenden der Energieüberschneidung mag in einer Liebesbeziehung wohl tun, kommt in einer therapeutischen Beziehung aber einem Missbrauch des Klienten zu eigenen narzisstischen Zwecken gleich.

Schon im 18. Jahrhundert wurde vieles über den Rapport geschrieben.[63] Man erkannte, dass der magnetische Rapport zu den intimsten Beziehungen zwischen zwei Menschen gehört. Und schon 1845 stellte Aubin Gauthier (in: Traité pratique du Magnétisme et du Somnambulisme, Paris Bailliére) Regeln für den Magnetiseur auf.[64] Der Behandler muss gesund sein und ein «kluges und wohlgeordnetes» Leben führen. Eine medizinische Ausbildung und das Studium des Magnetismus sind die Grundlage für diesen Beruf. Er schlug, angelehnt an den hippokratischen Eid der Ärzte, einen Eid der Magnetiseure vor.

Die Eutonie z.B. weiss um die Gefahren der Übertragung des Muskeltonus und der neurovegetativen Spannungen bei körperlicher Kontaktnahme mit darin Ungeübten. Deshalb berührt ein Eutonie-Pädagoge sehr bewusst und nimmt den Kontakt zum Boden, zum Raum und zu alltäglichen Gegenständen zu Hilfe.

Die Leibarbeit unterscheidet sich klar von vielen Behandlungsformen, welche die Überschneidung der Energien entweder nicht beachten oder, ganz im Gegenteil, den Austausch von Energien sogar anstreben. Letzteres führt zur Vermischung! Der Leibtherapeut ist darauf bedacht, in lauterer Weise bei einer sich anbahnenden Vermischung von Energien am Ort der Berührung, wie im feinstofflichen Ausstrahlungsbereich ständig auch die Abgrenzung zu bewirken. Fraglos ist, dass bei jeder Berührung eine gegenseitige Anwärmung geschieht. Den Möglichkeiten einer Selbsttäuschung hat der Therapeut und Begleiter sich immer wieder gewahr zu sein.

Bildlich kann man sich die gegenseitige Abgrenzung so vorstellen, als würden sich zwei Kreise nur zu einem beiderseits kleinen Teil überschneiden. Von einer totalen Vermischung oder Verschmelzung wäre zu sprechen, wenn sich die Kreisbahnen bis zum jeweiligen Mittelpunkt annähern würden. Diese Vermischung tritt auf, wenn beide ihren Energiefluss zum Gegenüber hin bewusst oder unbewusst los lassen. Lässt der Behandelte sein Strömen zum Behandler hin los, so hat dieser die Möglichkeit des **Stoppens**. Das Strömen des Klienten ist eine angemessene und nicht neurotische Reaktion auf Berührung. Gerät der Klient aber bei der aktuellen Berührung in ein neurotisches Interaktionsmuster – z.B. in eine Eltern-Kind-Beziehung –, dann entspricht das dem Vorgang, wie er bei der Übertragung im analytischen Gespräch vor sich gehen kann.

Das Stoppen bezeichnet einen sehr komplexen Abgrenzungsvorgang. In einer Berührung geschieht ein ständiges Spiel zwischen einem energetischen Verweben, Vermischen am Ort der Berührung einerseits und dem ständig sich abgrenzenden Gegenüberstellen. Es ist ein in grosser Geschwindigkeit bewusst, aber auch halb bewusst und unbewusst ablaufendes Spiel zwischen kurzer identifikatorischer Teilhabe am andern, Abgrenzung, und neuerlicher gegenseitiger Begegnung. Dabei ist der Therapeut dafür verantwortlich, die natürliche Grenze einzuhalten. Sehr frühe **Abwehrreaktionen** des Klienten – sich am Berührungsort nicht spüren oder Abtauchen in Bilder oder Gedanken oder umgekehrt intensive **Verschmelzungswünsche** im Sinne des analytischen Verständnisses – erfordern einen besonders sorgsamen Umgang mit der körperlichen Berührung.

Was geschieht energetisch beim Abgrenzungsvorgang? Stoppen heisst, zuerst, den energetischen Strom des andern wahrnehmen. Er entsteht aufgrund von bewussten oder unbewussten Gedanken und/oder durch die Konstellation der beiden Energiefelder zueinander (+, -, Mann, Frau). Der Strom kann von der Ätherebene, der Astralebene, der Mentalebene oder von seelischem Empfinden kommen. Dieser energetische Strom kommt einmal als Woge, ein andermal als Schwall, oft spürt man ihn als ein fast unmerkliches Durchsetzen und Durchdringen von feinsten Schwingungsäderchen. Die Übertragungswelle durchdringt den feinstofflichen Leib, egal ob eine Berührung durch eine Behandlung stattfindet oder ob sich Therapeut und Klient lediglich gegenüber sitzen. Sensible oder medial veranlagte Menschen spüren oft die Anwesenheit des Gegenüber auf der astralen Ebene im ganzen Raum. Der Vorgang des Schützens ist immer der gleiche. Hat der sich Schützende den Übertragungsstrom bewusst wahrgenommen, dann bekräftigt er sein abgegrenztes Gegenübersein mit dem entschiedenen und energischen Gewahrsein seiner selbst als geschützte und geschlossene Existenz von den Füssen bis zum Scheitel.

Man kann sich auch einen energetischen Kreislauf imaginieren, der aus dem Tao-Yoga entlehnt ist. Beginnend am Sakrum, lässt man einen Energiestrom am Rücken aufsteigen, wölbt ihn über das Schädeldach nach vorne über Gesicht und Brust, herunter bis zum Schritt zwischen den Beinen. Dort wechselt man entlang des Perineums zur Rückseite der Beine. Man gleitet über Oberschenkelrückseiten und Waden zu den Fersen. Von den Sohlen zu den Zehen wendet man den Energiestrom vorne nach oben über Schienbeine, Knie, Oberschenkel bis zum Geschlecht. Dort wechselt man wieder zur Rückseite des Oberkörpers und setzt die Gestalt der Acht, die Ober und Unterkörper umschliesst, fort. Vielleicht gelingt sogar mit der Zeit, dass sich Ober- und Unterkörper in zwei einander berührende Energiekugeln eingehüllt fühlen.

Als Imagination für geistigen Schutz kann man auch um sich einen eiförmigen Lichtraum empfinden, der alle Störungen von aussen abhält. Diesen Schutz baut man innerlich durch mantrisch gesprochene Worte auf.

Unmittelbar im Anschluss an diese feinstoffliche und imaginative Abgrenzung ist das Bewusstwerden im eigenen Kern, dem ewigen Ich anzustreben. *In der Zentrierung seiner ureigensten geistseelischen Tiefe kann sich der Mensch auch energetisch bündeln.*

Hat er Kontakt mit den eigenen Händen, dann beginnt er bei seinen Handflächen und bereist imaginativ Körperteil um Körperteil aufmerksam, bis er sich wieder in seinem ganzen Körperinnenraum wahrnehmen kann. Sitzt oder steht er dem Klienten gegenüber, dann beginnt er am besten bei den Füssen. Sind die Füsse des auf dem Stuhl sitzenden Therapeuten verschränkt, dann hilft ein Verteilen der Körperlast, indem er beide Fusssohlen auf den Boden stellt. Er spüre sein Gewicht auf den Fusssohlen und das Getragensein vom Erdboden. *Danach fülle er seinen ganzen Körperinnenraum mit dem Gefühl klarer Ich-Identität.*

8.7. Ausbildungsgrundlagen für die Arbeit am Leib

Die Personale Leibtherapie erscheint für den Behandler im Anfangsstadium einfach. Er folgt seinen eigenen Eingebungen und eventuellen Anregungen des zu Behandelnden. Auch vom theoretischen Hintergrund ist nichts wahrnehmbar, denn der Behandelte soll in keine Form gezwungen werden. Doch ein erfahrener Behandler folgt einem bewusst gewählten Konzept, das beim Autor in 3 Phasen in 6 - 9 Jahren vermittelt wird: 1. Schulung; 2. Weiterbildung; 3. Ausbildung.

Immer wieder taucht die Frage auf, ob die Qualität der Leibarbeit durch Instinkt, Intuition oder Inspiration bestimmt wird. Es sei betont, dass diese drei Quellen die Leibarbeit zweifellos bereichern. Die entscheidenden Faktoren für eine seriöse Arbeit sind aber:

A) Als allgemeine Grundlage für den Behandler:

1. Eigene Prozess-Erfahrung von 6 bis 9 Jahren auf psychotherapeutischer Ebene, verbunden mit Lebenserfahrung, welche einen sicheren Zugang zur Tiefe des eigenen Gefühlsspektrums ermöglicht.
2. Behandlungs-Erfahrung auf psychotherapeutischer und eine gewisse «Routine» im Einfühlungsvermögen auf manueller Ebene.
3. Kontinuierliche Erfahrung mit Meditation, da diese körperlich wie seelisch den eigenen Weg und den eigenen Prozess im Bewusstsein erhält.

B) Speziell für den Behandlungsablauf der Leibarbeit erscheint sinnvoll:

1. Kurzes informatives Vorgespräch (etwa 20 Min.), in dem ein Traum oder die momentane äussere und innere Situation angesprochen wird.
2. Beim Behandeln (mindestens eine halbe Stunde) immer wieder den Atem beobachten.
3. Immer wieder sich selbst bei sich fühlen in allen Körperräumen und im momentanen seelischen Empfinden. Dabei wird deutlich, wie stark gerade Übertragung und Gegenübertragung wirken. In diesen Momenten der Rückbesinnung tauchen häufig beim Begleiter Assoziationen, Bilder zum aktuellen Geschehen auf. Oft schafft die Essenz dieser Einfälle erhellende Querverbindungen zu anderen Erlebnissen des Behandelten.
4. Immer wieder fragen, wie sich der Behandelte gerade fühlt. Antwort und Stimme sind wertvolle Hinweise für den aktuell laufenden Prozess.
5. Gegebenenfalls, wenn der Behandelte nicht aus seiner Konzentration auf das Geschehen im Leib fällt, in ein Leibgespräch führen.
6. Zum Abschluss der Behandlung gehört eine Ruhepause zum Nachspüren, wobei darauf zu achten ist, dass der Behandler ausserhalb des Ausstrahlungsbereiches des Behandelten still bei sich und zugleich beobachtend diese Phase begleitet.
7. Nach dem Aufrichten den Behandelten auf sein entspanntes Stehen hinweisen und in einem kurzen Nachgespräch das beiderseits Erlebte erhellen und einordnen.

8.8. Vergänglich-seelischer Ausdruck in der Leibarbeit als Wunsch oder Wille

Der Ausdruck der *vergänglichen Seele* findet in vielen therapeutischen Wegen die Möglichkeit, in ein bewusstes Bewegungsfeld zu gelangen. Ein Mensch mit bis dahin unterdrückten, gestauten, unbewussten, ausgeblendeten, inflationierenden fluidischen Seelenregungen lernt durch die therapeutische Hilfe mit seinen Schattenseiten in Kontakt zu kommen. In der **Leibarbeit** geschieht das durch die Berührung des Körpers. Der Behandelte wünscht sich anfangs eine bestimmte Berührung, ausgesprochen oder meist unausgesprochen und in den allermeisten Situationen unbewusst. Ein erfahrener Behandler trifft meist die unbewusst erwünschte Berührungsqualität. Kommt es in Leibgruppen zur Behandlung untereinander, dann klaffen oft **Wunschvorstellung** und reale Berührung krass auseinander.Warum? Die Wunschvorstellung will Geborgenheit, Verschmelzung. Bekommt der Wünschende dies erfüllt oder nicht, jedesmal entspricht das dem Lust, bzw.Unlusttrieb. Der Behandelte reagiert aus der Triebseele. Die erfahrene Hand des Begleiters vermittelt achtsame Distanz und Raum für die Selbstentfaltung. Hier liegt ein entscheidender Unterschied zu vielen Behandlungsmethoden, die auf Beseitigung von Symptomen ausgerichtet sind. Trifft ein erfahrener und sensibler Behandler auf eine seelische Wunde, dann verliert er im Begleiten der vergänglich-seelischen Verletzung möglichst in keinem Moment den Anschluss an die Dimension des Ewigseelischen. So bleibt der Bezug frei von Mitleid und Vermischung, denn im Ewigseelischen trifft und findet der Mensch die eigene Verantwortung für seine ganz individuelle Wegspur. Vermittelt sich dem Schmerztragenden sein tieferer Auftrag vom Schicksal her, dann öffnet sich ihm der Bogen vom Vergänglichen zum Ewigen. Der Schicksalsbogen schafft Raum, Seelenraum. Das bringt Distanz zum Problem. Er empfindet sich in einer grösseren Ganzheit, in einem grösseren Lebensbezug. In einem weiteren Schritt stellt sich durch die Berührung zwischen den Kontakterfahrenden Begegnung ein. So kann der Lernende aus dem Vorstellungs- und Wunschgestrüpp herausfinden. Das ist wohl ein lebenslanger Prozess des Unterscheidenlernens, was wünsche ich mir in meiner Vorstellung und was gilt es, im Ernstnehmen des existenziellen Daseins wirklich zu wollen. So kommt man zur Lebensfrage: wie unterscheidet sich der Impuls aus dem Trieb von einem Zeichen aus dem Reich der ewigen Seele?

Der Impuls aus der Triebseele bleibt im Lust-Unlust-Gefälle. (Wundt setzt noch zwei weitere Qualitätseinteilungen der Emotion hinzu, nämlich die der Erregung-Beruhigung und die der Spannung-Lösung.)[65] *Eine Regung aus der existenziellen Tiefe der ewigen Seele will im körperlichen Ausdruck leben.* Man fühlt sich herausgehoben aus dem Nebel der unbewussten und halbbewussten Wünsche indem man entscheidet, **leben zu wollen**. Aus einer Willensentscheidung entsteht allmählich eine Bewusstseinsveränderung, respektive eine Bewusstseinserweiterung. Den täglichen tausenderlei Triebwünschen tritt der **Wille** zur Lebensgestaltung entgegen. So wird durch empfindende Differenzierung von Willensimpulsen Begegnung möglich, auch in der Leibarbeit.

Die Kunst, einen Impuls aus der ewigseelischen Ebene bis in den Körper zu übersetzen, fordert den Lernenden auf, Vorgefasstes, Fixierendes, Erwartetes, das Haben-Wollen und Machen-Wollen loszulassen, abzugeben und die Haltung eines Horchenden anzunehmen. Hier setzt die existenzielle Tiefe der Wegarbeit ein. Zwei fundamental verschiedene Impulse kreuzen einander. Rast der von seiner Triebseele gelenkte Körper in seiner gewohnten Bedürfnisrichtung einem kurzsichtigen Ziel von Lust- oder Unlustbefriedigung entgegen, so überfährt er die leise Empfindungsregung, die wie ein «ferner Vogelruf» aus den Tiefen seiner ewigen Seele aufsteigt.

Es gibt verschiedene **Quellen des Wünschens und Begehrens.** Im **Körper** bilden sich die unterschiedlichen Impulse der Triebe im physisch-sinnlichen Bereich von Becken, Bauch und Zwerchfell. In der vergänglichen Seele mischen sich Einflüsse aus dem physisch-sinnlichen Teil mit **emotionalen Impulsen** von der körperlichen Seite her. Andererseits finden sich als Quelle auch **geläuterte Einflüsse aus der ewigen Seele.** Diese eröffnen den Übergang vom Zwerchfellraum zum Herzraum. Allerdings lässt sich dieser Übergang nicht vom Kopf her begleiten. Man erlebt diesen Dimensionswechsel von der vergänglichen zur ewigen Seele als Sprung. So wie der Narr auf der Tarotkarte sein Bündel fröhlich schwingend, die Sonne (das Bewusstsein) hinter ihm, von einem kleinen Hund ins Bein gekniffen, seines Weges zieht, auch wenn sich vor ihm der Abgrund auftut. Das Tier scheut, der Vertrauende fällt auf eine andere Erlebnisebene.

Das **Denken** hat die Aufgabe die Einflüsse des Wünschens, Begehrens und des Willens aus verschiedenen Ebenen und Schichten unterscheiden zu lernen. Dabei hilft das tiefinnere Gewissen des Herzens. Wunsch und Begehren sind erdgebunden.

Der Wille hat zwei Quellen. Der **irdische** Wille entsteht durch die Gehirnarbeit und äussert sich als Vernunft. Der **geistige** Wille entsteht als Gewissen im innersten Ich und erreicht das Gehirn meist durch die irdische Anschauung verändert, also nicht unverfälscht.

Vergängliche und ewige Seele haben gemäss den **unzähligen** Seelenkräften ebenso viele **Willensimpulsrichtungen.**

Geeint werden diese im Laufe eines Lebens durch die **Willenskraft des ewigen Ich.** Dieses Ich kann der Mensch als Gewissen wahrnehmen. Dieses Gewissen setzt sich durch alle Schichten des Bewusstseins durch, wenn der Mensch sich dafür öffnet.

8.9. Das Leibgespräch und im Körper gespeicherte Seelenthemen

Im Laufe eines Leibprozesses stösst der Behandelte auf Ansätze oder auf ausgeprägte Themen aus dem Bereich der Seele. Meist weicht er immer wieder auf die Verstandesebene aus und verliert so den Anschluss an sein Gefühl. Trieb und Intellekt höhlen seelisches Empfinden aus. Für den Begleiter bedeutet das, in einer solchen seelischen Leere Bilder anzubieten, welche die mythische Seelenebene im Energieraum des Bauches und Zwerchfelles betreffen. Der Bauchraum kann an eine Unterwelt, an ein Kanalsystem, ein Meer, einen alchemistischen Raum erinnern. Das Zwerchfell weckt Bilder von Kuppel und Trampolin oder ganz gegensätzlich Gefühlsbilder von Schraubstock, Zange und Felsblock.

Wenn ein Besucher aus der Tageshelle kommend einen dunklen Sakralraum betritt, dann begegnen ihm im Kircheninneren Bilder, wenn sich sein Auge an die Dunkelheit gewöhnt hat. In der Leibarbeit kann das «innere» Auge Bilder aus dem Unbewussten auftauchen sehen, denn durch die Aufmerksamkeit für den Körper wird die Bereitschaft für die Intuition grösser. Über die Bilderwelt können Lösungen gefunden werden.

Oft findet man heute nur Reste zerstörter oder unfertige Bildprogramme. Angenommen, man hat das Idealkonzept eines Kultraumes vor sich, dann zeigen solche Bilderzyklen bestimmte theologische Konzepte. Grundsätzlich wird man beim Betreten einer Kirche, eines Tempels, einer Pagode – Synagogen und Moscheen folgen anderen religiösen Ansätzen – mit Geschichten von Heiligen, Szenen aus der Bibel und Ornamenten konfrontiert. Sie berühren die magisch-mythische Schicht des Menschen. An den Langhauswänden der Kirchen, wie auch schon bei den alten Ägyptern und Griechen, tauchen Kampfdarstellungen auf, Märtyrer werden verfolgt. Aber auch wunderbare Heilungen geben Hoffnung auf eigenes Heil. So wird der Besucher begrüsst und findet eine innere Ordnung. Wenn auch auf eine moralisch-theologische Ebene erhoben, sprechen diese Bilder den Alltag und das Getriebe des verwickelten Menschen an. Durch die Darstellung eines Heiligenschicksals erhebt sich die Bilderwelt des ungeordneten Suchenden auf eine klärende Ebene. In katholisch-christlichen Kirchen findet der Betrachter auch oft die Darstellung des **Jüngsten Gerichtes** (Abb. 28). Aus im Boden versenkten Gräbern steigen nackte Frauen und Männer, werden nach ihren guten und schlechten Taten von einem Erzengel gewogen und nach ihrem Gewicht entweder von Engeln in den Himmel geleitet oder von Ungeheuern und Teufeln in den Höllenrachen gestossen und gezerrt.[66]

Gleiches steigt beim Prozess **in der Leibarbeit** und in der Meditation auf. Der sich in seinen Körperraum Einfühlende wird oft anfangs von einem Wust

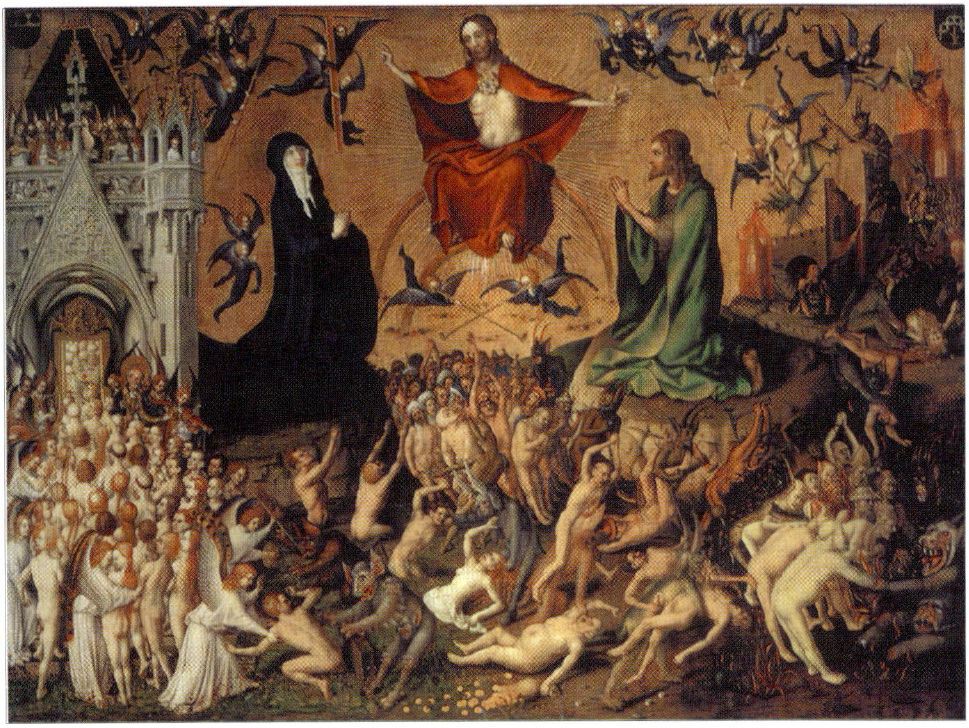

28. Stefan Lochner, Weltgericht. Köln. Seelenthemen spannen sich aus zwischen Himmel und Erde, Seligkeit und Verdammnis.

von Bildern und Gedanken überschwemmt (Abb. 29). Vermutlich stösst man bei dem Gang in den eigenen Körper auf ein Erbe, das sich schon seit Jahrtausenden über die Vorfahren in die Körperzellen eingeprägt hat. Ein wechselseitiger Bezug ist denkbar: Menschen, die ein theologisches Programm in Büchern oder für den Schmuck einer Sakralanlage entwarfen, schöpften möglicherweise nicht nur aus den bekannten traditionellen Quellen, sondern auch aus den jahrtausendelange durch Geschichte imprägnierten Zellen des eigenen Körpers. Und diese Geschichte lebt wieder auf beim Betrachter sakraler Bilder, beziehungsweise bei dem «Besucher seines Körpers». Neben klassischen Bildthemen tauchen beim Entdecken des Leibes Lebenssituationen, aktuelle Momente, Traumfetzen, Phantasien oder einfach Farben auf. Alles was der Behandelte sieht, soll verbalen Ausdruck finden, damit er nicht in seinen Gesichten hängenbleibt, von ihnen fortgezogen oder überschwemmt wird und damit – fasziniert von der sich einstellenden Eigenläufigkeit der Bilder – aus dem Kontakt mit dem Behandelnden geht. Viele Menschen «sehen» auch gar

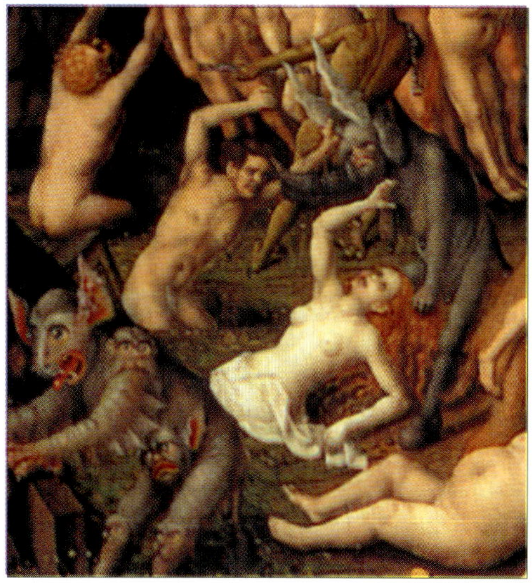

29. Weltgericht, Detail.

nicht. Dann sind sie vom Typ her nicht visuell angelegt. Es kann dann sein, dass sie in Begriffen erleben.[67] Diese «Begriffstypen» können sich in ihren Gedankengängen verlaufen. So bietet der Begleiter am besten immer wieder die Möglichkeit für eine kurze Standortbestimmung an, auch wenn das kurzfristig von der Konzentration auf den Körper wegführt.

Mit der Zeit und einiger Erfahrung entwickelt sich dann ein «**Leibgespräch**». Auffallend an dieser speziellen Gesprächsqualität wurde für mich, dass der Grossteil aller Behandelten, an bestimmten Stellen des Körpers berührt, ganz bestimmte Themen anspricht. Also stehen spezielle Erinnerungen, Erfahrungen und Erlebnisse mit der berührten Stelle in Beziehung. Hildegund Graubner nannte das «Leibgedächtnis».[68] Im Leibgespräch bleibt der Behandelte in bewusstem Kontakt zu sich und dem Gegenüber. Die gleichzeitige Berührung an der traumatisch gespeicherten Stelle aktualisiert das Thema. So springt Erlebtes – ob im Mutterbauch, als Kind, in der Pubertät, oder als Erwachsener – in die physische Spannung des berührten Körperteils und findet in der authentischen Berührung des Kontaktnehmenden und -gebenden Ausdruck. *Ursprung und Ursache einer Verletzung finden sich **im** Körper.* Die Auswirkungen manifestieren sich meist im Prozessverlauf im Ausstrahlungsbereich um den Körper. Ursprung und Ursache der Störung können im Unbewussten des Ewig-Seelischen, des Astral-Energetischen, des Ätherisch-Energetischen, oder eines Muskelblockes gespeichert sein. Als Themen einer solchen Höllenfahrt taucht das ganze Spektrum des Lebens von der Geburtserfahrung bis zu Todesdurchgängen auf.

In Ansätzen erinnert das Leibgespräch an das von Eugene T. Gendlin entwickelte Focusing.[69] Focusing verläuft in sechs Schritten: 1. Einen entspannten Raum schaffen. 2. Erfühlen des Problems im Bauch und Brustraum (felt sense). 3. Aufsteigenlassen eines Wortes oder Bildes aus dem felt sense, wodurch der Körper eine spürbare Erleichterung, ein Aufatmen erfährt (Griff). 4. Die ursprünglich gefühlte Bedeutung (felt sense) und das gefundene Wort oder Bild werden solange miteinander verglichen bis sich ein optimales Gefühl der Übereinstimmung gefestigt hat. 5. Falls der 4. Schritt noch keine spürbare Erleichterung gebracht hat, stellt man dem felt sense Fragen, z. B.: «Was ist das Schlimmste daran?» und«Was brauche ich, um mich besser zu fühlen?» 6. Die Aufmerksamkeit wird auf die gespürte Erleichterung gerichtet und die positive Veränderung wird dankbar und deutlich wahrgenommen, ohne zu analysieren.

Vor allem auf der energetischen und emotionalen Ebene gibt es Ähnlichkeiten zu Leibarbeit und Leibgespräch. Unterschiede bestehen durch die gezielte Berührung des ganzen Körpers in der Leibarbeit. Das Problem des felt sense wird in der Leibarbeit nicht intentional angefragt. Der seelische Prozess wird durch den Dialog des Leibgespräches vertieft und durch die gleichzeitige Berührung körperlich spürbar verdeutlicht. Das kann in existenzielle Tiefen begleiten. Das Leibgespräch fordert nicht zur Erlösung aus dem felt sense auf. Vielmehr wird der Betroffene unterstützt, mit dem Schattenthema in Kontakt zu bleiben, es in Ansätzen oder in seinem ganzen Ausmass zu tragen. Es geht nicht um ein sich gut fühlen. Oft ist das Schattenproblem lange Zeit nicht annehmbar. Es braucht viel Geduld bis der Bezug zu dem verdrängten Teil wächst und der Schatten in Kraft umsetzbar wird.

Dazu als **Beispiel** eine Lebenssituation, wie sie abgewandelt sehr häufig anzutreffen ist: Ein verheirateter Mann lebt seit Jahren in einer geheimgehaltenen Beziehung. Unbewusst bewältigt er den Kontakt zu zwei Frauen nicht. Es kommt körperlich zu einer Lähmungserscheinung am linken Arm. Durch Operation wieder hergestellt und nach einer erfolgreichen Physiotherapie, begibt er sich zur Leibarbeit. Nach einer Fussreflexzonenarbeit melden sich die Ausfallserscheinungen am linken Arm wieder. Beim Behandeln der Schulter sind der linke Rückenstrecker in Herzhöhe und die Schultermuskulatur gespannt. Der Versuch, den Energiestau vom Rücken über die Schulter in den Arm zu leiten, gelingt kaum. Linke Seite im Vergleich zur rechten leblos. Das Leibgespräch ergibt, dass die linksseitige Leblosigkeit an die Lähmung erinnert, die zur Operation geführt hatte. Diese Lähmung drückte den Gefühlsstau zur Ehefrau aus. Dieser Gefühlsstau leitete sich aus der Kindheit her, wo der Vater wenig Bezug gab und die intensive Beziehung zur Mutter schon im Kleinkindalter durch Pflegeeltern ersetzt wurde. Durch diese und weitere Beziehungsbrüche fehlte die Erfahrung für eine lebendige Ehe. In der Leibarbeit erarbeitet sich der Mann durch das Sich-ganz-in-seinem-Körper-Fühlen einen eigenen Standort. Dieser eigene Standort gibt ihm eine Sicherheit, sich zu seinen neuentdeckten, unbeeinflussten Gefühlen beiden Frauen gegenüber zu bekennen.

Auffällig in dieser Lebensgeschichte ist die Lähmung der Gefühlsseite. Die

Intuition, der schöpferische Bezug, der sich über die rechte Gehirnhälfte vermittelt, floss nicht. Im Terminus der analytischen Psychologie gesprochen, fehlte der Zugang zu einer erlösten anima. Ich sehe darin eine lebensgeschichtlich gehemmte Gefühlsausbildung. Durch die energetische Panzerung des Herzens, spielte die cognitive linke Seite des Gehirns die rettende Hauptrolle, um den Realbezügen gerecht zu werden. Mit dieser Betonung des Intellekts (animus) sank die Empfindsamkeit und gleichzeitig stieg die Abwehr bis zur Lähmung. Dieses eben beschriebene Psychogramm vertritt fast jeder Mann.

Die Auseinandersetzung mit Gefühl und Intellekt bringt eine entscheidende Klärung auch in der Leibarbeit. Jeder dieser Pole zeigt sich in unzähligen Färbungen. Von der magnetisch faszinierenden Anziehung bis zur dunkelsten Verteufelung reicht die Palette der innerseelischen Bezüge. Die Erlösung von den Projektionen kommt durch Bewusstsein im Verstand und im Körper. Auch in einer Gesprächs-Analyse kann mit der seelischen Klärung diese körperliche Lösung geschehen. Die reale authentische Berührung in der Leibarbeit unterstützt jedoch den bewussten Körper-Seele-Prozess entscheidend. Analytische Arbeit und Personale Leibtherapie sollten zunehmend den zu Behandelnden in einem individuell abzustimmenden Masse gemeinsam begleiten.

An dieser Stelle, die sich mit den weiblich und männlich gepolten Körperseelenkräften auseinandersetzt, sei nochmals **Übertragung und Gegenübertragung** angesprochen. Gerade in der Leibarbeit spielt natürlicherweise die Gleich- oder Verschiedengeschlechtlichkeit eine grosse Rolle. Die Prozessrichtung, Tiefe und Wirkung hängt nicht nur von der menschlichen Lagerung zwischen Behandler und Behandeltem ab, sondern erfährt eine entscheidende Gewichtung dadurch, dass eine Frau einer Frau oder einem Mann begegnet, bzw. ein Mann eine Frau oder einen Mann behandelt. Auch auf dieser Projektionsebene der Gegenübertragung schleicht sich der Übergriff und der unbereinigte Schatten ein. Die oder der Behandelnde achtet auf die klare, bewusste Berührung, auf das Mass von Geben und Nehmen, darauf, dass auf keiner Seite Ausbeutung oder Vermischung geschieht. Klarerweise baut ein «Behandlungspaar» – also eine Frau und ein Mann – körperlich, energetisch, seelisch ein Spannungsfeld auf, ähnlich einem Magnetfeld. *Jede Übertretung durch einen körperlichen, energetischen oder gedanklichen Impuls seitens des Behandlers verändert die überpersönliche Ebene, auf der die Leibarbeit stattzufinden hat.* In seiner Verantwortung liegt es, körperliche, energetische und gedankliche Hygiene zu üben. Auf diesen Ebenen geschieht so häufig Missbrauch. Und meist merkt der Behandelte – wenn es nicht offensichtlich ist – nichts davon. **In allen Phasen der Kontaktnahme hat Wachheit, Aufmerksamkeit, Zügelung eigener körperlicher, energetischer und gedanklicher Impulse**

zu erfolgen. Es gibt im Laufe eines Arbeitstages selbstverständlich Müdigkeit und Erschöpftheit des Behandlers. In diesen Sequenzen geht es nur darum, sich seines Zustandes bewusst zu sein und dementsprechend zu reagieren. Wer ist perfekt und ständig in Hochleistungsform? Ausserdem sind Schwankungen in der Therapie und Begleitung dem Leben entsprechend. Die Arbeit der Abgrenzung besteht lediglich in der Bewusstseinsschärfung bezüglich des eigenen Befindens. Sie hat nicht mit eventueller Sympathie oder Antipathie zu tun. Immer wieder prüfe man sich: ist man wach, müde, gleichgültig, abschweifend, in sich versunken, taub, in Abwehr, ganz beim andern, aufmerksam oder einfühlsam bei sich und zum andern hin. Extreme Zustände verlangen nach Regulierung ohne Panik, ohne Selbstkritik. In aller Ruhe schreite man die eigenen Grenzen ab und begehe seinen eigenen Körperinnenraum von den Füssen zu den Beinen, ins Becken, den gesamten Oberkörper mit Armen und Kopf, bis man sich wieder in seiner Herzensqualität wahrnimmt. Entdeckt man, dass man seinen Genitalbereich beim bewussten Körperempfinden ausspart, dann schenke man diesem Bereich für Momente alle Aufmerksamkeit. Dieser Bereich entpuppt sich nicht selten als die zentrale Übertragungsstelle. *Eine gedankliche, affektive oder emotionale Grenzüberschreitung auf der sexuellen Ebene verzögert die Qualität des Weiterschreitens auf dem Selbstfindungsweg von Klient und Therapeut. Heilung erfolgt bei diesem Thema, wenn sich die therapeutische Begleitung in aller Gelassenheit und Selbstverständlichkeit ihrer Weiblichkeit, bzw. Männlichkeit unaufdringlich bewusst ist.*

Dieses Thema sei durch ein **Beispiel** illustriert. Eine etwa 35-jährige Frau und Mutter, verheiratet mit einem Architekten, entwickelte ihre künstlerische Tätigkeit als Malerin. Der eheliche Kontakt fand sporadisch statt. Die Feinfühligkeit der Frau vertrug sich schwer mit der kräftigen Vitalität des Mannes. Die Frau ging in Gesprächstherapie. Der Therapeut entwickelte zusätzlich zur Geprächstherapie innerhalb der Stunden eine ausgeprägte Geschlechtsbeziehung. Nach längerer Zeit trennte sich die Klientin, nachdem sie die Aussichtslosigkeit eines solchen Vorgehens innerhalb einer Therapie erkannte. Es folgte eine Arbeit mit einer Therapeutin, in der sich die heftigsten Wunden zu schliessen begannen. Schliesslich gelang die Entscheidung, die Behandlung mit einem männlichen Therapeuten zu wagen. Der Kontakt blieb im ersten halben Jahr reduziert auf eine einfache Berührung an unkomplizierten, also traumatisch nicht besetzten Stellen des Körpers, wie Füsse, Unterschenkel, eine zarte Berührung am Sakrum, Schultern, Armen, Hinterkopf. Die Behandelte fühlte sich an wie über den Körpergrenzen schwebend und gleichzeitig ins Innerste ihres Körpers zurückgezogen. Eine längere «körperliche» Berührung war nicht möglich. Das wäre für sie viel zu gefährlich gewesen. Jedesmal flossen Tränen. Deren Ursache war der Frau nicht zugänglich. Die

Berührung empfand sie als angenehm, heilend. Allmählich meldete sich Widerstand. Der Handkontakt des Behandlers wurde entschiedener, kräftiger. Das rief heftigere Emotionen hervor. Das Schwebende verschwand, die Astralebene schloss sich dem Körper an. Rote Zorneswellen, Vernichtungswellen gingen von der Behandelten aus und überfluteten den Behandler. Der ganze Schmerz des Nichtgesehen-Seins drängte sich durch die Verschwommenheit einer haltlosen Emotionalität. Die Erinnerung an Vater, Ehemann, Therapeut, die ganze Negativität der eigenen Härte gegenüber, der Widerstand gegen die eigene Standkraft und intellektuelle Strukturierung brachen auf. Der Behandler blieb in seiner stillen, aufnehmenden Nüchternheit gegenüber und war bedacht auf den Raum zwischen der Frau und ihm. Und dann – schliesslich schrie sie wie eine rasende Furie, bäumte sich auf, griff den Behandler an, schlug – und erwachte in einer neuen Realität des Frauseins. Nach einem weiteren Jahr konsolidierte sich die Seelengestalt dieser Frau. Ihre künstlerische Tätigkeit fand Echo, Anerkennung. Und – welch eine Synchronizität – dem Architekten wurde die Arbeit gekündigt. Im Moment der Selbstständigkeit der Frau verliert der Mann seine alte Stellung. Durch diesen Schicksalsschlag öffnet sich der Mann, hört die Not seiner Frau, wird beweglich und bereit für sich alleine auf eine Reise zu gehen (Odysseus verlässt seine Frau, um selbst seine eigene Gefühlswelt in der Begegnung zu anderen Frauenqualitäten erkennen zu lernen).

8.10. Die Spannkraft als Verbindung zwischen Körper, Feinstoff und Seele

Bei der eben beschriebenen Behandlung der schwer missbrauchten Frau sprach ich davon, dass die Erhöhung des körperlichen Tonus ein Anschliessen des astralen Bereiches an den Grobstoff ermöglichte. Ein sich «ganz» im Körper fühlen setzt nach meiner Erfahrung voraus, dass jede Ebene einen bestimmten «Tonus» braucht, um mit dem Tonus der nächsten Ebene in fliessendem Kontakt zu stehen. *So erfährt der Behandelte durch die Leibarbeit, dass die Spannkraft des grobstofflichen Körpers mit der Ebene des elektroenergetischen Ätherleibes, die Spannkraft des Ätherleibes mit der des emotionalen Astralleibes, die Spannkraft des Astralleibes mit der Spannkraft des an das Gewissen angeschlossenen Mentalleibes in fliessenden Kontakt kommt.* Die durch die Leibarbeit integrierbare Spannkraft, der *«Eutonus»* von verschiedenen Erlebensebenen ermöglicht den spontanen und angeschlossenen Ausdruck einer Seelenregung im und durch den Körper.

Störungen und Verletzungen der die verschiedenen Ebenen miteinander verbindenden Spannkraft trägt fast jeder Mensch in sich. Das Auffinden des unterbrochenen Kontaktes, sowie das Erfühlen des Eutonus aller Ebenen lehrt die Erfahrung. Hilfe dafür ist immer das reale Anfassen des Körpers. Hieran kann sich der Behandelte orientieren. Ein weiterer grundlegend wichtiger Einstieg für die Kontaktsuche nach der verlorenen Spannkraft gelingt über das Wort. Hat der Behandler z.B. den Eindruck, dass der Berührte seine Füsse nur entfernt und schwach spürt, dann fragt er einfach den Behandelten, wie er seine Füsse spüre. Diese Frage ist immer hilfreich, denn sie weckt in dem nun Nachspürenden eine Aufmerksamkeit für seine Füsse, nun nicht nur über die Berührung des andern, sondern auch durch das eigene Denken. Das Denken macht aufmerksam, es legt klar, was spürbar ist und zur klar erwachten Aufmerksamkeit gesellt sich das Wahrnehmen. Das Fürwahrnehmen des realen Körperempfindens, auch wenn dieses unbefriedigend ist, verhilft zu einer distanzierten Betrachtung, in unserem Fall der Füsse. Dadurch kommen sie deutlicher ins Spüren. Die bis dahin schweifenden Gedanken richten sich auf die Füsse und erhalten durch die Konzentration von zwei Menschen mehr Gegenwärtigkeit. Mit der Zeit lernt der Behandelte selbst präsent zu sein und zu seinem Gedankenfluss noch einen Empfindungsfluss zu seinen Füssen wahrzunehmen. Über das Wahrnehmen und Ernstnehmen des Gedanken- und Empfindungsflusses gelingt es, alle Ebenen, die den Körper durchdringen, empirisch zu erfahren. Die Präsenz in den Erlebensebenen schafft die Spannkraft.

Oft werden Behandlungen nur im Feinstoff gegeben. Das hilft, ist aber für den Betroffenen meist nicht nachvollziehbar. Wenn der klar in seinem grobstofflichen Körper Berührte gleichzeitig die Wirkung im Feinstoff bewusst mitvollziehen kann, bedarf es ebenfalls der Einbindung und Anbindung des physischen Körpers.

Die Spannkraft zwischen zwei Ebenen wird unterbrochen durch physischen oder seelischen Schock (durch Geburt, physische und seelische menschliche Gewalteinwirkung, abrupte Situationsänderung, Unfall, Krankheit) **und durch lange körperliche und seelische Belastungen und Verletzungen** (in der Familie, im Internat, in Beziehungen, im Krieg, im Straflager).

8.11. Ein Bild für den Weg der vergänglichen Seele

Der begrifflichen Genauigkeit halber handelt es sich bei der vergänglichen Seele nicht um die psyche, sondern um den irdischen Seelenteil, den die Griechen hyle nannten. Die ionischen Naturphilosophen nahmen an, dass als Substanz aller Dinge ein belebter Urstoff existiere, der die Materie beseele.[70] Diese Definition wird auch dem in diesem Text gewählten Begriff der irdischen

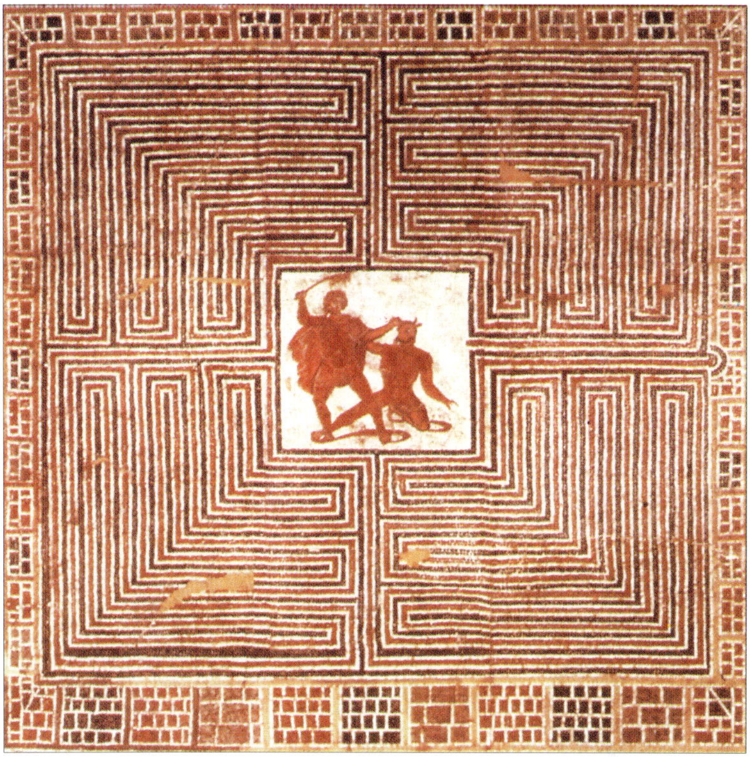

30. Mosaik-Labyrinth. Theseus tötet den Minotaurus. Ähnlich wie im Mithras-Kult wird die Überwindung der tierischen Seele gezeigt, die nicht abgetötet, sondern gezähmt werden soll.

Seele gerecht. Synonym dazu wollen in diesem Zusammenhang die persona Jungs und das Welt-Ich Dürckheims verstanden werden.

Nochmals sei das gleichnishafte Bild des Betretens eines **Sakralraumes** aufgegriffen. Wie schon gesagt entdeckt man im Langhaus einer christlichen Kirche eine Bildwelt, welche Lebens- und Seelengeschichte vermittelt. Eine andere Form, die Erlebenstiefe des Besuchers anzusprechen, sind in den Boden eingelassene **Labyrinthe**. Solche Labyrinthe gar es schon in der Antike (Abb. 30). Eines der berühmtesten christlichen findet man im Langhaus von Chartres (Abb. 31). Sehr bewusst wurde es in diesem Teil der Kirche angelegt. Hier stösst der Besucher bald nach dem Eintritt in die Kirche zwischen dem 3. und 4. Joch auf ein Symbol des Weges. Es regt zu innerer Entfaltung und Entwicklung an. Begeht man das Labyrinth, so entdeckt man mit der Zeit, was jeder Suchende kennt: Anfangs – wenn man sich entschieden hat den Weg zu

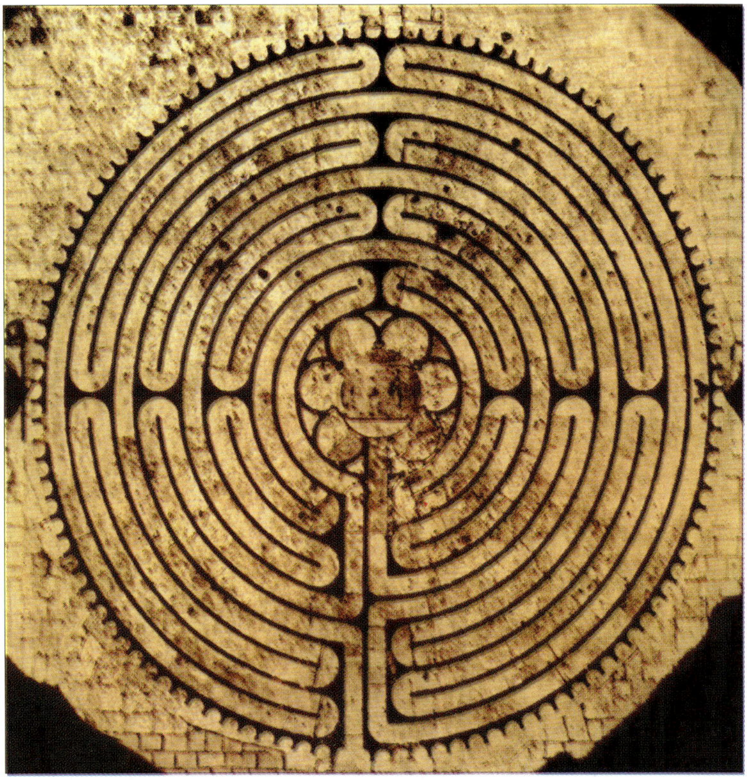

31. Das Labyrinth der Kathedrale von Chartres.

gehen – kommt man dem Zentrum sehr nahe. Freudige Hoffnung, bald am Ziel zu sein, steigt hoch. Doch kurz vor dem Mittelfeld schwenkt der Weg in die entgegengesetzte Richtung. Die noch eben verspürte Gewissheit bekommt eine kalte Dusche. Man windet sich wieder zur Peripherie und bleibt mit kleinen Schwankungen am Rande. Aushalten ist gefragt. Nach einem langwierigen Wechselspiel von Hoffen und Verzweifeln öffnet sich einem ganz allmählich der Weg zur Mitte. Nach erfüllenden Höhenerlebnissen und erschreckenden Tiefen, wenn der Zweifel der irdischen Seele (im Energieraum von Bauch und Zwerchfell) etwas abgerieben ist, wird die Schwelle zum Kern der ewigen Seele fühlbar. Dieses lebendige Zentrum umkreist der Mensch nach dem Prinzip des Labyrinths oder in Spiralen (wie Dante in der göttlichen Komödie). In der Nähe ewiger Seelenqualität wächst das Vertrauen und die Geduld. Beides wird zu einer unverzichtbaren Speise und Wegzehrung.

8.12. Übergang vom vergänglichen zum ewig-seelischen Erleben

Eine Geschichte illustriere diesen Umschwung von der Triebseele zur ewigen Seele:

Voll Abenteuerlust stürzt sich ein jugendlicher Tourist in das laute Getriebe eines orientalischen Basars. Das Glitzern von Kupferkannen, die Buntheit handgearbeiteter Stoffe, wie Gold und Silber strahlendes Geschmeide faszinieren Augen und Ohren des Besuchers. Geheimnisvolle Düfte von Gewürzen begleiten die Fülle dieser Eindrücke. Alle Sinne leben. Nach Stunden des Schlenderns, Streunens, Hastens von Stand zu Stand, heissen Feilschens, wieder Verwerfens, Schlürfens von konzentriertem Tee, Geniessens intensiver Süsse schliesslich betäubt in allen Sinnen, stolpert er aus den Gängen des höllischen Lärms und flieht in die stillen Gassen der Stadt. Ziellos trottet er allein durch das Gewirr von Mauern. Müde, erschöpft landet er unversehens durch ein Tor in einem quadratischen Hof mit Bäumen. Ein Brunnen plätschert. Ältere Männer waschen sich dort Fuss, Hand und Gesicht. Der verwunderte Fremde blickt nach oben und entdeckt den schlanken Turm eines Minaretts. Er steht im Vorhof einer Moschee. Ungewohnt sich der Schuhe zu entledigen, fühlt er jetzt die blossen Füsse auf dem weichen Boden und betritt den hohen stillen Kuppelraum. An das Halbdunkel gewöhnt sich das Auge und entdeckt grosszügige, atmende blaue Weite. Intensive Wachheit durchtränkt den Andachtsraum. Geborgen in hohem Blau ist der Fremde still, lange zeitlos. Frei in sich, betrachtet er die Betenden. Sie stehen, knien, legen sich ausgestreckt in voller Hingabe auf den weiten Boden, ausgelegt mit Teppichen. Dann erheben sie sich wieder. Der Betrachtende, in der Suche seiner Tiefe ungeübt, fühlt unvermutet in sich ein Tor geöffnet. Die Stimme jenes «fernen Vogelrufs» hat ihn berührt.

Um das Aufnehmen eines solchen Rufes aus der Tiefe seelischen Erlebens ist auch die Leibarbeit bedacht. In der Behandlung sollte den Therapeuten immer wieder die eine Frage berühren: bin ich bereit, den Vorhof meiner Seelentiefe zu betreten? Werde ich mir meines Körpers mit seinen Gliedmassen bewusst? Kann ich loslassen von den anhaftenden Emotionen und Affekten, von den Gedanken? Besinne ich mich auf meinen Körper, den ich ausfülle wie das Volumen die Vase? Durchschreite ich das Tor in den Vorhof der Moschee, wo ich die feineren fluidischen Kräfte der vergänglichen Seele erkenne? Überschreite ich die Schwelle zum Kuppelraum tieferseelischen Erlebens? Hier eröffnet sich der Raum, in dem das tiefere irdischseelische Empfinden durchstrahlt wird von ewigseelischem Erleben. Dieser letzte Schritt gehört zum Schwersten. Er ist nicht machbar. Ich kann ihn nur zulassen. Ich kann mich nur auf mich selbst einlassen.

Diesem menschheitlichen und existenziellen Geschehen errichteten alle grossen Religionen ihre Kultbauten. Da sich in jedem Suchenden dieses geheimnisvolle Wirken immer nach ein-und-demselben Prinzip ergibt, findet man bei Buddhisten, Mohammedanern, Christen, sowie in den Urreligionen am Euphrat die gleichen Strukturelemente: den geschlossenen Vorhof mit Brunnen zur körperlichen Reinigung, die Vorhalle zur ersten Sammlung und den Sakralraum zur Feier in seelischem Empfinden. Jede sakrale Anlage nahm das Prinzip des körperlichen Organismus zum Vorbild. Die Abfolge der Sakralräume findet eine Entsprechung in den weiter vorne besprochenen Energieräumen. Der unterste Energieraum des Beckenbodens fusst sozusagen im Alltagsleben ausserhalb der sakralen Anlage. Dann folgt der Vorhof im Bauchbereich. Die Vorhalle eines christlichen Sakralbaus und der Gang durchs Langhaus prüfen die Emotionen und Gefühle des Eintretenden. In der Vierung, wo sich Langhaus und Querhaus kreuzen gleich einem Stehenden mit waagrecht gestreckten Armen, trifft sich der Mensch in seinem Herzraum. Die oberen körperlichen Räume umschliessen und beschliessen den Menschen so wie der Chor die Kirche.

Der Grundriss einer ägyptischen, mexikanischen oder indischen Tempelanlage, vermutlich auch der ursprüngliche Plan einer Synagoge, sicher der einer frühchristlichen Basilika, z.B. des St. Peter in Rom oder der einer mohammedanischen Moschee weist – vergleicht man die Anlagen in ihrer baulichen Organik – grosse Ähnlichkeiten auf, weil die Pläne alle die Rhythmen des menschlichen Körpers und seiner Seele zum Mass genommen haben.

Es ist ein Gehen durch die materielle Bauanlage und analog dazu ein Bewegen in und durch den eigenen Körper. Das Erlebnis beginnt im Betreten des Vorhofs – im Wahrnehmen des Körperlichen von den Füssen bis zum Kopf. Der Vorhof ist ein Geviert – eine rechteckige geschlossene Anlage – unter freiem Himmel. Betritt man ihn, aus dem vielschichtigen Alltagsleben kommend, so wird energetisch gebündelt, gefasst. Bereit, den Innenraum zu erreichen, hält man zuerst im gedeckten Vorraum inne. Hier im Vorraum beginnt das Besinnen auf den Körperinnenraum. Dann schreitet man weiter. Der sakrale Innenraum selbst ist anfangs dunkel. Das physische Auge und das innere Auge gewöhnen sich allmählich. Man muss warten, bis sich das Auge adaptiert hat. Erst dann kann man weiterschreiten. Ein organischer Rhythmus bestimmt das Gehen und Stehen. Erst allmählich lichtet sich der Innenraum. Zuerst wird er in seinen grosszügigen Umrissen deutlich. Mit der Zeit – beim Gang in und durch das Körperinnere und den Seelenraum sind das viele Jahre – entdeckt das Auge plastische Bildwerke und Wandbilder. Bilder und Bildwerke drücken die menschlichen Seelenbilder aus und regen so die Seele des Schauenden an.

Der Körper und seine irdische Seele brauchen eine lange Schulung zur Öffnung und zum Empfinden ihrer Realität. Ein Grossteil der Menschheit flüchtet heute vor dieser Öffnung. Mit der Schärfung intellektueller Fähigkeiten rücken die Menschen von ihrer seelischen Erlebniskraft ab. Koffein und Nikotin unterstützen die Schnelligkeit der gehirnlichen Beweglichkeit. Alkohol wiederum dämpft die Intensität intellektueller Dialektik. Als typisches Instrumentarium eines Intellektuellen gehören die Aufputsch- und Sedierungsmittel zum guten Ton. Nicht selten werden Kaffeetrinken und Rauchen zur Sucht. Das «Suchen» verliert sich in der Logik. Jedes scheinbare Ziel schmilzt im Strahl eines noch schärferen Denkkünstlers. Was passiert durch die Aufnahme der beiden Gifte Nikotin und Koffein? Der Adrenalinspiegel steigt kurze Zeit an, die Körperzellen erfahren eine Straffung, die Vielschichtigkeit von Gedankengängen lässt sich schärfer fassen. Die körperliche Vielschichtigkeit energetischer Ströme und feinerer Schwingungen wird durch Koffein und Nikotin zum Teil beeinträchtigt. Die Bündelung und körperlich energetische Abgrenzung wird vorläufig hinfällig. Die Ungeordnetheit des fluidischen Organismus, der vergänglichen Seelenschichten ist einem solchen Menschen verdeckt. Dadurch fehlt auch der Zugang zu ewigseelischem Erleben. Das gleiche geschieht bei Einnahme jedweder Droge.

Wenn ein Mensch z.B. Kaffee und Zigarette absetzt, machen sich die Entzugserscheinungen in peinigender Weise breit. Oft sind diese nicht aushaltbar. Nicht aushaltbar ist die Verletzbarkeit – weil Ungeordnetheit – im energetischen Bereich. Man fühlt sich roh, ohne Haut, ausgesetzt, das Vegetativum spielt verrückt. Es bedarf einer manchesmal kaum leistbaren Eisernheit, dem Körper die Disziplin des Entzuges zuzumuten.

Auch Ästhetik hilft die seelische Ungeordnetheit zu verdecken. Diese Lehre von der Harmonie in Natur und Kunst gerät oft in eine Äusserlichkeit, in einen kultivierten Funktionalismus. Man erstarrt in Formen ohne Inhalt. Der Inhalt ist das Beseelte. Hat ein Ästhet in seiner Suche nach Gepflegtheit den Anschluss an sein Gefühl verloren, weiss er nicht mehr, welche Seelenregung z.B. die Anlage eines japanischen Gartens hervorholen kann, dann wird die Form kalt und leer.

E. 9.1. Die nicht im Körper eingebundenen Energien

Bis hierher war durchwegs von den dunklen und lichten Schattenkräften und Energien (Affekte, Emotionen, Gefühle, Magnetismus und Lebensenergie) die Rede, die der Mensch in sich auslöst. Zweifelsohne erfüllt den Kosmos aber auch eine vom Menschen unabhängige und ausser ihm liegende Energie. Ein Teil dieser Energie wird durch Materie erzeugt, ein anderer von einem kosmischen Bewusstheitsbereich, der dem Menschen normalerweise unzugänglich bleibt. Mit dem von der Materie ausgehenden Schwingungspotential ist das Energiensystem unseres Weltalls gemeint (unser Planetensystem und unsere wie all die unzähligen unerforschlichen Galaxien). Die Sonnenzentren dieser Systeme spenden die Lebenskraft.

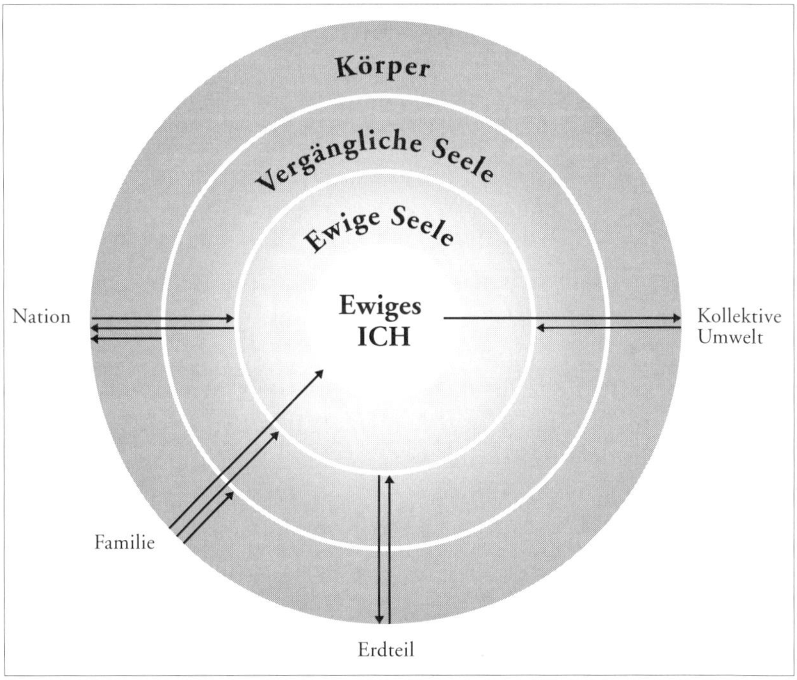

32. Wirkungsrichtung von kollektiven Ebenen.

Die kollektive Umwelt weckt je nach Erdteil, Nation und Familie bestimmte Eigenschaften vom Vergänglichseelischen und Ewigseelischen. Die individuelle Schicksalsstruktur eines Menschen enthält Affinitäten zur kollektiven Umwelt. Bei Familie und Nation geschehen die weltlichen Einflüsse von aussen nach innen, wobei die tieferen ewigseelischen Kräfte durch die Strahlwirkung des ewigen ICH bestimmt werden. Beim ewigen ICH verläuft die Entwicklungsrichtung von innen nach aussen.

1. Das ausserhalb von uns Menschen als kollektives Unbewusstes existierende Energiegefüge ist unsichtbare Physis. Es kann das Denken und die irdische Seele beeinflussen. Dieses **kollektive Unbewusste** durchflutet die Menschheit. Treffen sich verwandte von aussen kommende energetische und seelische Färbungen in einem Menschen, so kommt es eventuell zu Veränderungen oder zur Potenzierung seiner spezifischen Anlagen. Solche einflussnehmenden Überlagerungen geschehen zwischen zwei Menschen, in Gruppen, in Völkern, sie belegen mitunter die ganze Welt (Abb. 32).

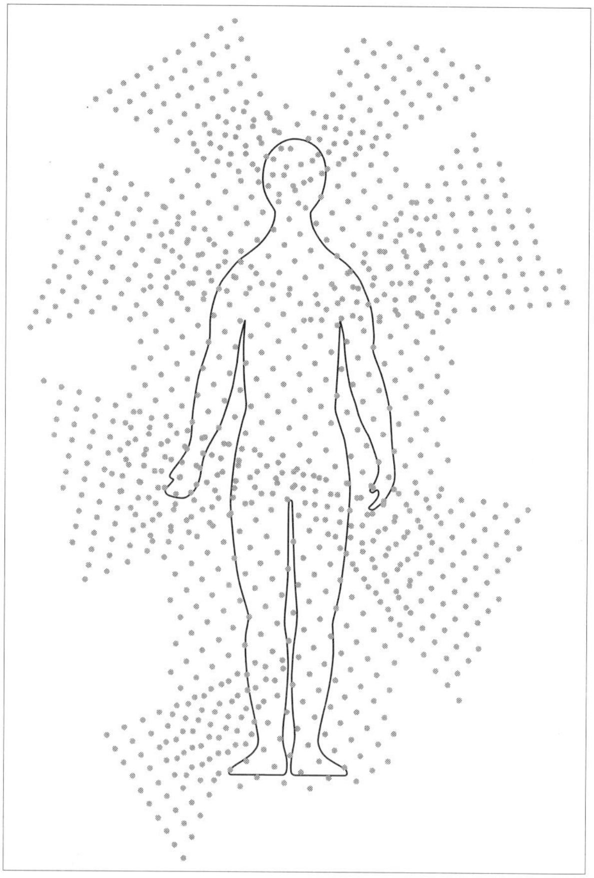

33. Verletzungen der energetischen und vergänglich-seelischen Ebene durch fremde Einflüsse.

2. Abgesehen von diesen kollektiven Einflüssen, gibt es aber auch in der Materie **nicht eingebundene Kräfte in der unsichtbaren Physis.** Diese **Zwischenwelt** besteht ausserhalb des menschlichen Lebens. Sie kann normalerweise nicht in uns eindringen, wenn unser feinstofflicher Mantel dicht, unser Denken und unsere Seelenbewegungen geordnet sind. So sind wir geschützt. In Märchen und Mythen treten diese Kräfte als Kobolde, Feen, Dämonen, Lemuren (Impulse aus irdischen Seelen Verstorbener) auf. Diese unsichtbaren physischen Mächte finden ihre Bestätigung erst durch den Menschen. Daher versuchen diese Kräfte auf uns einzuwirken, damit ihnen unsere Lebenskraft, Gedankenkraft und Seelenkraft einerseits Leben und Manifestation verleiht und andererseits wir unsere Kräfte allmählich an sie verlieren. Ignoriert man diese unsichtbare Welt, dann ist man geschützt vor ihr. Öffnet man sich aber über seinen Ausstrahlungsmantel des Äther-, aber vor

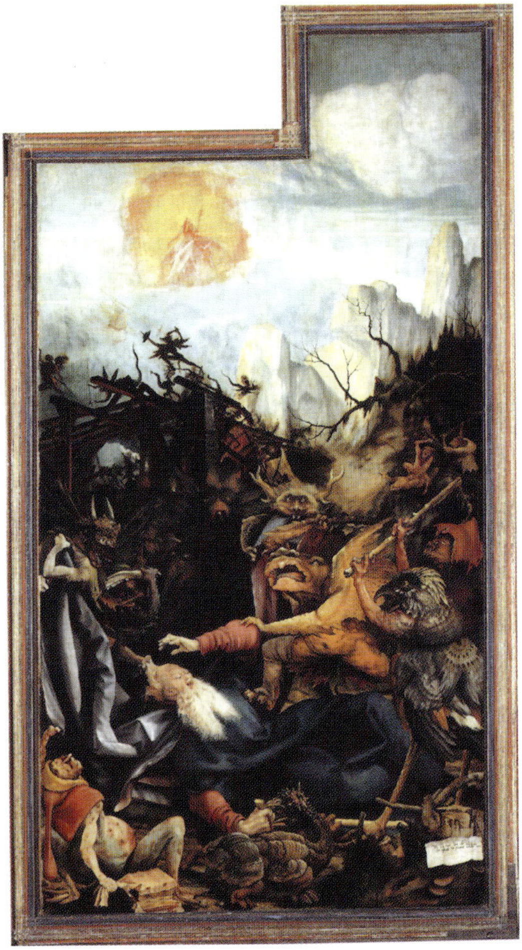

34. Matthias Grünewald. Versuchung des heiligen Antonius durch uneingebundene Kräfte von Aussen.

allem des Astral- und Mental-Leibes nach aussen, dann versuchen diese Mächte unbemerkt Einfluss zu gewinnen. Verfährt man mit seinem feinstofflichen Mantel fahrlässig unbewusst über Suchtmittel, Drogen, lange gedankliche Absenzen und Phantasiereisen, kann es geschehen, dass diese Wesenheiten versuchen, ausserhalb unseres Tages-Bewusstseins an die Quelle unserer Körper- und Seelenkraft zu gelangen (Abb. 33). Arbeit am körperlichen, gedanklichen und irdischseelischen Bewusstsein bildet den Schutzmantel gegen solche uneingebundenen Mächte. So wie man seinen **energetisch-emotionalen** Weg von den Füssen bis zum Scheitel im Körperinnenraum – **von unten nach**

oben – gestaltet, so hat man darauf zu achten, seine **feinstoffliche** Sinneswahrnehmung **von aussen nach innen** zu richten. Es ist gefährlich, ja lebensgefährlich, sich in die astralen Bereiche ausserhalb des Körpers zu begeben.

3. Neben diesen Energien einer Zwischenwelt kennen alle Religionssysteme den dunklen Gott, den Teufel, das **absolute Böse**. Das relativ Böse, der persönliche Schatten ist annehmbar. Er ist durch ein ethisch-moralisches Leben, im Rahmen eines Religionsgefüges oder durch eine individuelle Wegarbeit an sich selbst integrierbar. Das absolut Böse kann weder angenommen, noch verwandelt werden.[71] Die Intelligenzen des absolut Bösen bedienen sich der Zwischenwelt und sind äusserst ernst zu nehmen. Aufgrund unserer Körperlichkeit stehen wir mit unserem materiellen Teil im Einflussbereich dieses Fürsten der Materie (Abb. 34). Aus diesem Grunde verhilft die zunehmende Bewusstwerdung unseres Körpers mit seinen energetischen Anteilen zum Schutz und zu einer Beobachtungsfähigkeit gegen fremde Einflüsse. Wer zu Gebet und Schutzmantren Zugang hat, findet darin grundlegenden Schutz. Unsere Geistseele jedoch bleibt den finsteren Mächten unerreichbar. Mit ihr leben wir geborgen im Reiche des Geistes.

V. Seele

10.1. Die vergängliche Seele

Das Thema der vergänglichen Seele, das schon im Kapitel über den Körper und seine Stofflichkeit behandelt wurde, sei hier nochmals in Bezug zur Qualität der ewigen Seele gesetzt. Auch wenn wir diesen vergänglichen irdischen Teil der Seele in uns tragen, ist er für die Ewigkeit von unerlässlicher Bedeutsamkeit. Denn die vergängliche Seele übernimmt die Impulse aus der ewigen Seele, um sie dem Menschen bewusst werden zu lassen. Den irdischen Seelenteil können wir relativ leicht spüren. Er verwandelt die ewigseelische Energie oder das was davon übersetzbar ist in das körperlich Fassbare. Oft werden wir von der Vehemenz oder Zartheit einer irdischen vergänglichen Seelenfärbung eingeholt. Wir orientieren unser Handeln nach dem irdischen Seelenteil. Er gibt unserer Stimmung täglich Nahrung, Freude, allerdings auch das ganze Spektrum an negativem Erleben. Er hängt uns an als täglicher Schatten, also gibt man ihm auch alle Beachtung, damit er nicht zu gefährlich wird. Dürckheim nennt das Welt-Ich. Man lässt sich darin treiben oder hält rigide Disziplin. Man quält es oder achtet es als einen guten Freund. Oft geht es einem verloren. Dann lebt man dumpf dahin, ohne jede Resonanz. Und auf einmal meint man wieder, die Ewigkeit berühre einen im Herzen. Hier beginnt die Schwierigkeit der Unterscheidung zur ewigen Seele. Ganz sicher gehören die meisten im Alltag erlebten Gefühle und Befindlichkeiten den Schattierungen der vergänglichen Seele an. Was in den Therapien der Psyche angerührt wird, bewegt sich auf der Basis der vergänglichen Seele. Aus der Sicht der Leibarbeit befinden wir uns auf der Kippe zwischen 3. und 4. Energieraum, im Übergang vom Zwerchfell zum Herzraum.

Die Achtsamkeit unserer Tierseele, Triebseele, Erdseele, der vergänglichen Seele gegenüber fördert die langsam wachsende Unterscheidungskraft hin zur Ahnung tieferseelischen Erlebens. *Tieferseelisches Erleben tritt auf, wenn die vergängliche Seele von der ewigseelischen Tiefe durchdrungen und die Energieräume von Becken, Bauch und Zwerchfell von der ganz anders gearteten Energie des Herzens durchstrahlt werden.* Wie jedes dem Hause nahe Tier domestiziert wurde, braucht auch unsere **Tierseele Zähmung.**

10.1. Das Mittel der Zähmung heisst Wille

Es geht darum, den *Willen vom tierischen Trieb, von den Impulsen der vergänglichen Seele abzulösen und der Vernunft zu unterstellen.* Mittels der Vernunft ist zu klären, wie sehr der geistige Wille noch von der irdischen Anschauungsform geprägt ist und inwieweit die Bereitschaft zu einem auf das Ewige gerichteten Willen aufkeimt. «*Wenn du auch im lautesten Lärm noch bei dir selber bleiben lerntest, wenn du in absoluter Sicherheit deinen Gedanken und deinem Willen in dir gebieten kannst, wenn deine Wünsche nur kommen und gehen, wie du selbst sie kommen und gehen heisst – dann erst beginne den ersten Versuch, deiner Seele Kräfte in dir zu einen! –* »[72]

Es gibt einen Bildzyklus aus dem späten 15. Jahrhundert, der diese Problematik sehr fein und verschlüsselt aufnimmt. Es handelt sich um sechs Wandteppiche (die vielleicht zum Anlass einer Eheschliessung gewirkt wurden). Bekannt unter dem Thema «**Die Dame mit dem Einhorn**» kann man diese Teppiche im Musée de Cluny in Paris bewundern. Sie sind von monumentaler Grösse (durchschnittlich 3m x 3m). Den erforschenden Betrachter weisen diese aussergewöhnlichen Kunstwerke auf ein tiefes Wissen um die Kultur der Seele hin. Dargestellt sind auf je einem Teppich die fünf Sinne. Das Thema des **sechsten Bildgewebes** gibt Rätsel auf (Abb. 35). Es kursieren ver-

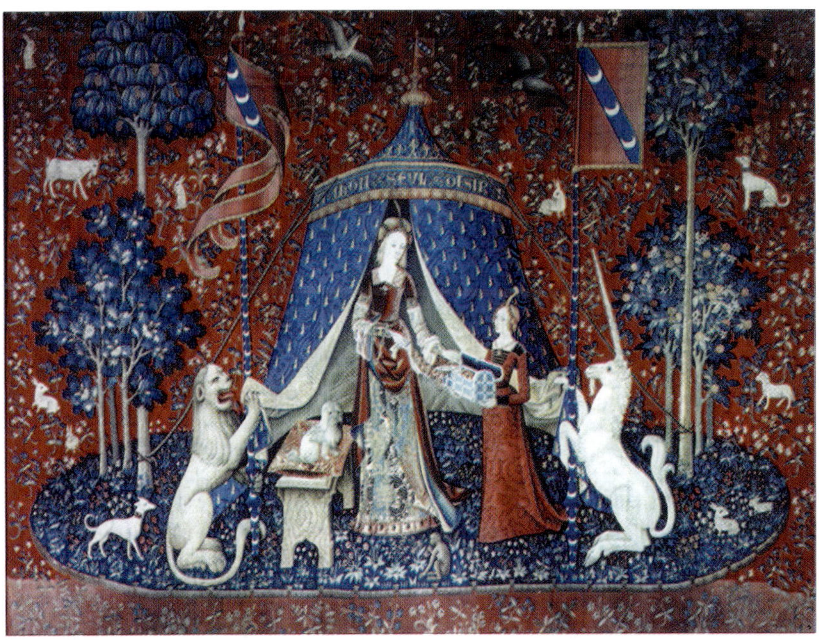

35. Teppich aus dem Museum Cluny, Paris: «A mon seul désir».

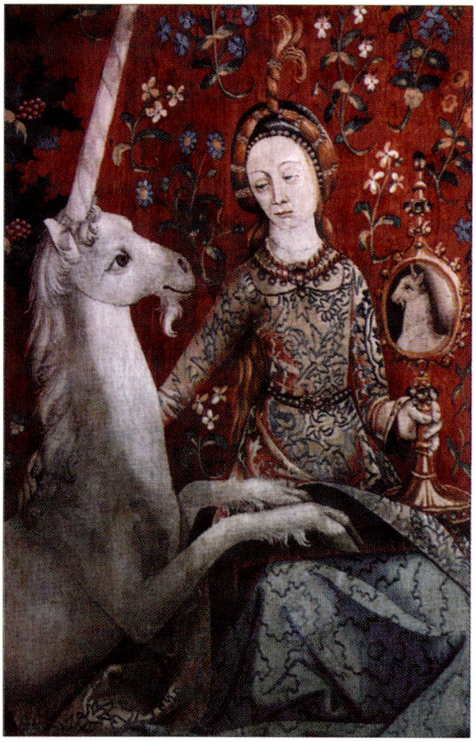

36. Teppich aus dem Museum Cluny, Paris. Dame mit Einhorn.

schiedene Deutungen. Anstoss dazu geben zwei Momente: das eine ist die Schrift auf dem Zelt *«A mon seul désir»*, das andere ist die Gebärde der «hohen» Frau, mit der sie einen kostbaren Halsschmuck in eine Schatulle legt oder diese Kette dem Kästchen entnimmt. Jeder Betrachter interpretiert die Aufschrift seiner Lebenssicht gemäss, denn was ist «meiner einzigen Sehnsucht»? Ist das Gott, ist das der Geliebte oder betrifft es das Geschmeide? Offensichtlich geht es bei den ersten 5 Bildteppichen um eine Bezähmung der 5 Sinne, um die Absage an ein triebgesteuertes Leben zugunsten seelischer Qualitäten. Also spielt auch das 6. Bild auf eine seelische Ebene an. Damit erklärt sich die Gebärde dahingehend, dass zugunsten seelischer Entwicklung irdischen Werten nicht mehr die primäre Zuwendung gewährt wird. Diese reife Lebenshaltung fand im 15. Jahrhundert durch Texte der griechischen Philosophen Sokrates und Platon Unterstützung.[73] *Die Kultivierung der Sinne (des Körpers) bedarf einer Willensschulung.* In der «**Dame mit dem Einhorn**» halten ein Löwe und ein Einhorn Fahnen mit Familienwappen. Nicht von ungefähr flankieren sie eine edel gekleidete und geschmückte Dame. Die ungestümen, aufbäumenden Bewegungen der Tiere veranschaulichen die Triebgewalt, die ja auch dem Menschen eigen ist. Vor allem die wilden Tierkräfte des Löwen bedürfen der Zähmung. Das weisse Fabelwesen, das Einhorn, aus verschiedenen Tieren zusammengesetzt, wirkt gezähmter. Es legt auf dem den Gesichtssinn (Abb. 36) darstellenden Teppich seine Vorderbeine auf den Schoss der Dame und blickt in einen ihm von dieser Dame vorgehaltenen Spiegel. Assoziativ könnte man an ein «Erkenne-dich-selbst»-Thema denken, und damit an die Aufforderung, sich seiner Sinnenkraft bewusst und ihrer Herr, bzw. Gebietende zu werden. Die Gebietende ist die unter dem Einfluss des ewigen Willens stehende ewige Seele. Sie nimmt Einfluss auf den geläuterten irdischen

Willen, das Wünschen und Begehren. Sie gewährt von ihrer Stufe aus den einhörnigen Trieben die Einsicht, ihren irdischen Wunschwillen dem ewigen Willen anzuvertrauen. Es kommt hier die Einwilligung der emotionalen Triebkräfte in die liebende Energie des Herzens zur Darstellung. Die einhörnigen Triebe erscheinen den Löwenkräften gegenüber schon gefasster, nachdem die Tierkräfte verschiedenen Ursprungs in einer aussernatürlichen Weise zu einem Tier zusammengewachsen sind. Das Einhorn, aus einem Tier des Wassers (Narwal – man denke an den Leviathan des 2. Chakras. Der männliche Narwal besitzt einen waagrecht aus dem Oberkiefer ragenden Stosszahn) und einem Pferdeleib mit Ziegenkopf und Ziegenhufen (verwandt der flüchtigen Gazelle des 4. Chakras?, die auch nicht jeder Mensch zu Gesicht bekommt) symbolisiert dem wilden Löwen gegenüber nicht nur ein domestiziertes, sondern ein in hoher Schule dressiertes Tier, denn es blickt in den angebotenen Spiegel. Dieser nicht der Tiernatur entsprechende Vorgang erinnert, wenn auch nicht vergleichbar, an die Hohe Schule der Spanischen Hofreitschule. Sie begeistert durch ihre Dressurerfolge in den Sprüngen und Schrittfolgen der Lipizzaner, einer Zucht edler Schimmel. Der auf der französischen Tapisserie dargestellte *Gesichtssinn* spricht m. E. mehr als nur das mit den Augen in den Spiegel Blicken an. Diese Allegorie vermittelt vielmehr Einschau, Einsicht auf der Herzensebene. Diese *Einsicht bedarf der Einwilligung aller Sinne und der irdischen Seelenkräfte.* Einwilligung ergibt sich aus einem langen Reibungs- und Zähmungsprozess der irdischen Kräfte. Dadurch entsteht die Angleichung des irdischen Willens an den ewigen Willen. Und aus diesem Grunde gibt die Teppichfolge der «Dame mit dem Einhorn» wichtige und bildhafte Hinweise für den Übergang der irdisch-seelischen zur ewig-seelischen Stufe des Menschen. Was das Einhorn tut, ist paradox.[74] Das Einhorn selbst ist paradox. Den Trieben nicht ihren Lauf zu lassen, kann man als widernatürlich bezeichnen, als «contra naturam» (C. G. Jung, Maria Hippius).

10.3. Wille zur Umkehr

Das Einsetzen des eigenen Willens zur Kultivierung der Sinne kommt einer grundsätzlichen Umkehr gleich. Diese Umkehr widerspricht allem bisher Gewohnten. Der ewige Geistesmensch erhält durch die Inkarnierung in den kosmischen, an die Materie gebundenen Menschen die Chance, sich zu dieser Schicksalsumkehr zu entscheiden. *Die Umkehr des Menschen setzt dort an, wo er den Willen in sich aufnimmt, seinem Lebensweg Sinn zu geben. Damit übernimmt er die Führung der Sinne.* Vom Blickwinkel des Schicksalsweges eines Menschen gesehen kommt der aus einer geistseelischen Ebene gefallene

Mensch durch seinen Geburtsprozess eingehüllt in einem natürlichen Körper auf die Erde. Die Bibel nennt das Sündenfall. Das Wort «Sünde» wird leider oft als Machtmittel verwendet, um den Menschen mit der Benennung «sündig» schuldig und dadurch abhängig zu machen. Damit nimmt man dem Menschen die Verantwortung für sein Tun und Lassen. Er wird unmündig. Das bringt Hoffnungslosigkeit in der Unselbstständigkeit. Der natürliche Antrieb, sein eigenes Schicksal in die Hand zu nehmen, verblasst. Auch der Wille, sich selbst schöpferisch zu gestalten, verrinnt. Alles nur für das von Menschen geschaffene Gottvaterbild zu tun, lässt den Bezug zur Selbstverantwortung schwinden. *Was ist das für ein Gott, der mich straft?* Wenn ein Mensch eine Tat setzt, folgt daraus eine Veränderung. Das ist das kosmische Gesetz von Ursache und Wirkung. So ist anzunehmen, dass auch der Eintritt in den Körper Folge eines Tuns oder Unterlassens der ewigen Seele sein kann. Der «Fall» der Seele in den Körper bleibt so in der Verantwortung des Menschen. Diese Fallbewegung endet mit dem *Erwachen des menschlichen Willens, sein eigenes Schicksal bewusst zu gestalten*, soweit es nicht von kosmischen Schicksalsschlägen beeinträchtigt wird. Hier liegt der eine Schlüssel zur Selbstverwirklichung der ewigen Seele in ihrer Komplexität.

Der andere Schlüssel schmiedet sich aus dem Ernst- und Wahrnehmen der tiefen Einsicht umzukehren, sich auf den Weg zu begeben. Der *Entschluss zur Umkehr* gerät immer wieder aus dem Blickfeld durch eigene Nachlässigkeit oder Verführung auf Nebenwege. Doch aus diesen Widerständen und langewährenden Irrwegen kommt *Erfahrung, Demut, Einsicht* und es wächst die Geduld der **Liebe**. Es ist eine Liebe mit der ich mich selbst an der Hand nehme.

Dazu ein **Beispiel**:

Schon die griechische Mythologie greift das Thema der Befreiung der Seele (anima) durch die Liebe eines Helden auf. Der Held verkörpert den willensstarken oder in seinem Willen gestärkten Menschen. Die zu befreiende Seele ist die ersehnte Geliebte. Alle in einem Mythos auftretenden Menschen können als personifizierte Seelenbewegungen (Libido) in den Seelenbereichen eines einzigen Erlebenden gesehen werden, genau wie im Traum (subjekt-stufige Deutung).

Die Geschichte des Perseus vergegenwärtigt die Suche und den Kampf um die Integration der Triebseele mit ewigseelischen Anteilen. Perseus ist Sohn des Gottes Zeus und der irdischen Danae. Der Vater der Danae sperrt diese mit ihrem Sohn Perseus in einen hölzernen Kasten und setzt diesen Kasten auf dem Meer (des Unbewussten) aus, damit der göttlich gezeugte Enkel (Perseus) den irdisch verhafteten Grossvater nicht töten kann (Besetzung der Tochter durch den Vater). Gerettet auf einer Insel, verliebt sich der Herr dieser Insel in

Danae. Perseus soll (wieder) beseitigt werden und wird von dem Geliebten der Mutter ausgeschickt, um das Haupt der Gorgo Medusa zu holen. Die Gorgonen, drei Schwestern, sind geflügelt, haben Schlangenhaare und mächtige Zähne. Mit ihrem Blick versteinern sie jeden, der sie ansieht (eine tötende Mutterkraft symbolisierend). Mit Hilfe der Götter Hermes, dem Boten zwischen Himmel und Erde, und Athene verschafft sich Perseus eine Tarnkappe, eine Zaubertasche und Flügelschuhe. Er trifft Medusa am Ufer des Okeanos (des Unbewussten) schlafend an, nähert sich ihr, indem er ihr Spiegelbild in seinem ehernen Schild* beobachtet und schlägt ihr so das Haupt ab (s. Abb. 47) (Erkennen eines Schattenanteils, bzw. eines ganzen Komplexes). Auf dem Rückweg hat Perseus eine weitere Prüfung (auf dem Weg der Integration der Seele) zu bestehen. Weil Königin Kassiopeia sich rühmt, schöner als die liebreizenden Nereiden (Meerjungfrauen) zu sein, bitten diese Poseidon, den Herrn der Meere (des Unbewussten), das Königreich der Kassiopeia mit einer Sturmflut zu überschwemmen und ein Ungeheuer (Leviathan) zu senden, das Menschen und Tiere verschlingt. Ein Orakelspruch (ein Paradoxon) verheisst Rettung, wenn die Tochter des Königpaares, Andromeda dem Ungeheuer geopfert wird. Andromeda wird, an einen Felsen am Meeresufer gefesselt, dem Untier ausgesetzt. Perseus tötet das Tier und befreit dadurch Andromeda, die er schliesslich heiratet.

Perseus, der Erdenmensch mit göttlichem Kern, kämpft gegen die triebseelischen Gefühle und Mächte des unbewussten Männlichen und Weiblichen (im Bauchraum und Zwerchfell). Durch die selbstgeschaffene Einsicht in seine tieferseelischen Gefühle lernt er die eigenen und fremden Projektionen nicht anzunehmen, sondern zurückzuspiegeln mit seinem blanken Schild. So wird er Herr seiner unbewussten ungeheuren und weiblich gepolten Emotionen (2. und 3. Energieraum). Dadurch gestärkt bezwingt er nun auch die zerstörerischen männlichen Tierkräfte, die gegen die egohafte Eitelkeit weiblicher Anteile aufbrausen. Aufgrund der Integration von anima und animus kann die Vereinung von Mann und Frau stattfinden.

* In der griechischen Kriegskunst war der Schild nur der materielle Schutz. Der Begriff der «Schildbeschreibung» meint, dass ein Krieger auch seine psychischen Schwächen erkennt. Das Erkennen von Schwächen und Fehlhaltungen ermöglicht Schutz

10.4. Einung der Triebkräfte

Martin Buber erinnert in einer seiner tiefberührenden chassidischen Geschichten, wie wichtig die geradlinige Entschlossenheit für die Einung der vergänglich-seelischen Kräfte ist. Auch er weist damit auf den eindeutigen Willen hin, mit dem Trieb und Intellekt gezügelt werden können. Er schreibt: «In jedermann ist etwas Kostbares, das in keinem andern ist. Was in einem Menschen 'kostbar' ist, kann er nur entdecken, wenn er sein stärkstes Gefühl, seinen zentralen Wunsch [damit meint er m.E. den Willen], das in ihm, was sein Innerstes bewegt, wahrhaft erfasst.»[75] Eine in diesem Zusammenhang wiedergegebene Geschichte illustriert den allen Menschen vertrauten Zick-Zackkurs zwischen Wunsch und Wille: «Ein Chassid des 'Sehers von Lublin' fastete einmal von Sabbat zu Sabbat. Am Freitagnachmittag überkam ihn ein so grausamer Durst, dass er meinte sterben zu müssen. Da erblickte er einen Brunnen, ging hin und wollte trinken. Aber sogleich besann er sich. Um einer kleinen Stunde willen, die er noch zu ertragen hätte, würde er das ganze Werk dieser Woche vernichten. Er trank nicht und entfernte sich vom Brunnen. Stolz flog ihn an, dass er die schwere Probe bestanden habe. Wie er dessen inne ward, sprach er zu sich: 'Besser, ich gehe hin und trinke, als dass mein Herz dem Hochmut verfällt.' Er kehrte um und trat zum Brunnen. Schon wollte er sich darüber neigen, um Wasser zu schöpfen, da merkte er, dass der Durst von ihm gewichen war. Nach Sabbatanbruch betrat er das Haus seines Lehrers. 'Flickarbeit !' rief ihm der an der Schwelle zu.»[76]

Es geht also um Einung der Widersprüchlichkeit von Trieb und Intellekt. Einung kommt zustande, wenn der emotionale Zwerchfellraum sich von der Herzkraft durchdringen lassen will. Bei diesem Vorgang meldet sich sehr häufig der Intellekt und will den Einwilligungsprozess verstehen. Damit stört er und unterbricht die Einung. Wird der Kopf frei, ergibt sich der Mensch seinem Herzen. Buber nennt das Tun aus der geeinten Seele, ein «Werk aus einem Guss»[77]. Der Weg zu stetiger Einheit der Seele ist der schwierige und wachsam gestaltete Weg durch das Leben.

10. 5. Die ewige Seele

Die ewige Seele in ihrer ganzen und gebündelten Kraft zu erleben, bedarf des steten, treuen Feilens, Ringens, des sich Behütens und des sich dem Sinn seines Lebens Aussetzens. Erfährt der Mensch einen Hauch der Ewigkeit in der Resonanz seiner zeitlichen und ewigen Seele, dann hört sich das an *«wie ferner Vogelruf»* oder *«wie wenn eine liebe, längst nicht mehr gehörte*

Melodie dir unerwartet in der Abenddämmerstunde aus der Ferne zuströmt.» [78]

Schon eine solche «Seinsfühlung» (Dürckheim) kann den Horchenden in grösste Glückseligkeit versetzen, wenn er diese Regung ernst- und wahrzunehmen weiss. Meist verwischt der Lärm des Alltags oder die eigene Unachtsamkeit diese erste Spur zu einer tieferseelischen Erfahrung. Oder ein in diesem Horchen Ungeübter ordnet verführerisch laute Töne der vergänglichen Seele schon dem Reich der ewigen Seele zu. Solche verwirrende vergängliche Seelen»töne» sind im Kopf gesehene Bilder von Licht oder im Ohr gehörte himmlisch anmutende Klänge und Stimmen. Die Unterscheidungsfähigkeit erlangt der Horchende erst nach vielen Jahren mühevollen Gehens, das anfangs einem Irren durch labyrinthische Abgründe gleicht. Die triebseelische Sehnsucht, nun endlich die grosse Erfahrung machen zu wollen, bringt meist nur Täuschungen. So inszeniert die irdische Ungeduld, das Drängen nach Auflösung der erdhaften Fessel, ein Spektakel nach dem anderen. Die tollsten Lichterscheinungen durchschütteln den häufig von mysteriösen Gurus, Meistern, Lehrern in die Irre Geführten. Chakren glühen, Kundalini schiesst hoch, Buddha reicht die Hand, Christus spricht zu einem selbst. Getaucht in heissflirrende Schauer schillernden Lichts durchstösst den vor Glückseligkeit Aufgelösten eine irdische, affektive Welt plastischer Phantasie. Sehr zu bedauern sind die abertausend Suchenden, die in solchen Erlebnissen stecken bleiben. Eine Zeitlang in diesen Sackgassen herumzufahren, möge der heilsamen Ernüchterung eine Chance geben.

Was kommt, wenn der Getäuschte oder sich selbst Täuschende endlich bemerkt, dass ausser lichtbebender Dramatik nichts weiter geschieht, als dass noch und noch die Sehnsucht nach weiteren Bildern steigt? Was geschieht, wenn jeder Höhepunkt einen neuen Höhepunkt überschreiten will, wenn Erlebnisse sich additiv aneinander reihen, wenn der von diesem Spektakel Faszinierte sich im Kreise dreht – ... Zuerst geschieht einmal gar nichts. Zu Beginn des Erwachens in einer tieferseelischen Schicht, d.h. einer vom Ewigseelischen durchlichteten vergänglichseelischen Schicht ist es erst einmal dunkel. Und segensreich wirkt die Geduld die Sendepause zu ertragen und schliesslich zu tragen. Mühselig nüchtern führt der Weg weiter. Ahnungsweise kommt ein Geschmack von ewigseelischer Qualität. Wie schon mehrmals angedeutet, schafft der Suchende den Weg zur Empfindung der ewigen Seele nur durch eigenes treues Feilen und Ringen. Man lernt, sich vor Scharlatanen zu hüten, die einem die Methode, den direkten Zugang zum Geiste versprechen. Es braucht Mut, sich den Strapazen des Weges zu stellen.

Ist ein Mensch von seinem Chef überzeugt, auf einen Meister bezogen, dem geliebten Menschen ergeben, dann vollbringt er auch «übermenschliche

Taten». Wie aber fühlt es sich für diesen Ergebenen an, wenn er etwas «nur» für sich selbst tut? Da tritt Müdigkeit auf, Unlust. So bleibt die vorgenommene Stillezeit unversehens auf der Strecke. Man verliert den Kontakt zum Sinn.

Die **Leibarbeit** schafft Kontakt zu den Sinnen, weckt die Bereitschaft, den Körper mit all seinen triebseelischen Bewegungen anzunehmen, regt den Willen zur eigenen Sinnfindung an. Die begegnende Berührung fordert zu wacher Empfindung des Im-Leib-Seins auf. Diese Wahrnehmung des Leibes konfrontiert anders als die Meditation, die mich mit mir alleine lässt. Das gemeinsame Einordnen von Berührtsein und Abgrenzen weckt Verantwortung und Antwort gegenüber dem anderen, der eine eigene Ordnung darstellt. Bewusst werden nicht nur Berührender und Berührter, sondern auch der Raum in dem die Begegnung stattfindet und die Zeit, die dafür vorgesehen ist. Wenn eine zeitliche Regelmässigkeit vereinbar ist, eröffnet die kontinuierliche Begleitung die Erfahrung vorerst noch unbewusster Leibräume. Das wiederholte sich in den Körper Einlassen gewinnt an Geläufigkeit. Das Kreuzbein wird zum Anker, die Sitzhöcker zur Basis. Der Atem durchströmt gespannte Körperbereiche, lässt sich nieder im Bauchbeckenraum, durchfliesst den Körperinnenraum bis in die Beine. Der Körper gerät in Fluss. Das Strömen löst Zuversicht aus, schafft Sicherheit. Die unteren Energieräume von Füssen, Beinen, Becken, Bauch bis zum Zwerchfell und Sonnengeflecht beleben sich. Die körperlich oberen Energiebereiche wie die unteren zentrieren sich im Herzraum. Die Sicherheit im eigenen Körper und gegenüber dem Körper des anderen, das Fühlen der äusseren physischen Ordnung gibt die Basis für das Erleben einer inneren, seelischen Ordnung. Das Einwilligen, das Einfühlen, das Empfinden, ganz in sich selbst zu sein, in sich ganz zu werden, ganz zu sein, wird erlebbar in der Empfindung des ICH BIN. Dieses erkennende Empfinden durchlebt den ganzen Körper. Im ganzen Körper spricht sich das ICH BIN. Immer deutlicher tönen die Körperinnenräume, schliesslich jede Zelle, jedes Atom des Körpers in diesem beglückenden Erkennen.

Diese Erfahrung innerer Ordnung lässt sich nicht programmieren. Durch Regelmässigkeit in der Begegnung mit sich und dem anderen nähert sich der Erfahrende seinem eigenen heilenden Körper-Seelen-Raum. Die Energieräume von Herz, Hals und Kehlkopf, sowie dem Gehirn eröffnen sich in einer geistseelischen Ebene.

Das Bild des Betretens eines **Sakralraumes** möge den eben beschriebenen Vorgang nochmals mit anderen Worten beschreiben:

Hat der Besucher einer Kirche das Langhaus weitgehend durchschritten, dann nähert er sich dem Achsenkreuz, das sich aus Langhaus und Querschiff ergibt (Abb. 37). Er kommt zum **zentralen Geschehensraum**, dem Herzstück des sakralen Baues. Ein Gefühl von Ankommen (Advent) nimmt Raum. Auf

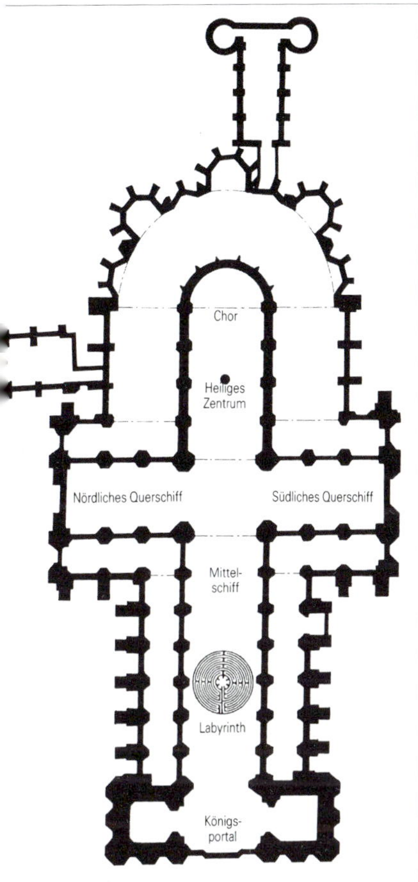

37. Kathedrale von Chartres mit Labyrinth.

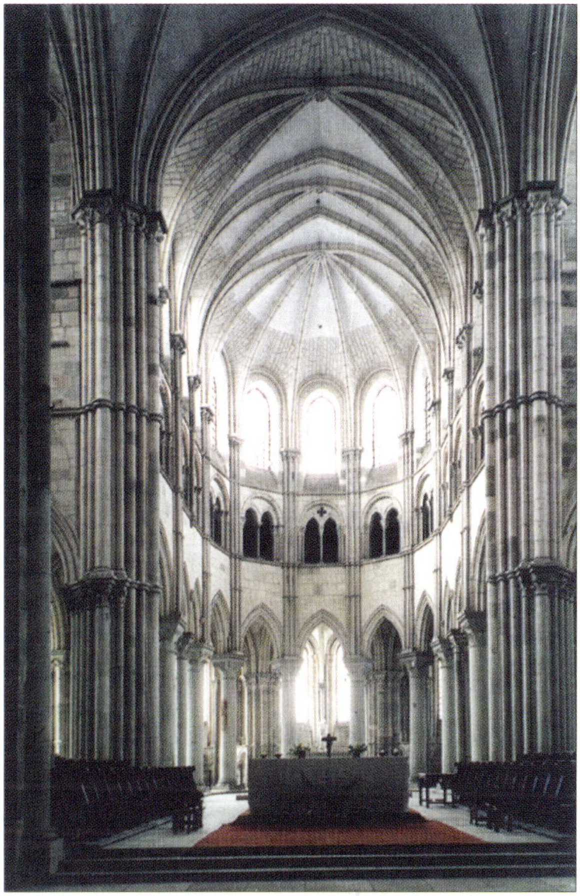

38. Kathedrale von Vézelay, Chor.

einem über Stufen erreichbaren Podest sieht er den Altar. Der Altartisch lädt ein zur Teilnahme an dem inneren Wandlungsgeschehen (Abb. 38). Nicht selten sieht man vor dem Achsenkreuz einer Kirche, das im Grundriss einem Stehenden mit weit geöffneten Armen gleicht, ein bestimmtes Bildthema. Hier entdeckt man z.B. das für eine reifende Menschenseele erschütternde Geschehen der Verkündigung des Erzengels Gabriel an Maria. In diesem symbolisch zu verstehenden Geschehen begegnet die Geisteswelt der durch einen langen Weg vorbereiteten menschlichen Seele. Es mutet wie die Begegnung an einem Kreuzungsweg an. Das Achsenkreuz vermittelt die Vereinigung zweier Bewegungsrichtungen. Das Thema der Verkündigung tut das gleiche. Der Engel als

Bote aus einer geistigen Welt und Mittler einer inneren Ordnung begegnet der lange in einer irdischen Ordnung vorbereiteten, wenn auch zögernden Maria. Auf einer seelischen Ebene gedeutet, erfährt sich der irdisch-seelische Mensch auf eine geistseelische Ebene gestellt.

Dieser Vorgang auf die Leibarbeit übertragen, versinnbildlicht die Schwelle, an der Not und Freuden auf dem irdischen Weg angenommen werden wollen. Man könnte an dieser Schwelle auch einem Sisyphos begegnen, der seine sinnlos scheinende Mühsal annimmt. Ein sich läuternder Sisyphos verzweifelt nicht mehr an dem immer wieder bergabrollenden Felsen, den er eben im Schweisse seines Angesichtes unter Einsatz aller Kräfte den Berg hinaufgerollt hat. Er besinnt sich auf den tieferen Sinn seiner Auseinandersetzung mit den körperlichen Beschwerden, dem irdisch schwer Tragbaren. Es kann eine ganz zarte und als solche kaum aushaltbare Berührung sein, die plötzlich das Eis des Widerstandes bersten lässt. Das Loslassen ermöglicht, sich gehalten zu fühlen, sich aufgenommen zu finden in der Ordnung geistseelischer Gewissheit. Diese Gewissheit belebt und erwärmt den Brustraum. Die verstandesabhängige Kontrolle im Kopf rutscht plötzlich nach unten und findet sich als geklärtes Bewusstsein im Herzen wieder. Man fühlt sich im Zentrum stehen. Stille erfüllt nicht nur Behandler und Behandelten, auch der Raum vermittelt diese stille Klarheit, Geordnetheit. Der Vogelruf verfliegt, wenn man ihm nicht immer wieder Zeit und Raum gibt. Um den an die Seele rührenden Ton aufzunehmen, bedarf es der Schärfung des Horchens. Das gleicht dem bereiten Ohr Marias, die dem Ruf des Engels, wenn auch zögernd, in ihrem Herzen Einlass gewährt. Das Herzensohr will sich in der Erfahrung üben, um immer häufiger der zarten Melodie geistseelischer Wirklichkeit lauschen zu können. Sind die Ausdrucksformen, erdhaften Klänge und Rhythmen in ihren Energieräumen gefasst und in Fluss, dann wird der Körper zum Gefäss, in dem der Fluss des ewigseelischen Organismus empfindbar wird.

Triebseele und Gehirntätigkeit bzw. die feineren fluidischen Kräfte kanalisiert der zunehmend von irdischen Anschauungsformen befreite ewige Wille von Augenblick zu Augenblick. Verebbt, versiegt die irdisch energetische Dynamik, dann entsteht eine unbeschreibliche Stille, als wäre ein Engel im Raum, als fände die Dame mit dem Einhorn die Erfüllung ihres einzigen Begehrens. In dieser gelassenen Dichte durchströmt seelisches Glück jedes körperliche Organ. Der irdische Wille eint sich dem Wirkungsraum des ewigen Willens. Der Mensch lebt in Einklang von Körper und Seele.

VI. Vom Geiste

11.1. Das geistige Kraftzentrum des Menschen

Ist es schon ein heikles Unterfangen Seelisches in Worte zu fassen, so erscheint der Sprung in die Dimension des Geistes intellektuell nicht mitvollziehbar, geschweige denn in Worten fassbar. Jede Beschreibung gleicht einem Gestammel. Dazu kommt, dass Erleben eine individuelle Erfahrung ist und nur dem Erfahrenden zugänglich wird.

Eine geistige Erfahrung bleibt unmessbar frei, erfüllt sich im Schweigen, im Tun, im Schaffenden, Schöpferischen. Eine geistige Erfahrung ist auf nichts und niemanden angewiesen. Es handelt sich um das griechische «gnothi seauton», das sich selbst Erkennen, das sich in sich Erkennen.

In der Literatur liest man vom göttlichen Kern, vom inneren Christus, der Buddhanatur, dem göttlichen Fünkchen Eckharts, der Herzenssonne, dem grossen ICH, bzw. dem Wesen bei Dürckheim. Freud nennt es das «Ich» und meint damit den einigenden Kern der menschlichen Persönlichkeit zwischen dem unbewussten Triebbereich (Es) und dem das Moralprinzip vertretenden Über-Ich. Diese Freud'sche Benennung des «Ich» steht der gängigen Bezeichnung «Selbst» nahe, wie sie auch Jung aufgreift. Sie macht klar, dass es sich um das innerliche geistige Kraftzentrum eines Menschen handelt. Auch Buber meint in seinem Büchlein «Ich und Du» [79] diese geistseelische Ebene des Ich.

Der Klang des Wortes *«ich»* verglichen mit dem Wort *«selbst»*, löst ein unterschiedliches Gefühl aus. Das innerlich wie äusserlich gesprochene Wort «ich» vermittelt ein glasklares Identitätsgefühl. Es spricht ein Ganzheitsgefühl förmlich aus und trifft den Aussprechenden in seiner Mitte. «Ich» trifft wie ein Blitz. «Selbst» hat etwas Rundes, die Mitte Umrundendes. Spreche ich vom «Selbst», scheint es mir freizustehen, ob ich mich meine. «Selbst» bedarf der Zielbeschreibung: «du», «ich», «man». Aus diesem Grunde wird in diesem Buche für das geistige Zentrum des Menschen – zumeist «ich selbst» genannt – das zutiefst treffende Wort «ICH» gewählt.

Weiters braucht das Wort «Geist» eine Begriffsklärung. Die synonyme Verwendung des Wortes «Geist» einerseits für «Intellekt» bzw. «Verstand»

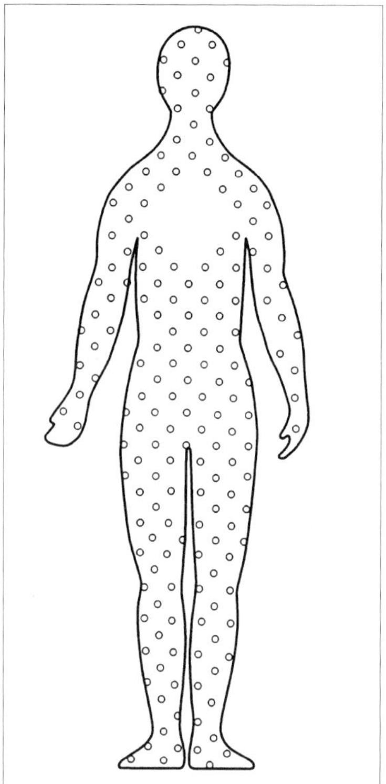

39. Bewusstsein im geist-seelischen Organismus.
○: ewige Seele
weisses Umfeld: Geist

und andererseits für «Spiritualität» bewirkt seit langem in Text und Sprache Unklarheit und heillose Verwirrung. Meint man mit «Geistesblitz», «geistiger Grösse» oder einem «vergeistigten» Menschen nun seine Spiritualität oder seinen Intellekt? Noch verwirrender ist die Meinung, Intelligenz, Scharfsinnigkeit hätten etwas mit geistiger Tiefe zu tun. Überhaupt wird das Denken oft auf die Stufe des Geistes gehoben, was – übernimmt das Denken die Führung – das Schwinden geistigen Erlebens nach sich zieht. Das Denken hat ordnende Qualitäten, ist ein gehirnlicher Akt, der körperliches, seelisches und geistiges Erleben in Begriffe und Sprache fasst. Das Denken ist wie eine Membran, welche die Resonanz aus körperlichen, seelischen und geistigen Bereichen widergibt. Denken und der sprachliche Ausdruck bleiben ein entscheidendes Fahrzeug zwischenmenschlicher Beziehung. Bleibt der Intellekt am straffen Zügel menschlichen Unterscheidungsvermögens, dann können sich Körper, Seele und Geist in ihrem Bemühen um Integration entwickeln.

«Das Seiende aus sich» ist Geist. Er lebt selbstbewusst in der Wirklichkeit, die wir zwar suchen, aber mit unseren irdischen Möglichkeiten nie erreichen können. Dank des täglich geübten Selbstempfindens durch den ganzen Körper von der Zehe bis zum Scheitel entwickelt der Mensch ein Wahrnehmungsbewusstsein bis in jede Zelle. Empfindet man sich schliesslich bis in jedes Atom so, als wäre dieses ein mit Seele gefülltes Schälchen, dann erlebt man sich in seinem **geist-seelischen Organismus** (Abb. 39). So wird der Körper Mittler des geist-seelischen Leibes, in dem sich jeder Mensch nicht nur wahr, nicht nur gut, sondern als Sammelpunkt aller Schönheit erlebt.[80] Als Zentrum dieses ewig-seelischen Organismus hilft das geistige ICH als eine Urseelenkraft die unterschiedlichen Impulse ewiger Seelenkräfte zu bündeln.

Dazu ein **Beispiel**:

Eine Frau bemerkt während der Leibarbeit starke Verhaltenheit in der rechten Schulter. Durch das Leibgespräch wird deutlich, dass sie für ihre kranke Freundin Handlungen setzen möchte, welche die Freundin verweigert. Der ganze Schmerz des Abgewiesenseins kommt bei der Lockerung der Schultermuskulatur heraus. Körperlich löst sich die Spannung. Vergänglichseelisch wird das Nicht-Gehörtwerden bis in die Kindheit zurück deutlich. – In der vier Wochen später stattfindenden Stunde erzählt die Frau von einer Enge in der Brust. Das Leibgespräch führt zu der seit vielen Jahren bestehenden, aber zurückhaltenden Beziehung zu ihrem Freund. Sie entdeckt, dass sie Angst hat ganz hingegeben Frau zu sein. Zum uralten Schmerz des Abgewiesenseins fügt sich die Angst des Angenommenseins hinzu. Da diese Frau jahrelange Wegerfahrung besitzt, bleibt sie nicht in diesen vergänglichseelischen Gefühlen verhaftet. Sie fühlt auf einmal ihr Brustbein wie einen Stab. Die Lungenflügel verwandeln sich in Schmetterlingsflügel. Ein leuchtender den ganzen Brustraum erfüllender Schmetterling gibt ihr ein Gefühl unendlicher und doch gefasster Freiheit. Sie erkennt ihr Aufgehobensein im Himmel des Körpers. Hier deutet sich der tiefe Bezug zu geistseelischer Gewissheit an.

11.2. Gewissen

Das untrügliche Empfinden des Körpers, das zielsichere Fühlen geistseelischer Tiefe sind Fundament und setzen die Bewegung des **Gewissens** in den Alltag um. Das Gewissen gründet in eines jeden Menschen Geistesfunken, dem Fünklein des Meister Eckhart. Dieser Geistesfunken enthält das Wissen um die geistige Wirklichkeit. Mit Sicherheit erkennt das Gewissen jede logische Manipulation und führt aus einer solchen Maschendraht-Falle. Der untrügliche Glaube an die Gewissensklarheit ermöglicht das Aufspüren triebseelischer Fallen. Weil die Wissenschaft in diesem Jahrhundert unter den Einfluss einer körperlosen Intellektualisierung geraten ist, konnte Einstein den Satz formulieren: «Jedes wissenschaftliche Axiom (Lehrsatz) zerschellt an der vom Glauben aufgerichteten Mauer.» Der Glaube ist nicht greifbar und nicht machbar. Also entzieht er sich intellektueller Fassbarkeit. Der Glaube lebt nicht nur in der Anerkennung einer Heilslehre, ist nicht nur das Fürwahrhalten von etwas oder das Vertrauen auf die Macht und Hilfsbereitschaft eines Gottes.[81] Glaube ist vor allem die eigene Gestaltungskraft im Geiste.[82] Solange das Leben ohne Schwierigkeiten läuft, fehlt einem der Glaube auch gar nicht und die Pflege der Glaubenskraft gerät allgemein in Vergessenheit. Dieser Vorgang schneidet auch den Kontakt zum Gewissen ab. Erst wenn der Zweifel an der unbewussten Geläufigkeit des Lebens aufsteigt, reisst ein Lebensfilm. Der Uroboros, die Schlange, die sich in den Schwanz beisst, die Undurchdringlichkeit des Vorpersonalen reisst auf und gibt der Lebensbewegung eine Chance. Die paradiesische Schlange bleibt dem sich bewegenden Ausgestossenen auf den Fersen als Nährende für allen Zweifel. Wandelt der Mensch die gefahrbringende Schlangenkraft in Unterscheidungskraft um, dann erarbeitet er sich in seinem Körper einen Energieraum nach dem anderen. Das ist ein Wandlungsweg zwischen Tod und Leben.

Diesen Wandlungsweg zwischen Tod und Leben, zwischen Leben und Tod kann ein Mensch nicht nur auf sich alleine gestellt gehen. In allen Religionen gibt es Heilige, Fürbitter, Bodhisattwas, Helfer. Ein Bodhisattwa z.B. ist ein werdender Buddha, der den Schritt zu seiner letzten Vollkommenheit hinauszögert, um den Frommen zu helfen.[83] Diese Helfer sind unserer Sichtbarkeit entzogen. Wenn man an ihre Gegenwärtigkeit glaubt, vertieft und intensiviert das die Hilfemöglichkeiten.

Dazu eine kurze Geschichte. Ein Mann kommt für einen kleinen harmlosen Eingriff für drei Tage ins Krankenhaus. Die Operation verläuft gut. Am dritten Morgen kann sich der Mann beim Frühstück nicht mehr aufrecht halten. Man hängt ihn an den Tropf. Er hat keine Schmerzen. Die Ärzte wissen keinen Rat. Das Liegen könne eine Woche dauern oder Monate oder … Nach sechs Tagen Liegen ohne Perspektive stellt sich ein Zustand von körperloser Leere ein. In dieser Nacht hat der Mann das Bild, am Flussufer zum Jenseits zu stehen. Er will dieses vom Gefühl losgelöste Bild jemandem erzählen und läutet die Glocke. Er sagt der Nachtschwester, dass er nicht mehr weiter wisse. «Wenn Sie glauben, werden Sie gesund» sagt die Nachtschwester und geht aus dem Raum. Kurze Zeit später bringt sie eine Tasse Tee. Eine Woche später verlässt der Mann das Spital und kann achtsam seinen Alltag aufnehmen.

«Wie hat der Mann das gemacht?» ist zweifellos eine verständliche, aber falsche Frage, denn zu machen war da nichts. Er hat angenommen, was die Schwester angeboten hat. Angebote begegnen jedem. Ein zweifelnder Intellekt verhindert die Annahme.

11.3. Eine Geschichte aus dem Zen-Buddhismus

Und nun noch eine Geschichte. Sie ist uralt und kommt aus dem Osten. Man kennt sie als «**Der Ochs und sein Hirte**».[84] Die Zenparabel aus dem alten China des 12. Jahrhunderts gliedert sich in 10 Abschnitte mit je einem Bild (Abb. 30). Schon die Titel geben den Gehalt der Suche nach geistiger Tiefe wieder. Sie lauten: 1. Die Suche nach dem Ochsen. 2. Das Finden der Ochsenspur. 3. Das Finden des Ochsen. 4. Das Fangen des Ochsen. 5. Das Zähmen des

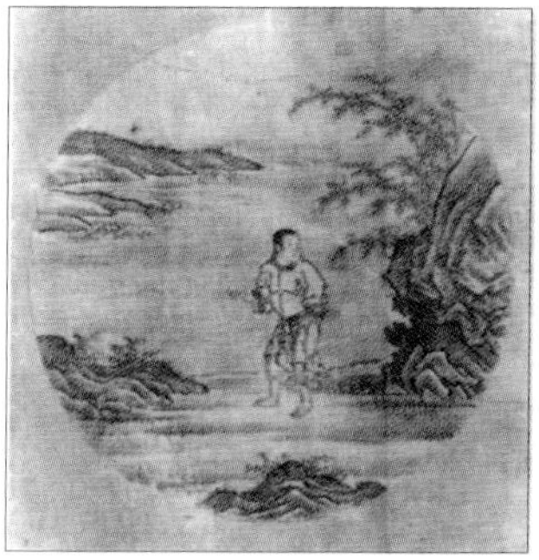
1

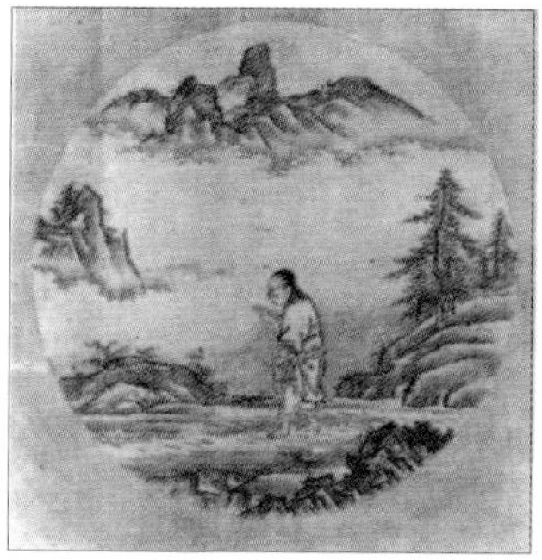
2

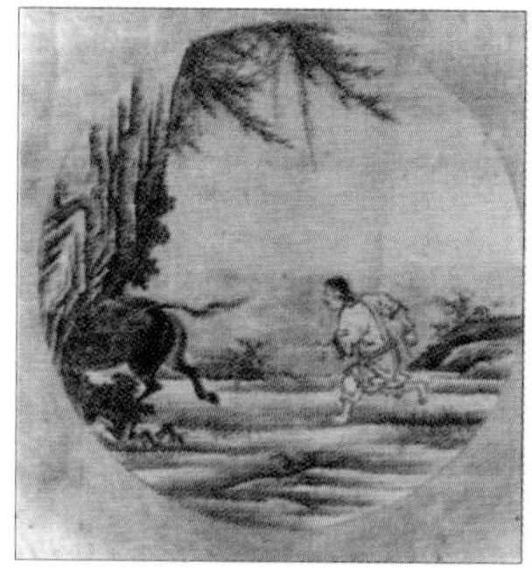
3

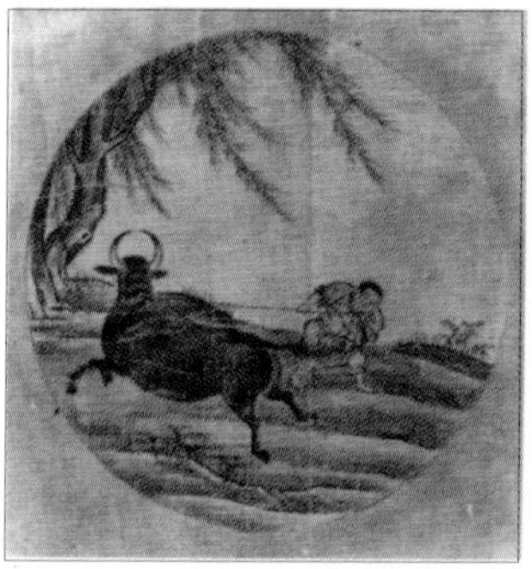
4

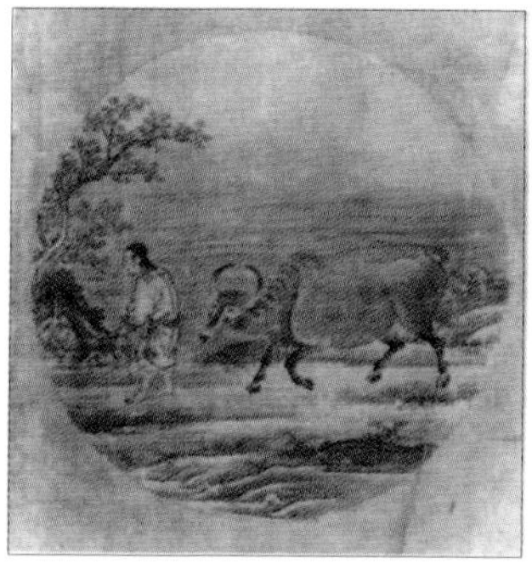
5

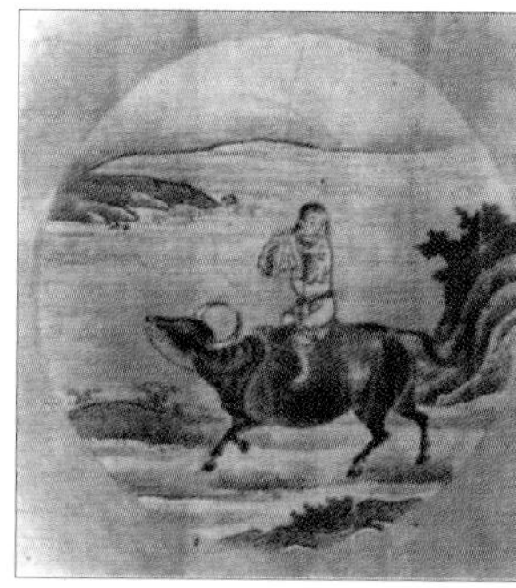
6

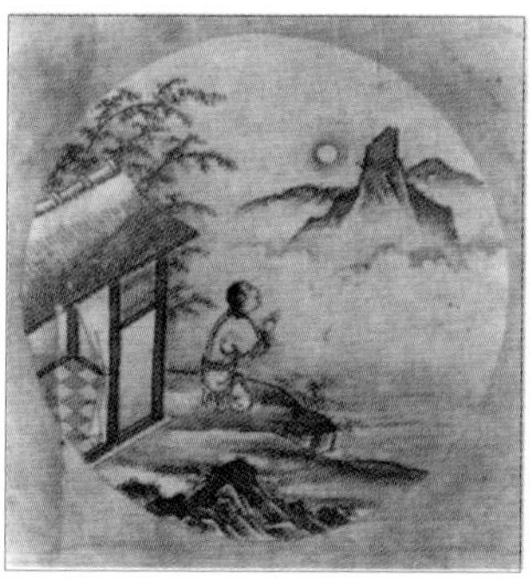
7

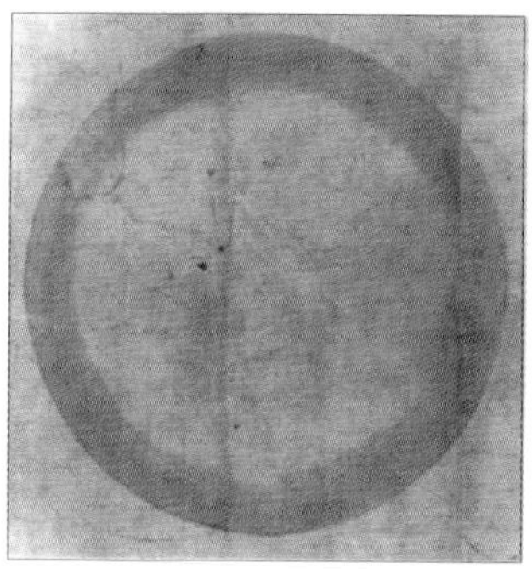
8

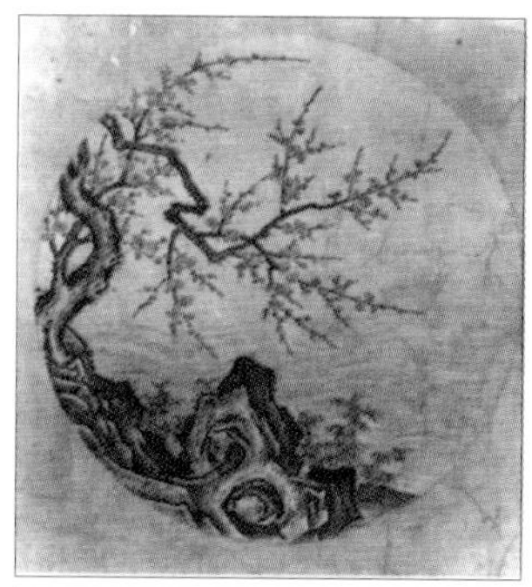
9

40. «Der Ochs und sein Hirte.»

Ochsen. 6. Die Heimkehr auf dem Rücken des Ochsen. 7. Der Ochs ist vergessen, der Hirte bleibt. 8. Die vollkommene Vergessenheit von Ochs und Hirte. 9. Zurückgekehrt in den Grund und Ursprung. 10. Das Hereinkommen auf den Markt mit offenen Händen (Abb. 41).

So trocken und knapp diese Überschriften sind, so unbeschreiblich tief treffen sie die Etappen eines für den geistigen Weg Entschlossenen. Der Pro-

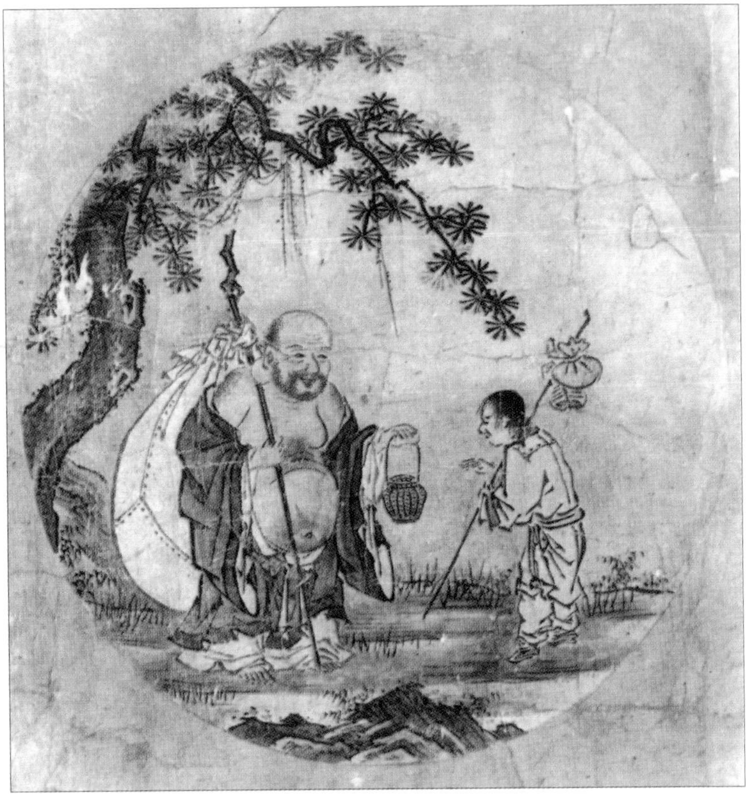

41. Zehntes Ochsenbild.

zess bis zum 6. Bild beschreibt die Auseinandersetzung mit dem Körper und seinen irdischen Seelenenergien. Welch ein Glück, wenn einem das Heimkehren, das Sich-zurück-Finden, Sich-zurecht-Rücken in seinen Körper, auf dem ganz ungewohnten Rücken seines «Körperochsen» im Laufe seines Lebens gelingt! Erst wenn ich in die Seinserfahrung gelange, ihr treu bleibe und ohne ego und Stolz einfach in ihr lebe (7. und 8. Bild), ergebe ich mich mir als dem der ich war, bin und immer sein werde (9. Bild). Wem mag es wohl gegeben sein, in seiner Ursprünglichkeit das täglich fordernde Sorgen- und Freudvolle ganz zu leben?

Text und Bilder gründen im Geiste des Ostens. Die Symbolkraft vermag aber jeden Menschen zu erreichen. Wieder geht es um den Bezug zwischen Mensch und Tier. Im **ersten Bildtext** heisst es: «Wozu das Suchen? Seit jeher ist der Ochse niemals vermisst worden. Doch es geschah, dass der Hirte sich von sich selbst abwandte: da ward ihm sein eigener Ochse fremd und verlor sich zuletzt in staubiger Weite. ... Nur nach aussen gewandt sucht eifrig der Hirt ...» Hier klingt an, dass der Mensch aus seiner paradiesischen Ureinheit fiel und mit den intellektuellen Mitteln sucht. Im **zweiten Text** vertieft sich der Mensch in die Lehren des Geistes, kann aber noch nicht unterscheiden zwischen Wahrheit und Unwahrheit. Im **dritten Bild** findet der Mensch erstmals sich selbst, gleich einer Seinsfühlung. Im **vierten Schritt** fängt der Mensch sich in seiner wilden Tierheit ein. Doch seine Triebe ziehen ihn vom Weg ab. Im **fünften Schritt** gelingt durch die langmütige Arbeit an sich selbst das Zähmen des körperlichen und des tierseelischen Eigensinnes.

Im **sechsten Text** gelingt dem Menschen das opus contra naturam, die Kultivierung der Sinne, die Ordnung der Energieräume und die Formung des Gefühlslebens. Der Hirte sitzt umgedreht (contra naturam) auf dem Ochsen. Das erinnert an Darstellungen, auf denen Lao Tse, der grosse Weise auf dem Büffel reitet. Der Hirte spielt auf einer Flöte. Das Flötenspiel braucht alle Bündelung der Atemkraft. Das erscheint als Symbol für die gebündelten Seelenkräfte im geistseelischen Ich (-I-). So versteht sich m.E. auch die Zauberflöte des Tamino, der dieses Geschenk von der Königin der Nacht erhält, diese Flöte jedoch nicht gegen Sarastro einsetzt, sondern zur Fassung seiner eigenen Sinne. Bezeichnend mag auch sein, dass die Zauberflöte – m.E. als Instrument der Willensbündelung für den Individuierten – vom verstorbenen Gemahl der Königin der Nacht aus einer 1000-jährigen Eiche bei Blitz und Donner geschnitzt worden war, also während des Wirkens der Naturgewalten.

In der **siebenten Darstellung** wird deutlich, dass der Ochsenkörper – als Symbol für den physischen Körper – nur vorübergehend der weltlichen Orientierung dient. Der Geistes-Mensch ist überall zuhause. Er ist wie ein von Wolken befreiter Mond. Er glaubt an den Zugang zum tiefsten Geheimnis. In der **achten Stufe** geraten Tier und Mensch in Vergessenheit, alle Begierden sind abgefallen, auch die Heiligkeit. Im **neunten Bilde** ist der Mensch in seinem Ursprung angelangt. Grenzenlos fliesst der Fluss, wie er fliesst. Und im **zehnten, letzten Durchgang** lebt der Mensch wieder wie jeder andere, auf dem Markt, in Kneipen, in seinem Alltag.

11.4. Am Altar des Herzens

Wenn es einem Menschen gelingt, sich selbst zu begegnen und in dieser Herzensfülle zu verweilen, dann findet er sein Leben im Geiste. Auf dem Weg durch den Sakralraum – um ein anderes Bild zu wählen – ist der Mensch in der Vierung angelangt. Die Vierung entsteht im christlichen Bau durch die Verschränkung von Längs- und Querschiff. Meist wirken hier die tellurischen

Kräfte und Wasseradern am stärksten zur Unterstützung des meditativen Ganz-Seins und geistigen Bewusstseins. Hier am Altar des Herzens wendet sich der Erlebende nach Westen hin, zum Eingang und Ausgang des Sakralraumes, der ja gleichzeitig der Körper ist. In diesem Blick durch das körperliche Langhaus strahlt ihm das vollkommene Mandala des Rosettenfensters entgegen. Zu den schönsten Rosetten der Gotik zählt das westliche Rundfenster von Chartres.

Das opus magnum des sich auf dem Weg Befindlichen umspannt das ganze Spektrum von persona, Schatten und Archetypen. Sein seelisch-geistiges Bewusstsein zeichnet sich aus durch eine grössere Lebensschau, durch seine Innenschau. Sein geistiges Bewusstsein in sich selbst durchwirkt Seele und Körperraum. In einem ganzheitlichen Bild gesprochen könnte man sagen: jedes physische Atom des Körpers ist erfüllt von geistiger Seelenkraft. In einem so beseelten Körper erlebt der Mensch seinen geistigen Organismus. An dieser Stelle seien die Seerosenbilder von Claude Monet nochmals in Erinnerung gerufen. Dieser grossartige Maler schaffte es am Beginn des 20. Jahrhunderts seine tiefe natürlich gewachsene Religiosität in Gemälden zum Ausdruck zu bringen, in denen sich auf der physischen Wasseroberfläche sowohl der Grund und Seelengrund des Teiches einsehen lässt, als auch die Spiegelung der himmlischen Farben und Formen.

Zum Abschluss sei nochmals zusammengefasst:

Die Form des materiellen Körpers umschliesst wie ein Gefäss den geistigen Organismus der Seele. Die Seele mit all ihren Seelenkräften durchdringt und umgibt den Körper. Der geistige Organismus durchstrahlt den Körper, wenn sein Zentrum im Herzen bewusst wird. Hier bildet sich das Bewusstsein zu dem der ICH bin. Wächst das Herzensbewusstsein, dann wächst auch die Wahrnehmung des geistigen Organismus. Hat sich der Mensch in seinem Herzen erkannt, dann wirkt diese Kraft als Energie bis in den Körper. So findet das Herz seinen Ausdruck im Körper. Der Körper wird zum Mittler des Geistes.

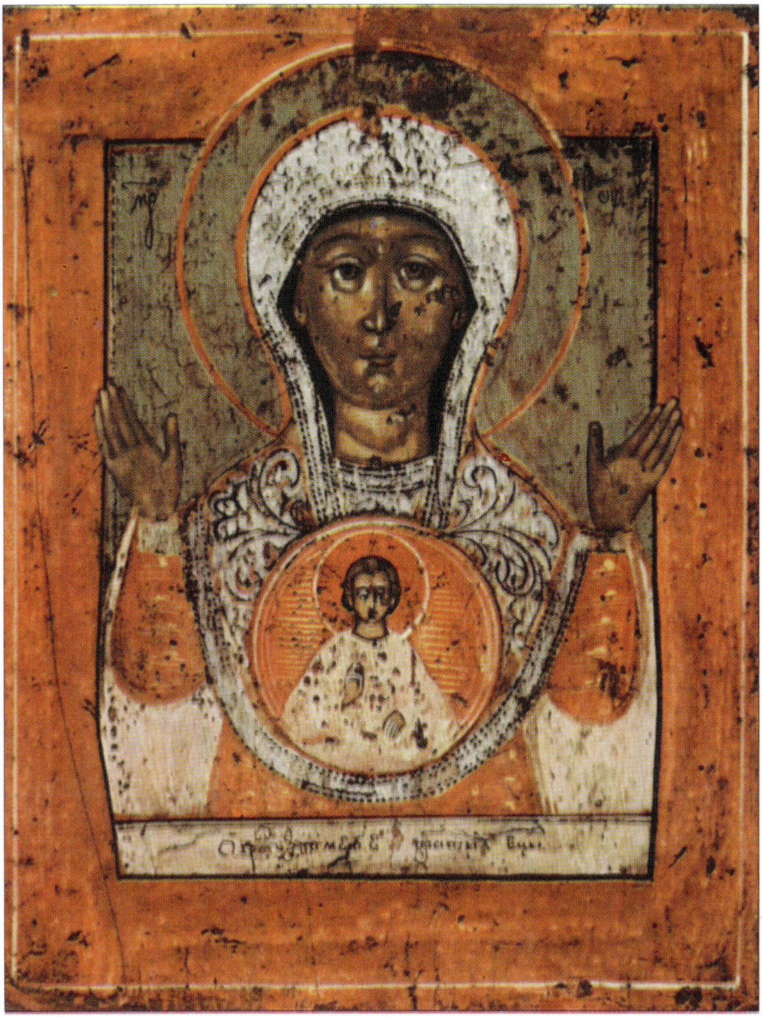

42. Russische Ikone.
Betende Maria (ewige Seele) mit Christus Immanuel im Herzraum.

VII. Meditation – geistige Versenkung in den Körper

Im Kapitel «Vom Geiste» wurde die Zenparabel «Der Ochs und sein Hirte» für die Darstellung des Weges in geistige Bewusstheit herangezogen. Diese geheimnisvollen Texte und Bilder dienten den Zenschülern vieler Jahrhunderte als Schlüssel. Die Leibbezogenheit dieses zenbuddhistischen Meisterwerkes, die Einfachheit der Symbole treffen jeden wahren Suchenden. Der altchinesische Text fand an obiger Stelle Aufnahme, weil m. E. die Stationen und Stufen der Leibarbeit denen des Meditationsweges entsprechen. Die meditative Stilleübung ist Arbeit am Leib mit sich selbst. In der Meditation führt sich der Stille-Suchende selbst ohne äussere Anregung. Das erfordert eine ähnliche Präsenz wie in der Leibarbeit. Die Leibarbeit hat – so wie die Meditation – die Erfahrung meditativen Innewerdens seiner selbst zum Ziel. Das meint die geistige Versenkung in den Körper. Sehr umfassend beschäftigt sich W. Bodmershof mit Theorie und Praxis der geistigen Versenkung.[85]

In der Leibbehandlung entwickelt sich bei Behandler wie Behandeltem der innere Weg der Stille-Übung. Was gegenüber der Meditation in der Leibarbeit dazukommt, ist die Berührung und Begegnung mit dem anderen.

Meiner persönlichen Erfahrung nach dient die Meditation in der Gruppe vor allem der Disziplinierung des Körpers und der Gedanken. Wenn die Gruppe einen Leiter mit Charisma, mit lange gereifter menschlicher Überzeugungskraft findet, dann kann auch die Erfahrung in der Gruppe in geistseelische Tiefen führen. Er muss der Gruppe bestimmte Leitlinien geben, die ein einheitlich erstrebbares Ziel ermöglichen. Wenn die Leitung diese Voraussetzungen nicht erkennt und nicht erfüllt, entsteht ein «Gruppensumpf». D.h. die vergänglichseelischen Impulse der Teilnehmer vermischen sich untereinander. So ist keine individuelle Erfahrung möglich.

Ein **Beispiel:** Ein Teilnehmer sitzt 7 Tage ohne Störung, ausgeglichen und glücklich. Er kommt nach Hause und fällt in dunkelste Seelennöte. Was ist passiert? Der Betroffene hat sich mit dem Leiter identifiziert, sich mit ihm auf einer feinstofflich-vergänglichseelischen Ebene astral verbunden. Sein individueller Prozess war dadurch ausgesetzt und brach mit unvermuteter Wucht nach Beendigung der Meditationstage auf.

Ein zweites **Beispiel:** Eine Teilnehmerin meditiert über 3 Wochen in einem

Meditationszentrum. Sie arbeitet tief an ihrem Lebensprozess und ist mit dem Leiter darüber in bewusstem Austausch. Sie kommt nachhause und findet keinen Anschluss an den Alltag. Sie benötigt Wochen um einigermassen ihren Pflichten nachkommen zu können. Was ist passiert? Die Prozessarbeit griff tief – zu tief! Denn seelische Arbeit braucht zum Ausgleich kräftige Berührung mit dem ganz normalen öffentlichen Alltag. In kleinen Schritten kann die Arbeit gelingen. In einer Ausnahmesituation, getragen vom Leiter und der ganzen Gruppenatmosphäre, kann sich viel öffnen, ist aber nicht verarbeitbar.

Aufgrund dieser eben beschriebenen seelischen Abläufe rate ich einem Anfänger zuerst zu einer Phase des gemeinsamen Lernens der Disziplinierung der Gedanken und des Körpers sowie der Konzentration auf den Atem in der Gruppe. Als Weg zu **geistiger Versenkung** bevorzuge ich das Sitzen in einem stillen Raum für mich alleine. So schütze ich mich vor unnötigen vergänglich-seelischen Einflüssen anderer und identifiziere mich nur mit Vorstellungen aus dem eigenen Unbewussten. Diese Projektionen zu erkennen und hinter mir zu lassen, reicht als Arbeitspensum. Wichtig ist hierbei der Austausch und die **Begleitung** durch einen darin erfahrenen Vertrauten ein- oder besser mehrmals im Jahr.

Über Inhalt und Geschichte der geistigen Versenkung schrieb Wilhelm Bodmershof ein tiefgehendes und fachlich fundiertes Buch.[86]

12.1. Äussere Vorbereitung

So wie es in der Leibarbeit gleichwertig ist, aufrecht zu stehen, auf dem Hocker zu sitzen oder zu liegen, so ist es in der Meditation wichtig, seine sich selbst adäquate Haltung zu finden. Die geistige Versenkung kann im Stehen, im Sitzen auf dem Stuhl, auf dem Kissen, im Liegen erfolgen. Die Haltung bestimmt in keiner Weise den Erfolg. Nur – die Haltung soll locker, entspannend sein, der Atem soll seinen natürlichen Fluss erhalten. Da meine Knie, bzw. meine Menisken durch das jahrelange Sitzen im halben Lotus sehr strapaziert wurden, sitze ich jetzt bestenfalls kniend auf einem Hocker. Mein dringlicher Rat geht dahin, dass ein westlicher Suchender von vornherein auf einem Stuhl oder hohen Hocker mit der Meditation beginnen soll. Wohl hat man am Boden mehr Festigkeit im Sitz, trotzdem ist unser Körperbau, sind unsere Muskeln und Bänder seit einem guten Jahrtausend (seit Karl dem Grossen) den Stuhl gewohnt. Ausserdem bietet die Auflage der Fusssohlen eine Stabilität, die dem ganzen Körper Sicherheit gibt. Die Anregungen aus dem Osten sind äusserst kostbar, doch soll man prüfen, was unserer Natur entspricht.

Der Raum, in dem meditiert wird, ist von Störfaktoren freizuhalten. Für viele ist ein ruhiger, gut gelüfteter geschlossener Raum von Vorteil. Der geschlossene Raum bündelt die physischen und feinstofflichen Energien besser. Aber auch eine Meditation in der stillen Natur ermöglicht tiefe Erfahrungen, gerade wenn man im Beckenraum gut zentriert ist. Der vorgenommene Zeitraum soll frei von Verpflichtungen sein. Die Länge des Meditierens richtet sich nach dem Zeitraum, innerhalb dessen Konzentration und seelische Präsenz erlebbar bleiben. Mehr Sitzzeit bringt nicht mehr Erleuchtung. Es spielt keine Rolle, ob man 10 Minuten, eine halbe Stunde oder morgens und abends eine Stunde der geistigen Versenkung widmet. Entscheidend ist einerseits die Dichte seelischer Aufmerksamkeit. Andererseits bringt nur das treue tagtägliche Aufgreifen der gewählten Zielrichtung ein Fortschreiten auf dem geistigen Weg der Meditation.

12.2. Innere Vorbereitung

Am Beginn steht eine intensive Wahrnehmung des ganzen Körpers von den Füssen bis zum Kopf. Immer wieder gilt es, sich seines Körperinnenraums bewusst zu werden. Beruhigt sich der Atem? Fliesst er tief? Können die Gedanken, die die erstrebte Stille stören, vorbeiziehen? Das bleiben immer wiederkehrende Fragen. Wenn mehr Ruhe einkehrt, fühlt der Aufmerksame immer etwas mehr von sich und seinem geistigen Organismus. Das ist nicht beschreibbar, denn jeder einzelne entdeckt ein Gefühl, das sein ganz eigenes ist. Es ist ein *Gefühl von nach Hause* kommen, bei sich selbst einkehren. Hier wird wichtig, das Vertraute als Unteilbares von sich selbst zu erkennen. Niemand belügt sich an dieser Stelle. Jeder weiss in diesem Moment: «Das bin ich». Anfangs geht das Empfinden – das Innen Gefundene – rasch verloren. Mit der Zeit lässt sich das Ich-Empfinden in der Mitte des Brustraumes, im Herzen erfahren. Bei ständiger Übung wächst die Kraft dieses Ich-Empfindens und dehnt sich im Körperinnenraum aus. Schliesslich – das kann Jahre dauern – erfüllt die I*ch-Empfindung als geistiger Organismus den ganzen Körper*. Der Körperraum fühlt sich an wie ein dem Körper nachgeformtes Gefäss. In ihm wird jedes Organ, ja jede Zelle zu «Ich». Bewusst in der das Körpervolumen durchstrahlenden Kraft, kann sich ein Leuchten einstellen. Ebenso dringt Freude durch jede Zelle. Gebündelt ist dieser friedvolle Zustand in der Ich-Kraft des Herzens. Hier tritt die Gewissheit hinzu, in einer inneren Führung zu stehen. Auf sie ist Verlass. Blickt der Übende nach Jahren auf den Anfang zurück, dann entdeckt er, dass sich einerseits nichts geändert hat: er geht nach wie vor in der gleichen Mühe, in der gleichen Einfachheit den Weg geistiger Versenkung. Gleichzeitig fühlt er andererseits, dass er auf einem Boden unerschütterlicher Sicherheit geht. Diese Sicherheit wächst beständig und lässt erahnen, dass diese Gewissheit in die Ewigkeit weist.

12.3. Zum Zen-Weg

Die Kürze der weiter oben vorgeschlagenen Meditationszeiten zieht die Frage nach sich, wozu dann die uralte Tradition eines sesshins sinnvoll ist. Werden doch meist durch die Anforderungen während einer Sitzzeit von 5, 7, 9 aber auch 30 Tagen die Übenden mit seelischen Tiefen konfrontiert, die den Grundstein zu einer Erleuchtungserfahrung legen können. In japanischen Klöstern werden sesshins mehrmals im Jahr durchgeführt. Die Bedeutung des Wortes sesshin erklärt den Sinn dieser Übung. Die erste Silbe ses heisst sammeln. Die Silbe shin meint Herz, Geist. So ist der Sinn eines sesshins die Sammlung des Herzens. Die Länge der Sitzzeit stellt eine ausserordentliche Forderung an Körper und vergängliche Seele. In dem Buch Shôbô-gen-zô, im Kapitel Geburt und Tod, vom Dôgen heisst es: «Erst wenn man Leib und Seele loslässt und vergisst, und sie Buddha darbringt, erst wenn man sich in das schickt, was von Seiten des Buddha geschieht, kann man sich ohne Mühe für Körper und Geist von Leben und Tod freimachen und zu Buddha werden.» [87] In diesem Kontext unterscheidet Hisamatsu das **gewöhnliche Herz** vom **wahren Herzen**. «Das gewöhnliche Herz ist voll von Hemmungen und Behinderungen, es ist begrenzt in seiner Reichweite, unterscheidet und klassifiziert, ... es unterliegt dem Werden und Vergehen. So kann man erst zum Buddha werden, nachdem man sein Herz geordnet hat und zurückgekehrt ist zum eigentlichen wahren Herzen, das wie die Leere des zenbuddhistischen Nichts ist.» [88] Dieser Qualitätssprung vom gewöhnlichen zum wahren Herzen entspricht der in diesem Buch aufgezeigten Unterscheidung zwischen vergänglicher und ewiger Seele. Im Japanischen wird das menschliche Herz meist mit dem Wort kokoro bezeichnet. Das himmlische Herz heisst shin und wird auch mit «Geist» übersetzt. Damit ist aber nicht Intellekt, sondern das wahre, ewige Herz gemeint.

Die ausserordentliche Strenge dieser sesshins bedarf eigentlich des gesamten klösterlichen Umfeldes. Ohne die Leitung eines Meisters, eines rôshi, einer reifen Persönlichkeit von reinem und standhaftem Charakter ist dieser harte, mühevolle Weg kaum zu bewältigen. Es braucht auch die Eingebundenheit in einen straffen Alltag mit kräftefordernder, körperlicher Arbeit. Die Psycho-Physis eines Europäers erscheint solchen Strapazen mehr ausgesetzt als die eines in östlicher Tradition stehenden Menschen. Im Osten vermag man mit den feineren fluidischen Energien und den okkulten Kräften der nicht im Körper eingebundenen unsichtbaren Physis durch die Eingekörpertheit viel sicherer umzugehen als im Westen. Hara findet sich im Unbewussten des gesamten Volkes eingebettet, es ist von Kind auf da. Wenige östliche Lehrer, die im Westen Meditation vermitteln, sind dazu übergegangen, die westlichen Gegebenheiten zu berücksichtigen. Manchmal sind sesshins im Westen von den Anforderungen her milder. Da nicht jeder Europäer den ausserordentlichen Strapazen eines Zenklosters gewachsen ist, würden Körper, Nerven und Energiekörper eines westlichen Menschen durch ein traditionelles sesshin in den meisten Fällen so überfordert, dass der Zugang zu geistiger Tiefe Gefahr liefe, verschüttet zu werden. Das Tragen der manchesmal übermenschlich erscheinenden Schmerzen in Nacken, Rücken und Beinen und das dem ständigen Störfeld der Gedanken Ausgesetztsein, stehen während der langen Sitzzeiten im Vordergrund. Es gilt, auch trotz hoher, **körperlicher** Beanspruchung, immer wieder den Anschluss an seine **geistige** Tiefe zu finden. Erlebnisse von geistiger Tiefe leuchten in diesen körperlichen und seelischen Alptraum- und Nachtmahr-Fahrten wie kleine geschliffene Juwele auf. Diese Erlebnisse hängen aber nicht von der Quantität des Sitzens ab, sondern schenken sich dem, der in kurzen wie langen Sequenzen treu übt. Am Beginn eines solchen Übungsweges steht die Entscheidung: *«Ich will mich auf die Suche nach mir selbst begeben.»*

12.4. Anregungen aus dem Osten zum westlichen Weg geistiger Versenkung

Der Übungsweg beginnt mit dem Wahrnehmen des eigenen Körpers. Das entspricht dem «Suchen nach dem Ochsen». Die erste Aufmerksamkeit gilt den Füssen und Fusssohlen. So kommt es zum «Finden der Ochsenspur» indem man sich in seinen Füssen spürt. Beharrlich geht man in sich, durch die Waden, die Knie, die Oberschenkel bis ins Becken. Sitzt man auf einer harten Hockerfläche, dann hilft das Konzentrieren auf die Sitzknochen. Gelingt es, den Ausatem in die Beckenschale zu führen, dann verbessert sich das Gefühl sicher zu sitzen. Ist das Öffnen der Leistentore möglich, dann führe man den Ausatem auch durch diese in die Beine bis in die Füsse. So wächst das Bewusstsein für die Körperwurzeln. Hinter den Sitzknochen und etwas höher als diese trifft man auf das Kreuzbein. *Dieses Sakrum kann bildhaft als Griff eines Fächers gespürt werden, der sich hinter und über den ganzen Rücken ausspannt.* Wird der Unterbauch beobachtet, dann bemerkt man das lockere gelassene natürliche Bewegen der Bauchdecke. Jede gewollte Versteifung, jedes Drücken fördert eine verkrampfte «Hara-Haltung». Sie unterstützt nur das ego. Es lohnt so oft wie möglich in die Bauchhöhle hineinzusinken. Die irdischseelischen Tiefen des 2. Energieraumes kommen in Bewegung und ein Prozess beginnt, so wie er im Kapitel über die irdische Seele beschrieben wurde. Allerdings fehlt nun das begleitende Gegenüber. Daher ist es ratsam, einen Begleiter für die Meditation in Abständen aufzusuchen. Meditation im Alleingang führt an Grenzen. Oft stockt der Prozess, weil er einen Austausch bräuchte. Der Begleiter muss kein Guru oder Zenmeister sein. Allerdings hilft nur ein in der Meditation erfahrenes Gegenüber, welches das Vertrauen des Anfragenden hat.

Gelangt man zum dritten Energieraum, dem Zwerchfell, dann wundert sich manch einer welch feurige Emotionen, welch dunkle Affekt-Wallungen den Meditanten beuteln. Wärmt sich das Sonnengeflecht, dann lichtet sich der schreckliche Gefühlsknäuel und eine friedvolle Sequenz mag den Übenden dazu verleiten, zu glauben, er sei am Ziel. Wohl mag er den «Ochsen gefunden haben», aber er hat ihn noch nicht «gefangen». Friede und lichter Raum im Brustkorb, Beruhigung der Gedanken, diese Erfahrungen geben Zeichen, dass der Ochse sich für kurze Zeit fangen liess. Doch braucht es das regelmässige Üben, Sitzen, das Ordnen des Alltags, bis sich der Ochsenkörper nach Jahren zähmen lässt. Hierher passt auch die besondere Sequenz aus Saint Exupéry's Kleinem Prinzen, in welcher der Fuchs darum bittet, vom Menschen gezähmt zu werden.

Die «Heimkehr auf dem Rücken des Ochsen» gar setzt eine grundlegende Wandlung in bezug auf das Leben voraus. Das leichtfertige, unbewusste durchs Leben Schlendern und Stolpern weicht der Entschiedenheit zur Ordnung der inneren Grundhaltung. Es ist der Moment, in dem Tamino sich in der «Zauberflöte» auf die Prüfungen vorbereitet. Das Beschreiten des Prüfungsweges lässt die Bequemlichkeiten, die der Körperochse fordert, vergessen. Der Hirte Tamino sucht tief gewurzelt den gangbaren Weg zur Einung der Seelenkräfte. Dabei helfen ihm und Pamina die Kräfte seiner Zauberflöte, mit deren Töne er Feuer- und Wasserkräfte bündeln kann. In Momenten, in denen der innerlich Voranschreitende vergisst, dass er meditiert, dass sein Körper da ist und er sich gleichzeitig ununterbrochen gegenwärtig in seiner friedvollen Lichttiefe gerundet empfindet, schenkt sich ihm die Gewissheit seines unbegrenzten Lebens. Dieser Seinszustand kann wieder in den Hintergrund treten. Doch bleibt man bewusst mit ihm in Verbindung. Jahre des täglichen Erfüllens aller Pflichten, des im lebendigen, fruchtbaren, genussvollen Alltags Stehen schenkt dem einen und anderen die Gnade, angeschlossen an den Urgrund eigenen Seins im ganz normalen Leben zu stehen. Tamino ist vereint mit Pamina (siehe Abb. 6; Maria und Josefs Eheschliessung zeigt den gleichen Vorgang).

12.5. Zum christlichen Weg

Durch die Bereitschaft mit sich in die Stille zu kommen, also dem Gedankenapparat und den körperlichen Ablenkungen die Aufmerksamkeit zu entziehen, eröffnet sich eine beruhigte tieferseelische Raum-Zeit-Ebene. Sie liegt an der Grenze zwischen vergänglich- und ewig-seelischem Erleben. Man ist der Enge irdischer Raumempfindung nicht mehr unterlegen. Der Druck irdischen Zeitgefühls fällt ab. Die **Eröffnung dieser Raum-Zeit-Ebene** erfordert eine ganz **individuelle Annäherung.** Wenn auch unzählige Wege angeboten werden, jeder findet nur seinen eigenen. Oft ist es hilfreich, östliche, wie westliche Meditationswege kennen zu lernen, zu gehen und zu prüfen, welcher dem eigenen Wesen entspricht. Aus eigener Erfahrung in indischen und japanischen Meditationstraditionen bildete sich in mir nach vielen Jahren die Überzeugung, dass ein Mensch der Tradition treu bleiben sollte, in der er aufgewachsen ist, sei das nun die orientalische, oder die okzidentale.

Der westliche Mensch ist grundsätzlich durch die christliche Religionsform geprägt. Da gibt es ein Bibelwort, das – vielleicht gar nicht vordergründig – den Christen prägt. Gemeint ist das Wort: «*Liebe deinen Nächsten, wie dich selbst.*» Die eigene Vorstellung von Liebe dem Nächsten angedeihen zu lassen, ist eine allen Menschen dieser Welt bekannte Haltung. Meistens wird versucht die **Vorstellung seiner Liebe** am Nächsten zu verwirklichen, ohne genau zu wissen was das ist und ohne sich selbst genügend kennen gelernt zu haben. Wie soll man dem Nächsten seine Liebe angedeihen lassen, wenn man sich selbst nur kasteit oder sich selbst in Süchten verstrickt? Liebe ich meinen Körper? Liebe ich mich in meinem Dasein? Nehme ich mich in meiner Fehlerhaftigkeit an? Stehe ich zu meiner Unvollkommenheit? Und schätze ich in meiner Menschlichkeit mein Suchen nach mir, nach dem Geistfunken in mir? Bin ich bereit, dem Ochsen, dem Esel, dem Lamm, dem Hirten gleich – symbolisch gesehen – mich hinzuknien vor der Unfassbarkeit des göttlichen Kindes, das da in einer Futterkrippe liegt, in einem Stall, der verfällt? Bin ich bereit, in der Vergänglichkeit meines Körpers dem in mir unvergänglichen urewigen Sein des Göttlichen zu begegnen?

12.6. Verschiedene praktische Hilfen zur Konzentration im Körper

1. Beobachtung des Atems. Das Einströmen des Einatems durch die Nasenlöcher lässt man besser unbeachtet, es lenkt oft ab und hält die Aufmerksamkeit im Kopf. Anfangs drei bewusst in den Bauchraum gelenkte Ausatemstösse geben Wachheit. Danach achte man auf einen natürlichen Bauchatem, der nicht geführt oder gepresst ist. Man begleitet den innerlich sinkenden Ausatem bis zum Beckenboden. Den Beckengrund, also die Gesässfläche kann man sich geschlossen wie eine Schale oder Höhle vorstellen. Ist man in dieser Beobachtung geübt, lohnt es sich, den Ausatem durch die Leisten-«Tore» bis in die Beine und Füsse zu begleiten.

2. Zählen des Ausatems. Man begleitet den Atem in der oben beschriebenen Weise und zählt dazu. Dabei hilft eine deutliche Vorstellung der jeweiligen Zahl, so als stünde sie im Beckenboden. Man wiederholt die Zählabfolge 1 - 3. Auch 1 - 10 ist möglich, dabei besteht aber leichter die Gefahr des Abschweifens.

3. Körperinnenraum spüren. Von den Füssen aufsteigend **sich im** Körper wahrnehmen. Helfen kann innerliches Sprechen: «Ich bin in meinen Füssen ... Ich bin in meinen Unterschenkeln ...» Dabei unterstützt das Bewusstmachen der jeweiligen Knochenstruktur. Oder man füllt sich bildlich gesehen im Körperinnenraum mit einer Flüssigkeit oder mit etwas Gasförmigem.

12.7. Konzentrationsübungen, die in ewig-seelische Bereiche führen können

1. Selbstempfinden. Diese Form, sich in seinem Körper ganz zu empfinden, erfährt durch die Leibarbeit grosse Unterstützung. Es werden die folgenden Schritte gegangen: **a) Entspannung. b) Körperinnenraum spüren. c) Seelenraum wahrnehmen.** Hier beginnt für den Suchenden eine entscheidende Arbeit an sich selbst. Affekte, Emotionen und Gefühle wechseln einander ab. Über Jahre klären sich diese Empfindungen der vergänglichen Seele. Ewig-seelische Empfindungen werden ganz behutsam deutlicher. Der Friede dieser Tiefe durchdringt mit der Zeit den ganzen Körper, förmlich durch jede Zelle des Körpers hindurch. Und bildlich gesprochen gewährt jede Körper-Zelle so wie eine Schale einem Seelenquäntchen Aufnahme. Diese Empfindung eines beseelten Körpers findet ein zentrales bündelndes Gefühl im Herzraum.[89]

2. Vorstellen und Empfinden des eigenen Vollendetseins. In den Zeiträumen der geistigen Versenkung in sich selbst kann auch eine Hilfe sein, allen anstürmenden Gedanken und Gefühlen dadurch Einhalt zu gebieten, dass man sich den reinsten, grössten und schönsten Menschen vorzustellen versucht. Das ist schon Arbeit, die grosse Disziplin erfordert. Denn wir Menschen sind oft so veranlagt, dass wir nur sehr kurz in der Wertschätzung unseres reinen ewigen Wesens verweilen können. Der schöne Augenblick ist auch nicht zu halten. Doch besteht die Möglichkeit sich der Vorstellung des

Vollendetseins zu überlassen. Das ist eine äusserst harte Arbeit. Das Bild des reinsten, besten, schönsten Menschen im Denken imaginieren und wenn das Bild als stimmig gefühlt wird – sich damit identifizieren.[90]

3. Mantrapraxis. Bekannt als wirkungskräftig geltender religiöser Spruch im östlichen Raum. Viele kurze Wortformeln stammen aus Indien und Tibet (z.B.: «Om nama shivaia» oder «Om mani padme hum»). Dort werden sie oft laut und gemeinsam gesungen. Aus eigener Erfahrung kommt es dabei einerseits zu einem erhebenden Gefühl, andererseits spürt man sich nicht mehr als Einzelner, sondern geht in der Gruppe der Mantra-Singenden auf. Man öffnet also seine feinstofflichen Schwingungen nach aussen in den Astralbereich und vermischt sich mit den anderen. Bei einem lautlosen konzentrierten In-sich-Sprechen bewahrt man sich die feinstoffliche Schutzhülle. Ausserdem ist anzuraten, mantrische Worte aus der eigenen Sprache zu wählen, also im eigenen sprachlichen Klang- und Schwingungskreis zu verbleiben.[91]

4. Konzentration auf einen kurzen Satz. Es ist eine Übung für das gezielte Denken. Von Vorteil ist, einen Satz aus der Bibel oder einem anderen heiligen Buch zu wählen. Sinnvoll erscheint, dass dabei das Wort «Ich» auftaucht, z.B. «Ich im Licht».[92] Ist ein Satz gefunden, dann soll man damit über eine längere Zeit üben. Das geschieht in sich immerwährend wiederholenden 6 Schritten. 1. Den Satz im Denken ergründen. 2. Den tiefsten Sinn wortlos erfassen. 3. Den Satz innerlich mit der eigenen Hand geschrieben vorstellen. 4. Die Worte fühlen, als wären es die eigenen. 5. Versuchen, den Geisteszustand dessen zu erzeugen, der die Worte erstmals niederschrieb. 6. Versuchen, den Klang der Worte im Innersten zu hören.[93] Diese Weise der Gedankenformung kann bis in ewig-seelische Tiefen führen. Ist in dieser Übung eine gewisse Geläufigkeit erreicht, kann man versuchen die Worte in der Herzgegend zu spüren.

5. Herzensgebet. «Herr Jesus Christus, Sohn Gottes, erbarme dich meiner» löst als in tiefem Vertrauen still gesprochener Satz ein Gefühl von Einfachheit, Schutz und Geborgenheit in Jesus Christus aus. Das Büchlein eines russischen Pilgers erzählt von diesem Herzensgebet, das immer wiederkehrend, gleichsam mantrisch gebetet eine seelisch tief berührende und befreiende Wirkung tut.[94]

6. Rosenkranz. In dieser christlichen Übung kann Disziplin und Konzentration verbunden mit dem Anruf an Maria und die Heiligen Erfahrung bis in den ewig-seelischen Raum öffnen. Das Glaubensbekenntnis, Ehre an die Dreieinigkeit, das Vaterunser, Gegrüsset seist du Maria, die freudenreichen Geheimnisse, die schmerzhaften Geheimnisse und die glorreichen Geheimnisse umkränzen die Tiefe geistlichen Lebens.

Die eben aufgeführten Meditationshilfen kann man als kontemplative Ansätze bezeichnen. Sie sind beschaulich und besinnlich. Durch das gedankliche Sichversenken in ein Bild, in ein Wort wird eine Straffung und Beruhigung der Gehirnarbeit erzielt. Als Erfolg ist zu werten, wenn durch diese Phase der **Konzentration** sich ein Gewahr-Werden **Geistiger Versenkung** einstellt. Das Erleben seelisch-geistiger Tiefe weckt das Empfinden göttlicher Gegenwart.

12.8. Ungegenständliche Meditation

Den Wegen über ein Inbild oder innerlich geformtes Wort, die etwas Gegenständliches zu Hilfe nehmen, steht die ungegenständliche Meditation gegenüber. In diese Form gibt die Festschrift für Pater Lassalle einen äusserst wertvollen Einblick.[95] Darin beschreibt Mariasusai Dhavamony[96] diese Meditationsform als die Erkenntnis, dass die einzige Realität Gott ist und dass das individuelle Selbst des einzelnen Menschen und dessen Erfahrungen nichts anderes als Widerspiegelungen in der Materie ... sind.

Ebendort schreibt Graf Dürckheim: «Warum gegenstandslose Meditation? Weil sie etwas sucht, das kein Gegenstand ist. Was ist es dann? Etwas, das die 'Was-ist-das?'-Frage ausschliesst. ... Einswerden mit dem Wesen ist nur möglich, wo gegenständliches Bewusstsein aufgehoben wird in einem ganz anderen: dem inständlichen Bewusstsein, darin der Mensch nichts mehr festhält und frei werden kann von allem, was Etwas ist.»[97]

Und Carl Friedrich von Weizsäcker formuliert: «Wer sie erfahren hat, ist ein Anderer geworden, nämlich der, der er immer war.[98] ... Wer im Gespräch gefragt wird, was denn die Erfahrung der Meditation sei, der kann, wenn er wirklich auf sie hinweisen will, zunächst eigentlich nur schweigen. ... Du erfährst nicht mehr die Blume, nicht mehr Bewusstsein von der Blume, nicht mehr Bewusstsein vom Ich, vom Bewusstsein – du bist Bewusstsein.»[99]

Diese Textproben sprechen für sich. Sie beschreiben tiefstes Erleben in geistiger Versenkung. In meiner Erfahrung, die ja ein Leben lang nicht abgeschlossen ist, besteht die Beobachtung, dass keine der beiden Richtungen für sich steht. Vermutlich beginnt jeder Ansatz mit gegenständlichen Erfahrungen, und sei es nur das Beobachten des Atems. Oft kurzfristig, wie eine Blitzerfahrung, dann aber nach vieljähriger Mühe errungen, ergibt sich ein von jedem Gegenstand befreiter Zustand. In diesem Zustand mag Gegenständliches vielleicht wie ein fernes und zartes Rauschen anmuten. Man erlebt eine Freiheit, die ahnungsweise von Gegenständlichem umgeben ist, etwa so wie der Tusche-Zen-Kreis freies Sein umgreift.

Meditation ist inneres Freisein in Grenzen, ihr Erleben unaussprechlich. Sie liegt im Zentrum des Herzens, inmitten des Brustraumes, strahlend wie ein funkelnder Stern. Sie pulsiert wie ein frischer Quell in jeder Zelle des Körpers. Sie ist. Hier. Jetzt. Da. Ich.

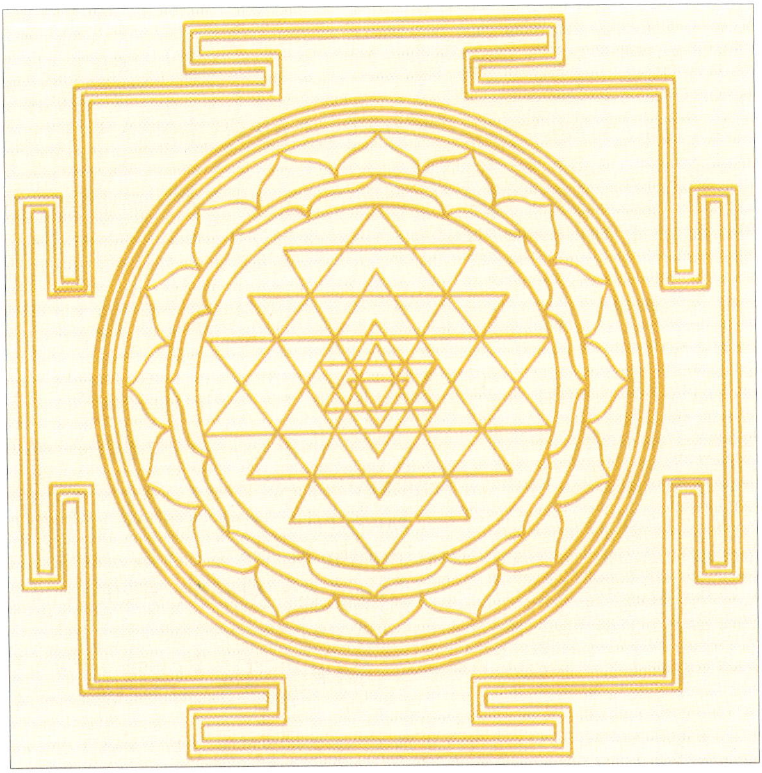

43. Meditationsbild. Indien. Einung der geistseelischen Pole in der Durchdringung der Gegensätze.

VIII. Lebensthemen in der Leibarbeit

A. Verletzungen in der biographischen Beziehung

13.1. Schwangerschaft – Kindheit – Pubertät

Die Leibarbeit gestaltet Beziehung vor allem durch Berührung. Die allererste Beziehungsaufnahme durch Berührung ereignet sich beim Kind im Mutterleib über den Tastsinn. Diese Beziehung ist unbewusst und symbiotisch. Wenn mit dem Erwachsenwerden keine Ablösung vollzogen wird, bleibt die Symbiose zu den ersten Begleitern ins Leben bestehen und erschwert den Weg zur Individuation. Nach normaler Ablösung hingegen entwickelt sich im Erwachsensein eine tolerante und achtsame Beziehung zu dem in eine lebendige Distanz gerückten Familiengefüge.

Im Bauch der Mutter beginnt die erste Prägung, die für ein Beziehungsmuster im Leben des werdenden Menschen relevant sein kann. Je nachdem wie «glücklich» oder gestört die Monate der Schwangerschaft verlaufen, bilden die körperlichen und seelischen Erlebnisse des wachsenden Embryos eine erste Basis für das Leben. Z.B. vermag eine Schwangerschaft während eines Kriegsgeschehens nicht nur bei der Mutter, sondern auch bei dem Kinde den Grundstein für eine (später unbegreifliche) Urangst zu legen. Es kommt dabei auf die seelische Tragfähigkeit von beiden an. Lebensbedrohende Situationen prägen ohne Frage das Gewebe der vergänglichen Seele und hinterlassen oft unverarbeitbare Verletzungen. Ein von Natur aus stabiler irdischer und ewiger Seelengrund mit dem Vertrauen von geistiger Seite geschützt zu sein, hilft dem Bedrohten Unglück und Todesnähe zu durchschreiten. Wenn eine Mutter mit Urvertrauen ihr Kind im Bauch trägt und nicht gerade existenzbedrohten Umständen ausgesetzt ist, dann ist das Kind vor den meisten Störungen geschützt.

Die Beziehung der Seele des Kindes zu seinem Körper beginnt vermutlich ansatzweise schon während der Schwangerschaft. Im Augenkontakt mit einem Neugeborenen, das Tage, oder dem Kind, das ein paar Wochen alt ist, berühren sich die ewigen Seelengründe zweier Menschen. Ein Wissen jenseits von bewusst und unbewusst durchdringt Körper und Seele. Der Blick trifft ins Herz.

Mit 3 oder 4 Jahren lösen sich die energetischen Verbindungsfäden zwischen Erwachsenem und Kind schrittweise. Das Kind baut allmählich die Beziehung zu sich selbst auf. Es lernt «ich» sagen, wenn auch das Ich-Bewusstsein noch lange wachsen lernen muss. Fluidisch und im vergänglich-seelischen Bereich bleibt eine Verschmolzenheit mit der Familie, die bis zum Tode besteht, wenn das Kind sie nicht in einem bewussten Akt löst.

Ein solcher Lösungsakt ist nicht nötig, wenn das Kind auch als Erwachsener seine Eigenständigkeit leben kann. Fühlt der Herangewachsene eine quälende Bindung oder eine unauflösbar scheinende Vermischung zu Familienmitgliedern, dann kann er daran arbeiten sich bewusst abzulösen. Das erfordert eine täglich geübte innere Haltung, sich in aller Dankbarkeit und Liebe von der betreffenden Person zu distanzieren. Am Beginn dieses Prozesses soll der oder die betroffene Familienangehörige mit dem Hinweis, einen Freiraum für sein eigenes Wachstum zu benötigen, informiert werden. Eine psychotherapeutische Begleitung kann gute Dienste bei der Ablösung vermitteln. Bert Hellingers überzeugende Arbeit mit Familienbeziehungen ist in Gruppen erfahrbar.[100] Allerdings bedarf diese komprimierte Gruppenerfahrung einer ausführlichen therapeutischen Nachbetreuung.

Bleiben die Familienbande erhalten, dann besteht oft ein inniger energetischer Bezug, der (über die energetische Schwingung des Blutes als Informationsträger) die Schwingungen des Angehörigen bewusst oder unbewusst mitbekommt. Häufig spüren Familienmitglieder Schicksalsveränderungen eines Angehörigen, ohne mit ihm Kontakt zu haben. So empfindet z.B. während eines Krieges die Mutter die lebensbedrohliche Situation des Sohnes an der Front.

Mit 9 oder 10 Jahren erreicht ein Mensch, noch geborgen im Unbewussten der Welt, oft die seelische Abgeklärtheit eines reifen Erwachsenen. Er entdeckt seelische Tiefen seiner Persönlichkeit mit einem ihm bis dahin unbekannten Bewusstsein. Z. B.schreibt C. G. Jung in seinen «Erinnerungen, Träume, Gedanken»: «Da gab es einmal einen Augenblick (mit 12 Jahren), in dem ich plötzlich das überwältigende Gefühl hatte, soeben aus einem dichten Nebel herausgetreten zu sein, mit dem Bewusstsein, jetzt bin ich.»[101] In diesem Bewusstsein erwacht vielleicht zum ersten Mal das Gefühl, ein unabhängiges Wesen zu sein und gegenüber anderen in einer Eigenständigkeit zu leben. Denkbar wäre, dass sich hier eine Lebensgrundhaltung, eine ganz individuelle Farbe vorformt, die erst später in der Welt lebbar wird.

Durch die Pubertät stürzt jeder Jugendliche bildlich gesprochen in einen schwarzen Abgrund, in einen glühenden Vulkan, in einen Graben zwischen unbewusster Schwärze und scharfer Realität. Auslöser für diesen Bruch ist das unbekannte Körpergefühl der wachsenden Sexualität. Oft prallen in dem Heranwachsenden die reifen Einsichten eines seelisch 10-jährigen mit der bodenlosen Unsicherheit des körperlich 13-jährigen zusammen. Verstärken kann sich diese Spaltung von körperlichem und seelischem Erleben, wenn keine oder halbherzige Aufklärung gegeben wird. Halbherzig ist eine Aufklärung, die die persönliche Unsicherheit in bezug zur Sexualität vertuscht. Die eigene sexuelle Not – innerlich bewusst eingestanden – schafft eine klare Beziehung zu dem Pubertierenden. Es geht nicht darum, dass der Erwachsene «mehr» weiss als der Heranwachsende. Wichtig ist die ehrliche – eigene Hilflosigkeit nicht verdrängende – Beziehung. Der Erwachsene verfehlt seine Beziehungshaltung zum Pubertierenden genauso, ob er den Kontakt über Sexualprobleme verdrängt oder seine Bereitschaft aufdrängt. Unaufdringliche Offenheit wirkt – oft ohne Worte.

Die Stufen menschlicher Entwicklung wurden hier skizziert, weil auch in der Psychotherapie und natürlich genauso in der Leibarbeit der Klient in Erlebensphasen von Schwangerschaft, Kindheit und Pubertät gerät. Das Durcharbeiten dieser Stufen wirkt sich essentiell auf die Reifung aus. Oft bietet der Behandelte durch ein Erinnern an Kindheitsphasen durch Wahrnehmung von Symbolen aus der Bilderwelt, durch Veränderungen in der Beziehungsatmosphäre dem Behandler Gelegenheit nachzufragen, ob Störungen im angezeigten Alter bekannt sind. Hier wiederum fördert das **Leibgespräch** Unbewusstes zu Tage.

13.2. Sexualität

Die Sexualität umfasst die elementare zum Wesen des Menschen gehörende Geschlechtlichkeit, den Geschlechtstrieb und die Gesamtheit der im Sexus begründeten Lebensäusserungen. Sie gehört zu den stärksten Kräften im Menschen. Der Geschlechtstrieb mobilisiert die Durchsetzungskraft von Vorstellung und Wunsch. Er realisiert – wenn gelebt – die Wunscherfüllung, die Triebbefriedigung. Bleibt der Akt der Sexualität auf der körperlichen Ebene, dann hat sich bloss Spannung abreagiert. Die Seele bleibt unberührt. Auch bei eingebauten Raffinessen, ausgeklügelten Reizvariationen, tritt irgendwann Unzufriedenheit ein. Diese rein körperlichen Manipulationen suchen Reizverstärkung und führen nicht selten zu abnormen Praktiken.

Wie schon in früheren Kapiteln ausgeführt (S. 62, 131f.), ist eine Berührung von Geschlecht und erogenen Zonen nicht mit der Leibarbeit vereinbar. Eine sexuelle Berührung oder gar Begegnung löst den therapeutischen Bezug zwischen Begleiter und Klient auf.

In der Leibarbeit taucht oft das Merkmal auf, dass der Atem im Zwerchfellbereich stecken bleibt. Der oder die Betroffene spürt diese Verspannung der Rumpfmitte im Alltag kaum. Erst in der Entspannungsphase der Leibarbeit wird dann die Zwerchfellverkrampfung bewusst. Sie zeigt sich in Kurzatmigkeit, im Spüren eines Knotens im Magen, und in vorangeschrittener Entspannung als ruckartiges Zucken, Zusammenzucken in der Bauchgegend. Dieses ganz unerwartet auftretende Zucken steigert sich bei einzelnen stark verletzten Menschen nach längeren Behandlungsphasen (etwa ein Jahr) bis zu einem an spastische Anfälle erinnernden Zusammenklappen von Ober- und Unterkörper. Zuerst ist dann ein Schrei noch abgewürgt. Später – und darauf ist hinzuarbeiten – ringt sich die Stimme aus der Tonlosigkeit heraus in den kräftigen, oft heiseren Schrei. Das erinnert an Geburt. Vor allem, wenn der ganze Körper mitringt, sich schlängelt, aufbäumt, den ganzen Widerstand des Begleiters fordert.

Im Nachgespräch kommen Themen von Geburt und sehr häufig von sexuellen Schwierigkeiten. Man erfährt mitunter, dass grosse sexuelle Not herrscht, dass es zu keinem Höhepunkt kommt oder dass dieser zu rasch wie eine unaufhaltsame Welle hereinstürzt. Helfen kann hier neben dem Lockern des Zwerchfells das kontinuierliche Hinführen zur Bauchatmung. Das ist oft langwierig und mühevoll. Ausdauer bringt die Bewusstheit des Atems bis in den Geschlechtsbereich. Dieser war bis dahin wie ausgegrenzt. Niemandsland. Wenn – über Jahre gesehen – der Beckenboden mit Anus und Geschlecht durch die Atembewegung belebt, gleichsam durchhaucht wird, dann wird Sinnlichkeit lebendig.

Ein Grossteil der Männer bleibt, was den sexuellen Akt betrifft, in der Pubertät stecken. Der Mann bestimmt den Rhythmus, ejakuliert, entspannt sich und – die Gefühlswelt der Frau bleibt hoffnungslos auf der Strecke. Meist bleibt die Frau dabei das Befriedigungsobjekt des Mannes. Somit ist ihr das Gegenübersein als Frau verwehrt.

Es ist ein langer Bewusstwerdungsweg, auf dem der Atem den Beckenraum so belebt, dass Sexualität als ganzheitlicher Vorgang empfunden wird. Erst wenn der eigene Atemfluss mit dem liebenden Gefühlsfluss verbunden ist, kommt es zu einem Bewusstseinsanschluss an das eigene sexuelle Geschehen. In dem Wachwerden für die eigene körperliche Bewegung und das Strömen der Sinnlichkeit entsteht die Möglichkeit Beziehung zu seinem Geschlechtspartner aufzunehmen.

Soweit das vom männlichen Erleben aus mitfühlbar ist, scheint die Geschlechtlichkeit der Frau in den Rhythmus ihrer Natur eingebettet zu sein. Schon durch die monatliche Regel begegnet sie kontinuierlich einer existenziellen Auseinandersetzung mit ihrem Körper. Schwer nachfühlbar für den

Mann ist das Geheimnis der Schwangerschaft und der elementare Vorgang der Geburt. So liegt es nahe, dass der Mann horchen lernt, einfühlsam wird für die Tiefe der weiblichen Natur. Er kann damit schon bei sich selbst beginnen, indem er seine eigene Gefühlsseite entwickelt. Dann wird er offen werden für die Gezeiten der Liebe.

13.3. Eros

Bevor eine Beziehung von Liebe erfüllt ist, braucht der Mensch Erfahrung in der Sinnlichkeit seines Körpers, sonst könnte er Eros mit Liebe verwechseln. Eros geniesst die ausgeprägte körperliche Sinnlichkeit. Der griechische Gott Eros, Sohn des Ares und der Aphrodite, lebt in der Mythologie als geflügelter Knabe, der mit seinen Pfeilen Götter wie Menschen ins Herz trifft und der Liebe unterwirft.

Ohne Frage begegnet man auch in der Leibarbeit dem Eros. Schon der astrale und nicht gebündelte Ausstrahlungsbereich eines Klienten fordert vom Behandler eigene klare Abgrenzung. Auch bei der oft zarten Berührung auf der Kleidung oder in der Ätherschicht flammt erotisches Strömen auf. Ein solches fluidisches Strahlen ist vom Behandler wahrzunehmen, aber er darf keinesfalls darauf eingehen – nicht physisch, nicht feinstofflich, nicht gedanklich, nicht in Phantasien – oder die meist unbewusste Lockung gar erwidern. Eine intime Schwingung kann als Vertrauensmoment eine wichtige Hilfe im körperlichen und seelischen Entwicklungsgeschehen des Klienten werden. Würde der Therapeut auf ein unbewusst oder bewusst signalisiertes sexuelles oder erotisches Angebot des Klienten eingehen, dann würde das zentrale Moment der körperlichen und seelischen Verletzung des Klienten wieder missachtet und weiter vertieft werden. Der Therapeut würde damit der Übertragung mit einer Gegenübertragungshandlung begegnen und so das Vertrauen des Klienten aufs ärgste missbrauchen.

Erst wenn der Klient in seinem Prozess Standfestigkeit gewonnen hat, wirkt ein Hinweis vom Begleiter auf die unbewusste erotische Ausstrahlung des Klienten heilsam.

Eine Frau, die sich der unterschiedlichen Anträge von Männern nicht erwehren konnte, fühlte sich mit einem mal befreit wie wenn von ihr ein Fluch abgefallen wäre, nachdem ihr klar geworden war, welch erotisch unerfüllte Ausstrahlung ständig um sie wehte.

Die erotische Ausstrahlung als fluidischer Teil der vergänglichen Seele kann durch die Bewusstheit im Körper an die eigene tiefere Gefühlswelt angeschlossen werden. Damit sammeln sich die im Astralen «vagabundierenden» und animierenden Eroskräfte des anzüglichen Schürzenjägers in der durch Seelenarbeit gestrafften Psyche.

13.4. Psyche

Die Seele heisst auf griechisch psyché. Auch den Schmetterling nannten die Griechen psyché. Dargestellt wurde die Personifikation der menschlichen Seele als Mädchen mit Vogel- oder Schmetterlingsflügeln. Ihr gegenüber steht die dunkle Seele, genannt hyle. Die griechische Mythologie[102] erzählt von der aussergewöhnlich schönen Königstochter Psyche, die den Neid der Göttin Aphrodite weckt. Die Göttin sendet ihren Sohn Eros an Psyche, um sie ins Verderben zu stürzen. Eros jedoch verliebt sich in Psyche und entführt sie in seinen Palast. Der Liebesgott besucht Psyche nur im Dunkel der Nacht und gibt seine Identität nicht preis. Als Psyche den schlafenden Eros nachts bei Fackelschein betrachtet, erwacht Eros und verlässt seine Geliebte. Verzweifelt sucht Psyche nach dem Gott. Sie gerät in den Tempel Aphrodites und muss als Dienstmagd lebensgefährliche Arbeiten ausführen. Mit Mut, Ausdauer und Hilfe von aussen besteht Psyche die tödlichen Gefahren. Schliesslich belohnt Zeus die beiden Liebenden mit einem unsterblichen Eheband.

Apuleius schrieb über diese Geschichte den Roman «Metamorphosen oder der goldene Esel».[103] Erich Neumann verfasste auf der Grundlage dieses Romans einen Beitrag zur seelischen Entwicklung des Weiblichen. Er formuliert: «Während der im Dunkel verborgene Eros noch die Verkörperung jedes in Psyche lebende Erosbild sein konnte, ist der sichtbar gewordene die göttlich-endliche Wirklichkeit des Knaben-Sohnes der Aphrodite (Im Dunkeln ist Eros für Psyche das Produkt ihrer Liebes-Wünsche und Projektionen. Im Licht des Bewusstwerdens erscheint der göttliche Kern der Eros-Liebe.) ... Etwas in ihr (Psyche), das negativ als matriarchale Aggression, positiv als Tendenz zum Bewusstsein und zur Bewusstwerdung gerade ihrer weiblichen Natur zu bezeichnen ist, drängte unabweisbar, aus dem Dunkel herauszutreten. Erst im Wissen, im Licht der Erkenntnis des Eros, liebt sie. Und in einer Anmerkung schreibt Neumann: «Für Psyche aber gilt es gerade, die Doppelstruktur des Eros ... zu einen und den unteren in den oberen Eros zu verwandeln. Dabei ist es interessant, dass schon der Ägyptische Zauberpapyros den doppelten Eros, den von Aphrodite und den von Psyche ... kennt.»[104]

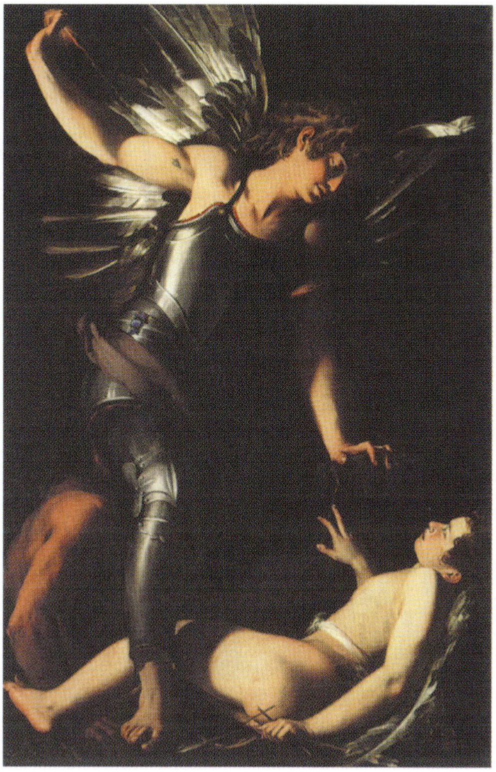

44. Himmlischer und irdischer Amor.

Hier finden wir in mythologischen Schriften den Übergang von der triebseelischen zur ewig-seelisch getragenen Liebe. Ursprünglich ist Psyche gefangen im dunklen Eros. Den Übergang schafft der Mut, die Ausdauer, die Treue der menschlichen, vergänglichen Seele. So wird ihr, getragen vom lichten Eros, unerwartet Hilfe zuteil.Aufgrund ihrer Entschlossenheit, ihres Willens findet Psyche als Vertreterin der irdischen Seele zur reinen, d.h. bewussten Liebe.

In der Leibarbeit wird dieser Prozess des Übergangs vom dunklen zum lichten Eros begleitet. Gerade das sich bewusst in den Körper Einlassen bringt Bewusstsein für seine erotischen Regungen und Wirkungen. Wird die Fackel entzündet und das Dunkel-Erotische beleuchtet, dann besteht die Chance, sich selber liebend anzunehmen.

Vor dem gleichen menschheitlichen Hintergrund wie Amor und Psyche singen auch der erotisch-spielerische Papageno und die um Ewig-seelisches ringende Tamina: «Mann und Weib und Weib und Mann reichen an die Gottheit an.»

13.5. Liebe

Ist eine Beziehung zwischen Mann und Frau nicht nur auf das sexuell-erotische Erleben ausgerichtet, sondern öffnet eine Empfindungsebene jenseits von Magie und Mythos, dann kann bewusste Liebe gleichsam als Drittes hinzutreten. Diese Liebe bezieht sich nicht nur auf den Körper und seine feinstofflichen Ströme, sondern sucht in der Achtsamkeit des Sich-selbst-Liebens die gleiche Tiefe im andern. So lebt eines jeden Empfinden aus sich heraus. In einer freien, geistigen Liebe trifft man einander absichtslos und unabhängig.

Auf dem Spannungsfeld geistiger Liebe erkennen sich polar ausgewogen Mann und Frau. Die Kraftfelder der beiden Seelenreiche bieten den seelisch-erotischen Erlebnisboden. Die sexuellen Energien schaffen das Netz körperlicher Freuden.

In der Leibarbeit kann an diesen Stufen der menschlichen Beziehung durch die Qualität der Berührung die Unterscheidungskraft geweckt und gestärkt werden. Die wachsende Sensibilität schenkt Partnern zunehmende Ehrlichkeit in der Beziehung.

13.6. Essstörungen

Wie in der Literatur bekannt, finden sich die Suchtstrukturen von Anorexie und Bulimie hauptsächlich (95%) bei Frauen. Auch ich berichte von den Erfahrungen in der Leibarbeit mit einer Frau.

Eine Klientin ist Ende 20 und leidet seit 14 Jahren an Bulimie. Der Bezug zum Vater lief über Angstmachen vor Krankheiten und explosive Ausbrüche mit Schlagen. Die Mutter liess das zu. Mutter und Vater hatten zueinander wenig Bezug. Mit 5 verlor die Klientin einen Verwandten durch plötzlichen Tod. Er war der einzige geliebte Mensch. Er hatte sie verlassen. Von 7 bis 12 wurde sie von einem Lehrer missbraucht. Die Bulimie trat in der Pubertät auf. Mit 18 ging sie weit weg von zuhause. In dieser Zeit war sie frei von Bulimie.

Nach ein paar Jahren liessen die Kräfte nach. Als sie nach Rütte kam, war sie vom Körper völlig abgespalten. Ich konnte sie behandeln, doch sie merkte nicht, dass ich sie berührte. Anfangs schien sie glücklich, meinte, sie packe die Situation gut, war auch vorzüglich angepasst aus einer psychosomatischen Klinik entlassen worden. Ich staunte innerlich über die totale Verdrängung dieser Frau, wenn auch klar ist, dass dieses extreme Schicksal voll Gewalt vorerst nur mit Abspaltung bewältigbar war. Mit der Zeit erzählte sie von Trauer und Einzelheiten der Bulimie. Sie sprach von ihren Schuldgedanken, davon, dass sie sich unsauber fühle, dass sie nach dem exzessiven Essen Druck im Bauch habe und sich zu körperlich und damit schmutzig spüre. Das halte sie nicht aus. Mit dem Erbrechen sei sie wieder von der körperlichen Schwere befreit. Dann aber fühlte sie statt dem Bauch unterhalb des Zwerchfells nur mehr ein Loch.

Nach einem Jahr wird die Berührung für sie heikler. Ich darf nicht mehr den Bauch berühren, auch nicht die Hüften und schon gar nicht die Schädeldecke. Gleichzeitig fällt mir in der Gegenübertragung ihre, wenn auch sehr magere, Weiblichkeit auf. Eine zarte erotische Schwingung bestimmt jeweils den Beginn unseres Gespräches. Das oberflächliche Reden ist ehrlichen Beschreibungen ihres Befindens gewichen. Beim Behandeln herrscht anfangs die Steifheit vor. Zunehmend kann sie entspannen und beginnt die Lösung zu geniessen. Im zweiten Jahr freut sie sich über das Spüren ihres Körpers. Sie berührt sich nach den Behandlungen selbst und entdeckt körperliche Grenzen. Das Becken taut ganz langsam auf. Die Bulimie tritt zeitweise auf. Sie entdeckt, dass sie damit besser umgehen kann, wenn sie mit den Händen arbeitet, also körperlich tastend fühlt.

Nach zwei Jahren klagt sie über starke Schmerzen in Darm und Magen, in den Organen des Unterleibes und starke Verspannungen in Rücken und Armen. Gleichzeitig kann sie diese als Merkmale für ihr körperliches Spüren annehmen. Linksseitig entspannt sie sich. Rechts kommt ein Impuls zu boxen, den Gewalttäter anzugreifen. So entsteht nach der völligen Kapitulation am Ende der Missbrauchsjahre wieder die Kraft zur Gegenwehr, wie sie sie noch am Anfang als Kind eingesetzt hatte. Schliesslich gelang es vor kurzem, ihr zu sagen, dass ich sie und ihren Körper nicht unsauber empfinde, mein Gefühl sei vielmehr bei aller Distanz ihren Körper ganz rein wahrzunehmen. Zum ersten Mal seit 3 Jahren kam diese Feststellung in ihrer Tiefe an. Sie war erstaunt, beglückt und konnte kaum fassen, dass sie bis jetzt diesem Gefühl rein zu sein keinen Raum gegeben hatte. Sie merkte, dass sie an der Idee, schmutzig zu sein bis jetzt krampfhaft festgehalten hatte und durch den neu empfundenen Gedanken, rein zu sein, völlig erleichtert förmlich in ihren Körper hineinsank. Die Bulimie bessert sich langsam.

Wie kommt es zu Essstörungen?

Sozialer Auslöser:

Ein Mädchen mit 13 Jahren wollte nicht mehr essen. Die neurotische Mutter war aufgelöst, der phlegmatische Vater blieb äusserlich phlegmatisch ratlos. Das Mädchen war als dritte Tochter Nachzüglerin in einer chaotisch lebenden Wohlstandsfamilie ohne adäquate Ansprache für ihre pubertären Fragen. Probleme wurden intellektuell abgehandelt, meist mit zynisch-destruktiver Färbung. Es gab keine Orientierung, weder menschlich noch religiös-weltanschaulich. Sie fühlte sich zwischen allen Stühlen, verlassen ohne elterliche Wärme. Diese Struktur des **Familienkollektivs** ist ein klassischer Nährboden für Essstörungen.[105]

Zweiter Auslöser: Gestörtes Gefühl zur Nahrung.

Die Ordnung von Stadt und Land, von bäuerlicher Arbeit und Verkauf in der Stadt zerschlug sich wie die soziale Struktur durch die Industrialisierung. So änderte sich die Nahrungsbeschaffung. Bekannt ist, dass in den Kriegszeiten keine Essstörungen auftreten. Inzwischen quillt das Nahrungsangebot jenseits saisonaler Rhythmen aus allen Fugen. Und bei dem Wort Rhythmus ergibt sich auch wieder der Anschluss an den einzelnen Neugeborenen und meine Frage, wie entscheidend wirkt der natürliche, vom Kind vorgegebene Rhythmus und nicht der mechanische 4-Stunden-Takt auf Mutter und Kind in der Stillzeit?

Eine ebenso fragliche Rolle spielt der Zucker vom Säuglingsalter an (Tee, Babynahrung). Ein Kollege erzählte, dass er nach striktem Verbot jeglichen Zuckergenusses eine schlagartige Besserung seiner essgestörten Patientin verzeichnen konnte.

Dritter Auslöser: Technische Revolution.
Fachleute stöhnen gleich dem Zauberlehrling über die Geschwindigkeit, mit der sich das Computer-Wesen fast verselbständigend entwickelt. Die Technik stösst den Menschen wie einen Spielball vor sich her. In Amerika wurde das Farbfernsehen 1957 entwickelt. Nach Deutschland kam es 10 Jahre später. Im gleichen Mass wuchs das Sortiment elektronischer Geräte. Immerhin wird zugegeben, dass der sogenannte «Elektrosmog» bei hohen Feldstärken gesundheitliche Beeinträchtigungen hervorrufen kann. Menschen, die den ganzen Tag mit Computern arbeiten, klagen zumindest über Kopfweh. Der enorme Fortschritt in der Elektrotechnik fordert Wachheit. Die elektronische Entwicklung verlangt nach bewusstem Umgang. Mit bewusstem Umgang meine ich die Wahrnehmung des sinnlichen Körpers in bezug zur Arbeit mit elektronischen Geräten. Die Computer-Arbeit beansprucht vor allem die Augen, also den Sehsinn und den Tastsinn der Finger. Spreche ich einen Computer-»Arbeiter» darauf an, ob er schon jemals sein Sitzen auf dem Stuhl oder seine Füsse wahrgenommen habe, dann erhalte ich meist einen verständnislosen Blick. Das Computerwesen beschneidet durch seine Kommunikations-Hypertrophie den letzten Rest von Sinnenhaftigkeit.

Was hat nun die Entwicklung der Elektronik mit Essstörung zu tun? Wenn diese Frage auch noch mehr der Zukunft gehört, so hat sie heute schon beunruhigende Aktualität. Generell lässt sie 1. den Körper vergessen. 2. Zerstört sie gesellschaftliche Kontakte in Familie und Arbeitsplatz. Auch wenn Internet und E-Mail als Kommunikations-Erweiterung gepriesen werden, fehlt der körperliche Kontakt. 3. Schrumpft die Möglichkeit nach emotionalem Kontakt. Wer kennt nicht den beleidigten Absturz eines Computerprogramms als Antwort auf eine kurze aggressive Aufwallung dem zartbesaiteten Gerät gegenüber. 4. Für viele ist der PC ein Rundum-Nahrungsersatz und Suchtmittel. 5. Und das lässt sich aus den Erfahrungen mit der Leibarbeit schliessen, wird der elektromagnetische Leib des Menschen in der Arbeit mit dem Computer sehr geschwächt. Sie kennen doch die bleichhäutige, eingefallene, spannungslose oder überspannte Gestalt eines Computer-»Arbeiters«. Diese Beschreibung passt auch auf einen Essgestörten.

Antworten auf Störungen von alten Kollektivformen:
In diesem Trend zu perfider Künstlichkeit als Lebensausdruck – was verschlägt einem da nicht den Appetit? Oder wer kapituliert nicht vor dieser Welle von Sinn- und Sinnenentleerung und stopft in sich hinein, was kommt?

Fraglos scheint, dass die Suche des Menschen nach Nahrung, nach Seelennahrung gestört ist. Fraglos ist, dass trotz dieser destruktiven Entwicklungsformen, ja sogar in diesen neuen Entwicklungsformen die Suche nach Inhalten aufgenommen werden kann und muss. Die uns umkreisenden und durchdringenden Schattenprobleme zwingen förmlich zur Besinnung.

Im Skizzieren der Brüche und Umbrüche des 20. Jahrhunderts fällt auf, dass zu Beginn dieses – ich wage zu sagen – bis jetzt einschneidendsten Jahrhunderts, den sozialen und technischen Umbruch betreffend, die Psychoanalyse ihre Entwicklung nahm, gleich einer Fackel seelischer Erhellung. Als psychologische Auslöser werden gestörte Mutter-Kind-Beziehung und Trennung von geliebten Menschen in der Kindheit und nicht begleitete Probleme mit der Adoleszenz angeben. Die sich daraus ergebende Psychodynamik ist die Ablehnung der weiblichen Geschlechtrolle, Verdrängung der Aggression. Das Ablehnen der Nahrung ist Ausdruck der gestörten, missglückten und der vergeblichen Suche nach der Mutter, mit der das Kleinkind eigentlich verschmelzen möchte.

Wie hilft die Leibarbeit?
Was ist nun in unserem Thema der gestörten Suche nach Nahrung aus der Sicht der Leibarbeit der körperliche Auslöser für die Störung?

Meiner Erfahrung nach ist bei Essgestörten der Ätherleib, d.h. die elektromagnetische Ebene nicht nur gestört, sondern förmlich zusammengebrochen. In der natürlich gewachsenen Mutter-Kind-Beziehung erfährt das Kleinkind durch die körperliche Nähe der Mutter das Einssein in diesem elektromagnetischen Feld. Psychisch steht dieser Ätherleib für den Ausdruck von Affekten und spontanen Äusserungen. Er wird durch Nähe und Zuwendung ständig genährt. Ist diese körperliche und psychische Beziehung gestört oder gar nicht aufgebaut, dann ist auch die Suche nach dem energiespendenden und energieaufbauenden Zentrum gestört. Wenn es im Laufe des Lebens 1. keinen Ersatz dafür gibt und der energetisch Gestörte 2. keine physisch starke Konstellation aufweist und 3. weitere schwere psychische Brüche und Verletzungen über sich ergehen lassen muss, bricht das lebens-energetische System zusammen.

Als Folge rettet sich die Heranwachsende – spätestens bei beginnender Pubertät – in die Kontrolle durch den Kopf und entwickelt von dort aus ein sensibles System des Spürens auf der emotionalen Ebene. Diese nennt man auch Astralleib. Solche Menschen bezeichnet man als «aus dem Körper ausgestiegen». Sie funktionieren rational, sind fleissig und spüren jede emotionale Regung von aussen. So können sie sich auch im Familiengefüge wie in jedem sozialen Organismus eingliedern. Irgendwann kommt der Zusammenbruch, weil die affektive Ätherebene als Brücke zwischen Körper und emotionaler Astralebene nicht mehr besteht.

Die Leibarbeit bietet Hilfe bei der gestörten Suche, indem das Spüren des affektiven elektromagnetischen Körpers wieder erlernbar wird. Ein Mensch sagt dann z.B.: «Jetzt fühle ich mich ganz». Ganz heisst: die Ebenen weben sich wieder ineinander. Die strikte Ablehnung der Bauchberührung, wie das die Erfahrung durchgängig zeigt, erklärt sich aus der Schutzlosigkeit, die durch das Fehlen des elektromagnetischen Mantels entsteht. Eindrücklich finde ich, dass durch das Aufbauen der Lebenskraft «chi» auch der Bezug zum eigenen Bauch wieder erwacht. Allerdings genügen für diesen Vorgang nicht nur östliche und westliche Körperübungen, denn der Aufbau dieser Lebenskraft ist mit dem Bewusstwerden und Integrieren enormer seelischer und körperlicher Schmerzen verbunden.

Der bewusste Aufbau des individuellen elektromagnetischen Feldes schafft Körperbewusstsein. Dieses wirkt auf das Selbstbewusstsein. Affekt und Emotion, versteckte Aggression finden dank des Kontaktschlusses von Astral- und Körperebene durch den Ätherleib wieder fliessenden Ausdruck. Der Stau wird durch den wiederhergestellten Kontaktfluss der drei Ebenen abgebaut, der Bauch entspannt sich und der Mensch wird bereit nach der geeigneten Nahrung suchen zu lernen.

13.7. Missbrauch

Das erschütternde Faktum des Missbrauchs durch körperliche und seelische Gewalt, dem seit den letzten 10 Jahren[106] endlich öffentliche Beachtung und Empörung zukommt, besteht vermutlich seit den Anfängen menschlichen Zusammenlebens. Dass in der von technischem Fortschritt geprägten Gegenwart die Gewalt des Missbrauchs herrscht, zeigt, wie seelische Rohheit und stumpfe Triebabhängigkeit jeden zivilisatorischen Ansatz durchdringt. Ob ein wehrloses, unorientiertes Kind oder ein mit dem Tode bedrohter Erwachsener von teuflischer Brutalität oder rasierklingenscharfer sadistischer Kälte körperlich und seelisch zerschlagen wird, immer bleibt ein Trümmerfeld zurück.

Kommt ein davon gezeichneter Mensch in die Leibarbeit, dann kann es geschehen, dass die Berührung und Behandlung für eine Zeit ganz «normal» abläuft. Erst wenn Vertrauen wächst, taut die Starre des eingefleischten Entsetzens auf. Für den Behandler war diese Starre von Anfang an spürbar. Meist kann der Geschädigte aber nicht nachvollziehen, dass die seelische Berührung schon viel zu nahe käme. So bleibt der Charakter des Berührens auf einer «alltäglichen» Ebene an der Körperoberfläche, gerade so als gäbe man einander flüchtig die Hand.

Dazu ein **Beispiel:** Über Jahre kam eine Lehrerin in den Schulferien zur Leibarbeit. Eine gewisse Tiefe der Berührung war möglich. Die Reserviertheit bezog ich darauf, dass die Frau in keiner Beziehung lebte. Am Beginn eines einjährigen Sonderurlaubs erinnerte sie sich des Umstandes, dass ein Bruder, kurz bevor ihre Mutter mit ihr schwanger wurde, nach seiner Geburt gestorben war. So war für sie gar kein Raum, seelisch empfangen zu werden. Sie war unerwünscht. Eine Abtreibung wurde versucht und misslang. Von dem Moment an, in dem diese schon lange bekannte Familiengeschichte auf der seelischen Schicht bewusst wurde, war jede körperliche Berührung ausgeschlossen. Das folgende halbe Jahr verlief die «Behandlung» auf körperlichem Abstand. Anfangs verbrachte jeder die Behandlungszeit in der jeweils äussersten Ecke des Raumes. Durch das Annehmen der Distanz wuchs Vertrauen für den eigenen Lebensraum. Schliesslich konnte die Klientin die Grenze ihrer Ausstrahlung wahrnehmen und ernstnehmen. In der neuen Phase der Berührung fühlte sie sich zuerst als körperliches Objekt. Ich hatte ihre bewusste Erlaubnis diese Oberfläche mit den Händen zu berühren. Erlösend war das allmähliche Erleben, dass die Klientin sich als Frau zu fühlen begann.

Andere Menschen die zur Leibarbeit kommen, vertragen am Anfang keine Berührung. Auch ein auf dem Stuhl Gegenübersitzen ist vorerst nicht möglich. Ein Sitzen im stumpfen Winkel zueinander, in grossem Abstand, mit einem Kissen vor dem Bauch macht die Situation für den Klienten erträglich. Die Berührung eines so verletzten Menschen beginnt an Stellen, an denen er auch im Alltag mit anderen oder mit Gegenständen Kontakt hat. Meist sind das eine Hand oder die Fusssohlen. Berührungen an der Hüfte oder gar der Schulter brauchen Zeit. Werden sie gewünscht, gewollt und ertragen, dann löst eine zart aufgelegte Hand des Therapeuten mitunter unfassbare quälende Schmerzen, verbunden mit Übelkeit aus. Das begegnet vor allem bei sexuellem Missbrauch. Auch züchtigende Praktiken, Geschlagenwerden oder sich selbst Geisseln, um die Empfindungen des Unterkörpers abzutöten, ziehen diese Taubheit des Körpers und der vergänglich-seelischen Bereiche nach sich.

Ist ein Mann als Kind von der entsetzlichen Gewalt Älterer geschädigt worden, dann laufen die Abwehrmechanismen in der Leibarbeit mitunter versteckter als bei einer Frau. Der Missbrauch kann auf der sexuellen Ebene, durch sadistisches Schlagen oder auch dadurch entstehen, dass das Kind als Stellvertreter von unerlösten Gefühlen Erwachsener herhalten muss. Die Stellvertretung von Gefühlen muss ein Kind übernehmen, wenn ein Elternteil nicht da ist, weggegangen ist, gestorben ist. Häufig kompensiert das Kind ab der Pubertät mit Suchtverhalten wie Magersucht, Bulimie. Später treten Beziehungsstörungen auf. Es kann zu Beziehungssucht kommen, dass heisst, der als Kind missbrauchte Erwachsene will das Beziehungsloch des vermissten Elternteils stopfen und nimmt nicht den erwachsenen Partner wahr.

Sind Therapeut und Klient gleichen Geschlechts, dann lässt sich ein Teil des Körpervertrauens wieder herstellen. Hilfreich erscheint auch eine Therapiephase mit der Erfahrung eines gegengeschlechtlichen Therapeuten.

Die meisten Übergriffe geschehen erschreckenderweise auf der feinstofflichen Ebene. Oft weiss ein Betroffener nicht, ob der Übergriff auf der energetischen oder auch auf der körperlichen Ebene ablief.

Ein **Beispiel:** Eine Frau erzählte, dass sie als 12-jährige und älteste Tochter den Haushalt führen musste, weil die Mutter länger im Krankenhaus war. In dieser Situation bedrängte der Vater das Mädchen bewusst, halbbewusst und unbewusst, stellvertretend für die Mutter. Als die Mutter wieder nach Hause kam, fühlte sie sich erleichtert, ihre Stelle als Frau – von Krankheit geschwächt – nicht wieder einnehmen zu müssen. So wurde sie zur Mittäterin eines Missbrauches.

Auf das häufige Vorkommen eines Missbrauches von Seiten des Therapeuten wurde schon öfters eingegangen. Er hat genauso wie Vater oder Mutter, Erziehungsverantwortlicher oder überhaupt jeder Erwachsene achtsam zu sein, wenn eine Übertragungssituation eintritt. Klar ist, dass bei der Behandlung die erogenen Zonen ausgespart bleiben. Auch wenn der Verantwortliche nicht einer körperlich durchgeführten Gegenübertragung erliegt, weicht ein ins Vertrauen gezogener Begleiter oft nicht der feinstofflichen Verlockung aus, ja er geniesst diese sogar. Das Annehmen einer solchen Lockung geschieht, wenn das erotische Prickeln nicht gefühlt und registriert wird, sondern als erregendes Rieseln durch den Körper als erquickende Stimulation genossen wird. Sobald Erotik fühlbar wird, hat man sich gedanklich zu klären und mit einer stillschweigenden energetischen Umgrenzung des eigenen Körpers zu befassen. Der verantwortliche Begleiter schafft um seinen Körper und Energiekörper einen Schutzmantel und das Prickeln rieselt wie Wasser an einer Regenhaut ab. Beim Spüren des Körperinnenraums ist das eigene Geschlecht liebevoll miteinzubeziehen und ganz zu sich zu nehmen. Erotische Schwingungen werden als erstes vom Geschlecht empfunden, wenn man darin wach ist. Offene wie verdeckte Angebote sind lediglich zu erkennen. Als Antwort darauf hilft ein stilles verstehendes Mitgefühl und der schweigende Dank für das Vertrauen. «Eros hat mit der Liebe zum Sein zu tun, die nicht haben ..., sondern geben will.» [107] Das Vertrauensgeschenk ist zu schützen und zu hüten bis der Klient die Potenz seines Liebesgefühls wieder zu sich nehmen kann. So heilt sich der Klient mit seiner eigenen Liebe, die vordem versteckt, verletzt, verborgen, abgespalten war.

Ursula Wirtz weist darauf hin, dass die Personale Leibtherapie Dürckheims Inzestbetroffenen hilfreich ist, da in dieser Arbeit der «Wandlungsprozess auch im Leib seinen Ausdruck findet.» [108]

Es gibt unzählige Formen des Missbrauchs. Auf eine, die jeden Fernsehzuschauer und Radiohörer treffen kann, soll kurz als Eigenerlebnis eingegangen werden. Es geht hierbei nicht um die in Spielfilmen gezeigte Gewalt und Sexualität. In einer abends ausgestrahlten Nachrichtensendung wird ein Kriegsschauplatz gezeigt. Granaten zerfetzen Hausfassaden. Menschen jagen durch die von Scharfschützen beherrschte Strasse. Wir sehen live Bilder, gedreht von einem todesmutigen Kameramann. Durch die Führung seines Kameraauges gelangt blankes Grauen in die geschützte Wohnstube. Da geschieht in 2 Sekunden das Unerwartete: Das Fernsehbild beginnt zu tanzen, zu zittern, fängt einen hastenden Soldaten ein, sackt zu Boden – aufgerissene spritzende Erde – das Bild schiesst nach oben in den Himmel und sinkt zur Erde. Dann erstarrt es in der Froschperspektive. Der Gefechtslärm weicht zurück. Ein kurzes Stöhnen, Seufzen, ein letzter Ruck des Bildes. Der Zuschauer rätselt. Der Nachrichtensprecher klärt auf. Es waren die letzten Lebenssekunden eines berühmten Kameramannes. Er hatte schon viele Kriegsschauplätze besucht.

Die Intimität des Sterbens live. Selbst dem Nachrichtensprecher war die Neutralität verrutscht und für einen Moment abhanden gekommen. So entsteht Missbrauch.

Und noch ein **Beispiel:**

Im Küchenradio plätschert Unterhaltungsmusik. Die Spaghetti sind durch. Die Kinder haben Hunger. Eine Kurzreportage löst die fröhliche Musik ab. Der Moderator spricht leichthin über das Thema Missbrauch, was einem fast den Atem nimmt. Dann hört man die Stimme eines Mannes, der nicht Opfer sondern Täter war. Er spricht gefasst, bewusst von der Vergangenheit und davon, dass er eine Frau im Affekt getötet hat. Er erzählt, dass sein Bewusstsein vor der Tat ausgesetzt habe. Als sein logisches Denken nach der Tat wieder einsetzte, habe er sich der Polizei gestellt und gestanden. Er sei kein Mörder, erklärte er. Er war in der Phase des Tötens nicht bei sich. Der Zuhörer registriert jede Schwankung, die leichte Belegtheit in der Stimme des Täters. Er bemerkt und ahnt, welch unbeschreibliche Arbeit, Auseinandersetzung und welche Kraft es braucht, zu dieser Tat zu stehen.

Den Zuhörern hat es die Stimme verschlagen, das Zwerchfell gespannt. – Doch schon folgt Musik. Kein Raum für den Respekt eines menschlichen Schicksals. – Missbrauch. – Der aufmerksame Zuhörer würde sich selbst missbrauchen, liesse er es zu, die unbeschwerten Töne aus dem Radio weiter durch die Ohren tanzen zu lassen. Besinnung auf die eigene Realität, dampfende Spaghetti, hungrige Kinder, löst die Zuhörer aus der fremden seelischen Realität.

13.8. Todesnähe

Nicht selten gerät ein Mensch im Verlauf der Leibarbeit in seelische Tiefen, die eigene **Nahtoderfahrungen** oder **Begegnungen mit Tod** bei anderen Menschen wieder lebendig werden lassen. Das Leibbewusstsein hat die Trauer, die Angst vor dem Tod, vor dem Sterben, den Schmerz des Verlassenworden-Seins gespeichert. Steigt eine solche Erinnerung auf, dann wird manchmal ebenso starkes Nacherleben möglich. Durch die konzentrierte Situation, die Sensibilisierung des Körpers und das Anwesendsein des Begleiters wird in einem solchen hautnahen Nacherleben eine traumatische Situation integrierbar.

Zum **Beispiel** steigt die Erinnerung des Erwachens aus der **Narkose** auf. Nach einer Operation werden die Patienten in den Aufwachraum gebracht und dort beobachtet. Die Begleitung in den Wachzustand ist äusserst wichtig. Schlägt der Patient nach einiger Zeit die Augen auf oder wird er durch Berühren und Ansprechen geweckt, dann ist von medizinischer Seite das Notwendige getan.

Was jedoch jenseits des medizinischen, wie des allgemein menschlichen Bewusstseinsfeldes liegt, ist der Vorgang der Wiedereinkörperung des astralenergetischen Körpers des Menschen. Diese ereignet sich nonverbal und liegt nicht im Bereich des Messbaren. Ein Mensch mit durchschnittlichem Empfindungsvermögen erlebt vom Moment des Erwachens an die gewohnte Realität. Ein sensibler veranlagter Mensch – oft weiss dieser von seiner Empfindungsanlage gar nicht – erlebt vor dem äusserlich sichtbaren Aufwachen das stufenweise Anbinden des astralen an den grobstofflichen Körper.

Eine für diese Problematik feinfühlige Anästhesie-Ärztin bestätigte diesen Vorgang, über den sie in ihrer Berufswelt verständlicherweise schwieg, wenn die Aufnahmebereitschaft dafür bei der Kollegenschaft fehlte. Sie ging mit dieser Feinfühligkeit sehr achtsam um und zwang sich nicht, etwas spüren zu müssen. So hatte sie es manchesmal «im Gefühl», wie weit der Astralkörper von dem vor ihr liegenden realen Körper entfernt war. Es kam auch vor, dass sich ein Patient nur unwillig bei Nachlassen der Narkosewirkung wieder dem materiellen Körper nähern wollte. Dabei stellte sie gefährliche Veränderungen bei den Messwerten der Geräte fest.

Diese Beobachtungen verdeutlichen, wie wichtig eine Begleitung des Patienten schon vor dem Aufwachen ist. Der einfühlsame Kontakt des Anwesend-Seins ist entscheidend, auch die sanfte Berührung mit den Händen. Natürlich ist eine so gestaltete Begleitung nicht von dem ohnehin überforderten Pflegepersonal zu erwarten. Verwandte, Freunde, dafür offene Menschen sollten da sein. Ideal wäre – was derzeitige Spitalumstände nicht erlauben – mit dem Operierten für die Aufwachphase in einem Einbettzimmer sein zu können. Denn wenn sich mehrere, oft 5-8 Frischoperierte im Aufwachraum befinden, dann mischen sich die astralen Ausstrahlungsbereiche untereinander. Das führt sicherlich oft zu Irritationen, weil man sein eigenes astrales Umfeld nicht erkennen kann. Die Desorientiertheit bringt Angstzustände. Dadurch, dass in diesen Extremsituationen der Astralkörper nur lose und schlaff «wie an einem silbernen Faden» mit dem grobstofflichen verbunden ist, fühlt sich der Erwachende ohnehin desorientiert und verhängt sich in Traum- und irreale Wachbilder.

Ist ein Mensch in der Narkose unachtsam behandelt worden, dann kann es sein, dass die betreffende Betreuungsperson durch den Aufwachenden eine «scheinbar» unsinnige und entrüstete Reaktion zurückerhält. Genau wie die unter Narkose Stehenden auf astraler Ebene miterleben, was mit ihnen geschieht, genau so nehmen Menschen in komatösen Zuständen wahr, was vor sich geht. Auch hier ist liebevolle Achtsamkeit erstes Gebot.

Wie sich ein in Narkose befindlicher Mensch fühlt, lässt sich aus den zahlreichen in der Literatur gesammelten Berichten (z.B. Moody) über Nahtoderfahrungen und kurzzeitige Todeserfahrungen ableiten.

In einem nicht vergleichbaren Ausmass – was die Bedrohung für das Leben betrifft – erlebt jeder Mensch einen ähnlichen Vorgang beim abrupten Erwachen aus dem Schlafe. Besonders deutlich und mitunter schmerzlich erfährt der aus seinem Schlaf Gerissene eine Gelähmtheit des Körpers. Er ist nicht frei verfügbar, ist ungeschickt, seine Reaktionen sind verlangsamt. Oft hört man eben Erwachte schlaftrunken sagen, «ihre Seele sei noch nicht da». Damit ist der vitale Energiekörper gemeint. Erst wenn der Energiekörper wieder straff mit dem sichtbaren Körper verbunden ist, wenn die Muskeln wieder vom Lebenstonus der **Spannkraft** durchdrungen sind, die Vitalität strömt, fühlt sich der Mensch «normal» und wach.

Im Zusammenhang mit Ausdrücken, wie «er ist ausgestiegen», «die Seele hängt am dünnen Faden», «sie ist im Kosmos» kann es zu Meinungen und Bildern kommen, der so beschriebene Mensch sei «nicht in seinem Körper» anwesend. Man könnte durch solche Charakterisierungen zur Auffassung gelangen, dass sich die Seele vom Körper entfernt. Die sogenannten «kosmischen Reisen» versetzen den Betroffenen gottseidank nicht ins Weltall, wenn auch die Erlebnisse den Eindruck erwecken, als hätte man den Körper verlassen und sei in einer Galaxie verschwunden. In solche Zustände gelangen sehr verkopfte Menschen, Menschen in körperlichen und seelischen Grenzsituationen, Konsumenten von Drogen. In jedem dieser Erlebnisfelder geht der Bezug zum Körper verloren. Das heisst, der Muskeltonus verändert sich so, dass sich der straffe Kontakt zu Äther- und Astralebene löst. Dadurch verlieren die feinstofflichen Ebenen ihre schützende Zentrierung im Körper und können sich verselbständigen. Anders gesagt, beginnt so die Einstiegsmöglichkeit in eine Astralreise. Hier entscheidet sich der Mensch. Will er die gefährliche Welt der plastischen Phantasie und astralen Dunkelwelten (auch wenn diese sehr licht erscheinen) betreten, dann gelangt er auf das Gebiet aussermenschlicher Kräfte und Mächte. Davor schützt aber, wenn auch der Körpertonus erschlafft ist, die von der Vernunft gesteuerte weltliche Ichständigkeit, bzw. das Realitätsbewusstsein. Ist auch dieser Kontakt zur Welt eingeschränkt oder gar abgebrochen, dann hilft nur mehr die liebende Bezogenheit auf das tiefinnerste Ichbewusstsein. Dieses vermittelt Gewissheit vom Ewigen her.

Dazu ein **Beispiel** eines etwa 40-jährigen Mannes: Es ist zwischen 4 und 5 Uhr morgens. Der Mann träumt, dass er vor einem japanischen Altarschrein meditiert. Da erscheint ihm Buddha, wie er gleichsam aus einer Bildrolle heraussteigt und die Altarwand durchsichtig werden lässt. Buddha lächelt den im Traum Sitzenden an und lädt ihn ein mit ihm zu kommen. Dagegen wehrt sich der Mann. Es kommt zu einem Zerren und Ringen, dem der Mann fast unterliegt. Er fühlt sich wie gelähmt vor hellem Entsetzen. Der Träumende gerät in eine Phase zwischen Schlaf und Wachwerden. Er blinzelt mit den Augen und sieht, dass es früh am hellen Morgen ist. Doch das Traumbild verlässt ihn nicht. Auch nicht der Buddha, dessen Gesicht sich zu einer Fratze verzerrt hat. Ein unwiderstehlicher Sog zieht den Erwachenden von seinem Körper weg. Er kämpft um sein Bewusstsein. Er kann nicht denken und sich nicht bewegen. Er ist paralysiert. Versucht sich auf sein Herz zu konzentrieren. Der Sog des teuflischen Ungeheuers zwingt den Bedrohten zu äusserster Gegenwärtigkeit. Nicht einmal das Wort «ich» ist denkbar, so schmal ist der Grat. Vom Versuch «ich» zu spüren, bleibt ein «i» im Herzraum. Nach einer Stunde eisernen Ringens um dieses «i» lässt der Sog des Bewusstseinsabgrundes nach. Der Körper ist eiskalt, wie gelähmt. Im Herzraum beginnt wieder Leben.

B. Die Einkörperung als Beginn des Schattenprozesses

14.1. Allgemeines

In dem Masse, in dem die vergängliche und die ewige Seele ihre Integration mit dem Körper eingehen, geschieht Einkörperung des Geistes. Wie aus den vorangegangenen Texten ersichtlich löst die Auseinandersetzung mit den Seelenkräften Arbeit am Schatten aus. Jolande Jacobi formuliert: «Der Schatten steht sozusagen an der Schwelle zu den 'Müttern', zum Unbewussten. Er ist das eigentliche Gegenüber unseres bewussten Ich, ja, er wächst und verdichtet sich sozusagen im Gleichschritt mit dem Ich.» [109] Die beim Aufbau des Ich verdrängten, teils gar nicht gelebten Impulse und Eigenschaften des Menschen können positiver oder negativer Natur sein. Das Verdrängte gehört entweder dem persönlichen Bereich des Unbewussten an oder es betrifft den kollektiven Bereich bzw. die archetypischen Tiefen des Unbewussten. Erste Etappe des Individuationsprozesses im Sinne der analytischen Psychologie ist die Bewusstmachung dieser Schatteneigenschaften. Die Integration dieser Schattenkräfte ist gleichzusetzen mit der Einkörperung des Geistes.

Die Initiatische Therapie spricht auch von einem «Kernschatten». Damit meint sie eine das Selbst angreifende Störung oder Verletzung. Eine Kernschattenverletzung beschreibt die Angegriffenheit des Selbstkerns. M. E. können diese Begriffe, wenn sie nicht klar definiert sind, existenzielle Verunsicherung auslösen. Aus meiner Sicht sind Kern, Selbst, grosses Ich, der Geistesfunke des Menschen – hier synonym genommen – unverletzbar. Verletzbar sind die diesen Geistesfunken umgebenden ewigen Seelenkräfte. Je weiter Seelenkräfte vom individuellen, geistigen Zentrum entfernt sind, desto verletzbarer werden sie. Diese Seelenkräfte mit dem Vertrauen auf die innerste Unverletzbarkeit zu erfüllen, ist Aufgabe des Menschen und betrifft den Weg seiner Individuation. Je körperlicher dieses Vertrauen spürbar wird, desto stärker verkörpert sich der Geist. Es geht um diese Verkörperung des Geistes, um Inkorporation. Die Vergeistigung des Körpers dagegen ist mit dem Weg seelischer Integration des Geistes in den Körper nicht vereinbar.

Im folgenden werden Themen aus der dunklen und lichten Welt des Schattens behandelt.

14.2. Die therapeutische Beziehung: Projektion und Übertragung

Nicht nur einmal wurde ich von Klienten gefragt, ob ich sie oder andere Menschen sympathisch oder unsympathisch finde. Ich gab zur Antwort, dass meine Gefühle am Beginn einer Begegnung in Stufungen von starker Ablehnung bis grosser Anziehung auftreten können. Es passiert oft beim ersten Kontakt über Telefon oder Begrüssung, dass mir eine energetisch emotionale Welle von Abneigung, Ärger, Angst oder Unsicherheit, Neutralität, Zuneigung oder gar erotischer Sehnsucht durch den Körper schiesst. Auf diese Reaktionen achte ich von Anfang an. Sie treten im Laufe der therapeutischen Beziehung immer wieder auf. Ich dränge diese Empfindungen nicht weg, sondern suche nach einem realen Bezug. Mein realer Bezug ist meine persönliche und existenzielle Realität. Bei einer Projektion kläre ich innerlich, dass z.B. meine spontan aufschiessende Wut nicht der gegebenen Beziehung entspricht, dass meine Empfindung eigentlich eine mitfühlende Sorge ist. Bei Erkennen eines Übertragungsprozesses vergegenwärtige ich mir etwa: ich bin verheiratet, ich bin Vater unserer Tochter, ich führe ein von angenommenen und gewollten Schicksalssituationen geprägtes Leben. Durch diese Weise der Besinnung auf mich selbst löse ich mich aus der Gegenübertragung. Auslöser für Projektion können die Stimme, das Aussehen, der Geruch, also Sinneseindrücke sein. Auch die emotionale Lage des anderen beeinflusst vorerst. Entdecke ich die Gründe meiner Abwehr oder Anziehung, dann kann ich die reale Beziehung von Begleiter und Klient wiederherstellen. Ich suche meine Anteile und jene Projektionsanteile, die ich vom anderen übernommen habe.

Schon die erste Frage nach dem Grad der Sympathie zu einem Klienten, wie ich sie am Beginn dieses Kapitels beschrieb, setzt einen Vertrauensboden voraus, der sich auf die Übertragung eines guten väterlichen Lehrers stützte, wie ihn der Fragende als Kind gekannt haben mag. Die Frage nach der Sympathie stelle ich mir am Beginn jeder Begegnung, danach suche ich das menschlich Besondere des Einzelnen zu erfühlen. Damit trete ich hinter meine Stellung als Therapeut und suche nach der existenziellen Beziehungsbasis. Die Projektionen, die ich am Telefon oder bei der ersten Begegnung empfinde verändern sich und lösen sich im Laufe der therapeutischen Beziehung auf. Ich trenne sie voneinander, benenne die jeweilige Herkunft und entkräfte so auf meiner Seite die magische Macht der Projektion. Die Gründe meiner Übertragung, den Ursprung dessen, was mich gegen oder für den Klienten eingenommen hat, behalte ich erstmal still im Bewusstsein.

So gehe ich in die Gesprächsbeziehung. Die Voreingenommenheit verflacht mit der zunehmenden Tiefe des Gespräches. Tritt die Lebensfrage, die

Not, das Problem in den Vordergrund, dann verblassen die gegenseitigen emotionalen Projektionen. Ist im Laufe eines längeren Zeitraums – unabhängig von einer Übertragung des Klienten – ein Vertrauensboden geschaffen, dann lässt sich auch die von mir erlebte emotionale Projektion mitteilen. Meistens löst diese Mitteilung einen intensiven Prozess aus, der den Bezug auf der menschlichen tieferseelischen Ebene klären hilft. Ich glaube, dass anfänglich jede Beziehung und verschärft jeder therapeutische Bezug diesen «Vorstellungen falscher Tatsachen» ausgesetzt ist. Die erste Aufgabe des Begleiters besteht darin, diesen Schutzmechanismus der Projektionen auf beiden Seiten zu erkennen und vorerst stillschweigend zu entlarven. Die Projektionen sind ein wichtiges Instrument zur Aufdeckung verborgener Seelenbewegungen und unbewusster Störungen. Der Therapeut möge sie still im Bewusstsein erhalten und mit ihnen arbeiten. Das Wegstück, an dem der Klient mit den Energien seiner Projektionen konfrontiert werden kann, führt zur Auflösung von alten Verstrickungen.

Auch wenn ich eben über meine innere Vorgehensweise mit Projektion und Übertragung so berichtet habe, als hätte ich damit keine aussergewöhnliche Schwierigkeit, will ich an dieser Stelle deutlich machen, dass bei mir dieser Prozess der Bezugnahme in jeder Begegnung neu und voller verstellender Vorstellungen beginnt. Immer wieder ist alle Mühe darauf zu verwenden, unüberwindbar scheinende Beziehungshindernisse aufzuspüren und in die Arbeit mit einzubeziehen. So mache ich manchesmal Fehler. Es kann sein, dass ich einer Projektion gegenüber nicht wach genug bin. Es kann sein, eine Gegenübertragung nimmt mich so gefangen, dass ich diese nicht bemerke. Es kann vorkommen, dass ich aus dem Sog einer Übertragung gar nicht herauskomme und wie gelähmt unfähig bin, den therapeutischen Prozess zu leiten. Wenn mir das in einer oder der anderen Stunde, bzw. über einige Zeit passiert, dann kann der Behandlungsprozess wieder in eine wirksame Ordnung kommen, wenn ich während einer solchen Phase in der Lage bin, zuerst mir und schliesslich dem Klienten mein Fehlen zu verdeutlichen. Gelingt das, dann hilft es der therapeutischen Entwicklung. Kommen Therapeut und Klient in eine heillose und unauflösbare Verhakung, soll der Behandlungsprozess ein Ende finden.

Durch die Auseinandersetzung mit allen Schattierungen von Erinnerungen, Gedanken und Empfindungen seiner Patienten fand **Sigmund Freud** Ende des 19. Jahrhunderts unwillkürlich Zugang zu dem Phänomen der **Übertragung.**[110] Jean-Martin Charcot vertrat im letzten Viertel des 19. Jahrhunderts die dynamische Psychiatrie und Freud berief sich auf ihn. Durch die Beschäftigung mit dieser Richtung setzte sich Freud auch mit dem Rapport auseinander. Nicht die Einführung der Begriffe «Übertragung» und «Widerstand» durch Freud sind neu, sondern die Anwendung der beiden Begriffe als Grundwerkzeug für die analytische Arbeit.[111]

Freud stellte mit der Zeit fest, dass Patienten zum einen ihre frühkindlichen Liebeserwartungen und zum anderen Aggression und Hassgefühle auf den analysierenden Arzt übertragen. Die Übertragung entsteht aus der zwischenmenschlichen Bindung und drückt sich in Erlebnisinhalten aus, wie sie z.B. ein Kind zu Vater oder Mutter fühlt. Übertragen werden frühere Beziehungskonstellationen. Übertragung ist kein Abwehrvorgang. Wird eine solche Konstellation in der therapeutischen Beziehung inszeniert, dann tritt das ganze Spektrum von Erwartungen und Befürchtungen aus der Vergangenheit auf. Diesen Gefühlen gegenüber muss sich der Analytiker *«versagen»*, neutral bleiben und in *«freischwebender Aufmerksamkeit»* hinter dem auf der Couch liegenden Patienten sitzen. Indem sich der Arzt dem Analysanden gegenüber *«undurchsichtig»* und *«wie eine Spiegelplatte»* verhält[112], kann sich die Wiederholung eines früheren Gefühls in die Erinnerung daran verwandeln[113]. Die Erinnerung an die kindlichen Verletzungen und biographischen Anteile ermöglicht mit der Zeit, die Konflikte nicht mehr kindlich zu übertragen, sondern damit als Erwachsener umzugehen. Wenn die Deutung bewusst wird, kann die Übertragung abgelöst werden. Schon zu Zeiten Freuds und bis heute fand die klassische Abstinenzhaltung der Analyse eine individuelle Differenzierung und Weiterentwicklung.

Freud unterscheidet von der Übertragung die **Projektion**, welche er als das Hinausverlegen von inneren Vorgängen nach aussen definiert.[114] Projektion ist ein Abwehrmechanismus (z. B. Angst).

C. G. Jung sah die Entstehung von Übertragung sowohl in der Analyse als auch in allen anderen Lebenssituationen gegeben. Er suchte nicht nur nach der Ursache, sondern auch nach Zweck, Sinn und Ziel einer Übertragung (M. Jacobys Buch[115] stellt ein klares übersichtliches Fundament für das Thema Übertragung dar). Jung unterscheidet im Gegensatz zu Freud grundsätzlich nicht zwischen Übertragung und Projektion[116]. Projektion ist hier nicht nur die «Hinausverlegung eines subjektiven Vorganges in ein Objekt»[117] nicht mehr nur ein archaischer Vorgang der Abwehr, sondern bezieht sich auf alle unbewussten Bereiche. Durch den Prozess der Bewusstwerdung nimmt der Erlebende seine Projektion wieder zu sich zurück. Übertragung und Projektion können auch aus dem kollektiven Unbewussten der Archetypen kommen. Im Jungschen Sinne sind Übertragungen jene Projektionen, welche die Person des Analytikers betreffen. Jacoby formuliert, dass «hinter den Inhalten, Formen und Emotionen eines Übertragungsgeschehens der Prozess der Individuation verborgen am Werk sein kann.»[118]

Der Übertragende und Projizierende wählt meist unbewusst im Therapeuten eine elterliche Autorität, einen ersehnten Freund und Lehrer, einen spirituellen Begleiter anstelle eines Priesters. Nicht selten findet sich der Therapeut als irdischer Vertreter einer göttlichen Instanz, wenn die Sehnsucht nach dem ungreifbaren Numinosen zu seelischen Krisen führte. Die Kunst des therapeutischen Bezuges liegt darin, Projektionen und Identitätsverschiebungen verwandeln zu helfen und auf das Fundament der realen Situation zu führen. Heilsam an der Übertragung wirkt, dass die unbewusste und bewusste verletzte Seelenschicht des Analysanden, des Klienten, sich nicht in der affektgeladenen Eltern-Kind-Beziehung verwickelt sieht, sondern erfahren darf, dass ein Begleiter mit väterlichen oder mütterlichen, mit freundschaftlichen Gefühlsanteilen eine verständnisvolle, klärende Beziehung aufbaut und zu leben gewillt ist.

Der Freud'sche Analytiker wählt für seinen Patienten häufig die Couch, um ihm einen freien Assoziationsraum zu ermöglichen. So ist die Übertragung des Patienten zum Grossteil in seiner freien Assoziationswelt belassen. Dadurch, dass der Analytiker hinter dem liegenden Patienten sitzt, findet der Gegenübertragungsakt in grosser Ruhe statt.

Der nach Jung orientierte Therapeut konfrontiert den Patienten als Gegenüber und Gegenübersitzender. Die Übertragung ist hier jene Projektion, die sich auf die Person des Analytikers bezieht. Jung meinte dazu, es sei «mit keinem Kunstgriff zu vermeiden, dass die Behandlung das Produkt einer gegenseitigen Beeinflussung ist, an welcher das ganze Wesen des Patienten sowohl wie das des Arztes teilhat.» [119] Mario Jacoby entwickelte für das Jungsche Modell ein hilfreiches Diagramm. [120] In diesem werden die komplexen Zusammenhänge seelischen Geschehens sehr augenscheinlich.

Dürckheim ging noch einen Schritt weiter. Zum einen gab er die Möglichkeit zu lebens- und wegorientierenden Gesprächen im Gegenübersitzen. Zum anderen berührte er seine Klienten nicht nur mit dem Händedruck bei der Begrüssung, sondern bot ihnen auch die sogenannte Personale Leibtherapie an. Eine Leibbehandlung ist in der klassischen analytischen Situation, wie sie Freud und Jung gestalteten, nicht vorgesehen. Dürckheim gab etwa halbstündige Behandlungen auf der Liege. Sanfte Berührungen des Harabereiches, Striche über Arme und Gesicht wechselten mit kräftigen markierenden Griffen an den Darmbeinschaufeln der Beckenschale. Natürlich erweiterte die Berührung von Klienten die Übertragungsproblematik. Wenn Dürckheim durch diese Arbeit am Körper mit ihrer heilsamen Wirkung auf die leibliche Präsenz keine unheilvolle Übertragung und Verwicklung hervorrief, so ist das dem Umstand zu verdanken, dass die Initiatische Therapie ihren zentralen Blick auf die eigentliche Tiefe des Menschen gerichtet hat.

Zum Thema Übertragung führte Dürckheim die metapsychologische Ebene des Überpersönlichen ein.[121] Vater und Mutter sind für ihn die «Förderer oder Verhinderer des Einklanges mit der Ordnung des divinen Seins». Er spricht den Eltern die Aufgabe zu, irdische Vermittler des Göttlichen sein zu sollen. Geht das nicht in Erfüllung, kommt es zur negativen Übertragung dem Vater gegenüber. Die Person des Therapeuten ermöglicht die Chance zu einer positiven Übertragung. Daraus ergibt sich die Möglichkeit, dass der Begleiter «Vermittler des Haltes im Unendlichen», «Erschliesser des Sinnes des Unendlichen» und «Mittler der Geborgenheit im Unendlichen» wird. Dürckheim führt damit (in Anschluss an den Arzt und Forscher Gustav Heyer) weg von der reduktiven, festhaltenden Einstellung zum Klienten, die dem Ursprung der biografischen Störung verhaftet bleibt und sucht die prospektiven Tendenzen einer Begegnung von Wesen zu Wesen in der therapeutischen Beziehung.

Einerseits erschliesst der Ansatz Dürckheims den Bezug zu einer absoluten Kraft, die in jedem Menschen anwesend ist, andererseits darf der Begleiter aus meiner Erfahrung die Erkenntnisse von 100 Jahren Analyse und Psychotherapie nicht ausser acht lassen. Im Gegenteil bedarf es der eingehenden Auseinandersetzung damit. Immer wieder sei darauf hingewiesen, dass die sexuellen Körperbereiche von jeder Berühung ausgeschlossen bleiben. Hat der Leibtherapeut die Praxis der Übertragungsproblematik integriert, dann wächst ihm je nach Persönlichkeit der Anschluss an seine ewigseelischen Qualitäten zu. Im Bewusstsein dieser individuellen Kraftquelle wirkt er als Begleiter auf die Beziehung zu seinem Klienten ein.

Der Leibtherapeut ist aufgefordert, darauf zu achten, dass die angebotene Berührung den Klienten zu sich selbst zu führen weiss. Auch wenn eine Behandlung als «angenehm» empfunden wird, liegt das Ziel darin, der grundsätzlichen Berührungsverunsicherung einen Vertrauensboden zu schaffen. Vom Therapeuten aus besteht die Haltung, eine wahrgenommene «**Übertragungsschwingung**» nicht anzunehmen. Eine solche energetische Schwingung kann durch einen unbewussten Gedanken, die Astralebene oder die Ätherschicht übertragen werden. Diese Energieschwingung kann wie ein Hauch, aber auch wie ein Stoss wirken. Die emotionale Palette reicht von krasser Ablehnung bis zu einem intensiven Annäherungsbedürfnis. Wird eine so geartete Schwingung erkannt, so ist diese zu benennen, wenn der Klient eine solche bewusstmachende Eröffnung von seiner Prozessstufe aus aufnehmen kann. Anderenfalls bleibt der Behandler in der Qualität seiner Berührung und hält Tuchfühlung. So kann der aufflammende Impuls gleichsam aufgefangen werden. Durch das ruhige, verständnisvolle Dabeibleiben des Behandlers wird der ausgesandte Gefühlsimpuls wieder zurückgesandt, zurückgespiegelt. Dieses Prozessmoment ist von wertvoller Bedeutung und trägt Früchte, wenn der Behandelte oft nach längerer Zeit zu merken beginnt, was er bis dahin unwillkürlich und unbewusst getan hat. Schon weiter vorne wies ich darauf hin (S. 62, 131f., 177), dass der Behandler sich immer wieder seines ganzen Leibes bewusst ist. Darin eingeschlossen ist auch das Sexualorgan. Meist bleibt dieses ausgespart, auch wenn der ganze Beckenboden gegenwärtig ist. Das Sexualorgan ist sowohl im täglichen Leben wie natürlich auch in jeder Beziehung und therapeutischen Beziehung bewusst und unbewusst «anzapfbar». Dort wird die Lebensenergie astral abgezogen. Dort setzen Übertragung und Gegenübertragung energetisch an. Dort geschieht energetischer Missbrauch. Ist sich die Therapeutin ihres Frauseins bewusst, der Therapeut sich seines Mannseins bewusst, dann erhält der zu betreuende Klient die Chance, sich seiner eigenen körperseelischen Ganzheit bewusst zu werden. Wichtig ist, dass Scham im Prozess der Bewusstwerdung nicht überhand nimmt. Fruchtbar und heilsam ist, wenn der Behandelte die Gefühlsimpulse, die er ursprünglich dem Behandler sandte, wieder bewusst zu sich nimmt und daran Freude entwickelt. Das daraus entspriessende Selbstbewusstsein lässt die Liebe zu sich selbst wachsen.

Dazu ein **Beispiel:** Eine junge Frau kam kurz nach Beendigung ihres therapeutisch orientierten Studiums zur Leibarbeit. Ein dichtes energetisches Sympathiegeflecht entstand. Die Frau driftete mit ihrem Bewusstsein in unerreichbare Tiefen. Später, etwa nach einem Jahr gemeinsamer Arbeit, begann sich ihr Körper zu schütteln und aufzubäumen. Die Atmosphäre war sexualerotisch geladen. Intensive biographische Aufarbeitung fing an. Sie erzählte, sie sei als junge Frau von der Mutter vor den vitalen Energien des Vaters nicht geschützt gewesen. Damit endete die Hauptphase der Begleitung. 10 Jahre später, als sie in einer festen Beziehung lebte, gab es wieder Behandlungsphasen. Die starke erotisch-energetische Schwingung bestand nach wie vor. Da sie aber ansprechbar war, entspannte sich das Energiegeflecht fast schlagartig. Hier endete die 2. Arbeitsphase. Nach Jahren in einer weiteren Arbeit berichtete sie, dass sie sich nach der Arbeit mit einer Klientin entkräftet fühlte. Ich sprach ihr «Leck» an, das sie von Kind an in der energetischen Beziehung zum Vater hatte. Sie merkte, dass sie von ihrer Klientin, die selbst keine Abgrenzung gegen uneingebundene Kräfte ziehen konnte, ausgesaugt wurde. Ich wies darauf hin, dass zum eigenen Schutz und zur eigenen Abgrenzung nicht nur der Körperinnenraum und die eigene Seelenlage bewusst sein sollten, sondern auch das eigene Sexualorgan. In der Leibbehandlung entdeckte sie ihre seelisch gefühlvolle linke Seite und eine mehrmals energetisch gebrochene rechte Seite. Die rechte Seite erinnerte an Golgatha. Plötzlich erzählte sie, dass sie Schuld am Tod ihres Vaters fühlte, weil sie seinen Tod immer herbeigewünscht hatte. Somit meinte sie, aus der energetisch-suchtartigen Beziehung zum Vater hinausfinden zu können. Als dieser schwere Knoten gelöst war, ist ihr mit mir eine weitgehend übertragungsfreie Beziehung gelungen. Nun empfand sie sich ganz tief befreit von Schuld und Übertragung auf den Vater. Spontan erhob sich die Frau vom Behandlungstisch und stand selbständig da. Nun konnte sie auch die Übertragung zu ihrer Klientin bewusst zu lösen beginnen.

Abschliessend werden nochmals die unterschiedlichen Ebenen benannt, die bei der Übertragung des Klienten und der Übertragung des Therapeuten zur Wirkung kommen können. Die gegenseitigen Projektionen (Affekte, Emotionen, Gefühle) und Stellvertreter- bzw. Übertragungsfunktionen (Vater, Mutter, Kind, Freund, Feind, Frau, Mann usw.) entstehen meistens:

1. Über die physischen Sinne: Auge, Ohr, Geruch, Geschmack, Tastsinn.
2. Über den energetischen Feinstoff: Äther-, Astralebene, die Gedanken.
3. Über das unbewusste Wirken von vergänglichseelischen Impulsen (Affekte, Emotionen).
4. Über ewigseelische Schicksalsbegegnungen. Dazu kommt es selten. Die Begegnung auf dieser ewigseelischen Ebene ist eindrücklich und muss ernst genommen werden. Es kann geschehen, dass einzelne ewige Seelenkräfte zwischen Therapeut und Klient zum Klingen kommen. Das kann etwa so spürbar werden, dass jenseits des projektiven Anfluges von Verliebtsein auf der triebenergetischen, vergänglichseelischen Ebene ein erschütterndes Gefühl von Erkennen und Vertrautsein mit Seelenanteilen des anderen aufkommt. Therapeut und Klient sind erfüllt durch die Gegenwart des anderen. Beide durchströmt ein bei sich Angekommenfühlen. Es scheint, als würden zwei Bauelemente fugenlos ineinanderpassen. Im Leben ausserhalb eines therapeutischen Bezuges kann ein solcher seelischer Gleichklang zu einer Freundschaft führen. In der therapeutischen Bezogenheit ist eine solche Konstellation ein Schicksalsgeschenk, welches ausschliesslich das therapeutische Ziel unterstützen hilft. Der Unterschied zu jeder anderen therapeutischen Beziehung liegt im seelisch tiefgeloteten Verständnis. Dieses ist lediglich Ansporn, den Weg zur Individuation in einer spezifischen menschlichen Betroffenheit zu gehen. Jeder andere Klient geht den individuellen Reifungsweg, indem er sein tiefgelotetes Gefühl der Ortung und bewussten Hebung des Problemkomplexes schenkt.

14.3. Regression

Im Rahmen einer Übertragung läuft meist nach Schaffung eines ersten Vertrauensbodens eine regressive Phase an. An den Therapeuten ergeht unbewusst oder bewusst, unausgesprochen oder ausgesprochen der Appell, einen Elternteil zu vertreten.

Regression bringt die wichtige Erfahrung, so sein zu dürfen, wie man sich als Kind vielleicht nie erleben konnte. Solange Regression den Charakter von «Zurückgehen» vermittelt, also eine Bewegung in sich trägt, wirkt sie fruchtbar. Allerdings ergibt sich in der Leibarbeit oft genug aus einer regressiven Bewegung ein Stillstand. In einer solchen Stillstandphase soll die Berührung immer wieder die gleiche bergende Sicherheit vermitteln. Sie soll gut tun. Zur Schaffung eines Vertrauensbodens erfüllt die schützende Berührung gute Dienste. Doch ist hier grosse Wachheit vonnöten, damit die Leibarbeit nicht in das Fach eines Konsumartikels abrutscht.

Regression kann auch autistische Züge bekommen. Zeichen dafür ist das Abtauchen in eine dem Begleiter unzugängliche Bilder- oder Gedankenwelt. Zieht sich Regression über eine längere Phase hin, ist eine Störung seitens des Begleiters angebracht. Oft hilft diese Störung einen entscheidenden Punkt alter Verletzung aufzudecken.

Dazu ein **Beispiel:** Eine etwa 30-jährige Sekretärin hatte in jeder Behandlung starke Krämpfe des Zwerchfells. Kein Ton kam über die Lippen. Sie wusste auch nicht, warum sie so reagierte. Jedesmal, wenn die Zuckungen kamen, arbeitete ich mit Pressen des Brustkorbes gegen die ungewollten Kontraktionen und versuchte diese selbständig ablaufenden Krämpfe zu stören. Nach Jahren sagte sie nach einer Behandlung, sie hätte erstmals in der Zwerchfellgegend während meiner Störintervention Vernichtungsgefühle und Wut erlebt. Sie sei froh darüber gewesen. In den folgenden Stunden kam heraus, dass sie als Kleinkind den Schnuller nicht immer haben durfte. Schliesslich wollte sie ihn gar nicht mehr. Da sie ihren Willen nicht bekam, verweigerte sie jede Annahme von Nähe. Als sie ein Studium begann, brach sie es nach einer Zeit ab. Sie wollte sich bestrafen. Etwas was sie wollte, hat sie verweigert, aus Angst sie könnte den Abschluss, also ihren Willen nicht erreichen. Am Morgen, bevor sie zu dieser Stunde kam, in der sie ihre Wut erlebte, entdeckte sie, dass sie sich nicht ängstigte, wenn sie den Angstgrund klar hatte. Sie entdeckte, dass Angst im Kopf entstand. In der Zeit des Studiums und noch viele Jahre danach war sie auch esssüchtig. Da brauchte sie keine Angst zu haben, dass ihr etwas gegen ihren Willen verweigert werden konnte. Erst als sie sich sagte, sie könne alles essen und dick sein, als sie sich das restlos zugestand, konnte sie die Esssucht langsam abbauen.

14.4. Furcht und Angst

Diese beiden ursprünglich durch Bedrohung von aussen hervorgerufenen Affekte bzw. Emotionen erlebt der Mensch sicher auch schon im Mutterbauch. Spekulativ, und m. E. erwägenswert, ist der Gedanke, Furcht bereits im vorgeburtlichen Schicksal anzunehmen. Bei der Austreibung aus dem Paradies empfindet das erste Menschenpaar Furcht. Jedenfalls wird schon der Embryo durch seelische Stimmungen der Mutter (z. B. die Freude über das wachsende Leben oder die Gedanken, das Kind nicht annehmen zu wollen), sowie durch Licht- und Lärmquellen von aussen in Furcht und Angst versetzt. Furcht ist ein objektbezogenes Lebensgefühl des Bedrohtseins und bleibt diesem angepasster als die Angst.[122] Die Angst sitzt tiefer als die Furcht. Angst ist ein mit Beengung, Erregung, Verzweiflung verknüpftes Lebensgefühl, dessen besonderes Kennzeichen die Aufhebung der Willens- und Verstandes-Steuerung ist. Sie kann als Affekt oder schleichend auftreten. Als Affekt kommt sie aus dem Gefahrenschutzinstinkt.[123]

Furcht erscheint zeitlich begrenzt, solange die furchterregende Situation besteht und nachwirkt. Angst sieht nicht die konkrete Ursache als Auslöser, sondern entsteht aus einer ungreifbaren Situation. Angst kann zu einem chronischen (neurotischen) Verhaltensmuster werden.

Als Urthema des Menschen hat Angst mit seelischer und vor allem physischer Enge zu tun. Die grundsätzlich erste Enge erfährt der Mensch in der Austreibungsphase des Geburtsvorganges. Bei durch Kaiserschnitt Geborenen fehlt diese an Grenzen führende Engeerfahrung. Oft haben diese Menschen im späteren Leben Probleme mit Grenzen, Grenzsetzungen. Die durch Presswehen und Geburtskanal hervorgerufene unbekannte Enge bedroht das Kind und löst den Gefahrenschutzinstinkt aus. Ein Tier macht sich aufgrund dieses Instinktes klein, steif und hochgespannt. Wenn es sich nicht um eine ausserordentlich dramatische Geburt handelt, verliert sich das Angsterlebnis, falls das Kind behütet aufwächst. Reihen sich jedoch gefährliche Situationen, Schocks, traumatische Erlebnisse im Laufe der Lebensjahre aneinander, dann kann der wachsende Mensch von der Furcht- und Angstwelle immer ungeschützter überrollt werden. Angst vor Dunkelheit, Lärm, Schlägen, Angst vor Menschen und Tieren, ja vor dem Leben kann chronisch werden.

Je mehr der Verstand das Leben des Menschen bestimmt, desto deutlicher bildet sich eine Spaltung zwischen dem Körper-Seele-Erleben und dem intellektuellen Registrieren. Beginnt der Mensch auf seinen Verstand mehr zu vertrauen als auf seinen im Körper angesiedelten Instinkt, dann gerät er in eine bedenkliche Spaltung. Solange seine Kopfkontrolle funktioniert und Erfolge sichert scheint noch Ordnung zu herrschen. Wird diese Gedanken-Ordnung gestört durch inneres oder äusseres Einwirken, dann hat es der Betroffene mit zwei «Wahrheiten» zu tun. Das schafft Zweifel – Ungewissheit bei zweifacher Möglichkeit. Gesunder Zweifel, eine kritische Haltung ist lebensnotwendig. Inflation durch Zweifel kann auf Körper und Seele zerstörerisch wirken. Diese Zweifelsinflation irritiert den klaren Gedankengang und führt zu einem verwirrten Zustand des Gehirns. Die Gedankenbahnen werden eng, die Nerven verkrampfen sich. Diese Enge überträgt sich auf Regionen des Körpers und kann sich als Spannung über alle Muskeln und Gewebe legen. Man wird steif, hat einen Totstellreflex. Die andere Reaktionsmöglichkeit ist, aktiv zu werden. Über lange Zeit erlitten, verbreitet sich die im Gehirn gebildete Angst im ganzen Körper. Die Körperzellen übertragen die Anspannung über die Nervenzellen auf die vergängliche Seele. Das führt zu Depression, zu einer die Zeit aufhebenden Verzweiflung.

Fritz Riemann differenziert: «Und immer können wir – gleichsam schizoid – aus Angst vor dem Ich-Verlust den nahen mitmenschlichen Kontakt vermeiden; können wir – gleichsam depressiv – aus Angst vor Trennung und Einsamkeit in Abhängigkeiten verbleiben; immer können wir – gleichsam zwanghaft – aus Angst vor Wandel und Vergänglichkeit am Gewohnten festhalten oder können schliesslich – gleichsam hysterisch – der Willkür verfallen, um die Angst vor der Notwendigkeit und Endgültigkeit zu vermeiden.» [124]

Ist man im Bann des Angstgefühls, so kann man sich alleine und ohne Hilfsmittel schwer daraus lösen. Allerdings hilft es, in angstfreien Zeiten den Auslösern für die Angst nicht nur auf die Spur zu kommen, sondern auf den Grund zu gehen. Die Angstquellen sind zu isolieren und vernunftmässig aufzulösen. Das tägliche Überprüfen, ob Angstreste vorhanden sind, dient der erfolgversprechenden Befreiung von den Fesseln der Angst. [125]

Zu dieser gedanklichen Befreiung tritt auch die Arbeit am Leib als Mittel, um die den Körper lähmende Angst aufzuspüren und ihr die fast hypnotische Macht zu nehmen. Das Hinführen zum Spüren des Körpers und die Leibarbeit können bei der Lockerung aus dem depressiven Zustand helfen. Der Körper muss förmlich aufgetaut werden. So erhält das Gehirn Informationen allmählicher Entspannung, Entkrampfung. Bewegungsimpulse wirken der Lähmung, der Starre schaffenden Verzweiflung entgegen. Häufig sitzt die Angst im Nacken, in den Schultern, im ganzen Rücken. Aus diesem Grunde bietet sich in einer Behandlungsabfolge an, zuerst die Spannungen der Rückseite zu lockern und bewusst werden zu lassen. Durch eine bewusste Wahrnehmung des Rückens, durch die «Rückenstärkung» lässt sich die Vorderseite eher behandeln. Die Vorderseite des Körpers ist schwer vor Verletzungen zu schützen, deshalb versteckt sich hier oft die Angst vor Verletzung. Durch zartes Berühren des Bauches und Stimulierung des Hararaumes löst sich allmählich der Atem. Es stellt sich Bauchatmung ein. Der Atem gewinnt Freiheit durch das sich lösende Zwerchfell. Die Atembewegung löst den steifen Körper und bringt ihn in Bewegung. Bewegung schafft Raum. So kann ein Gefühl für Zeit aufkommen. Das Gehirn beobachtet die Körperbewegung und lernt an ihr den Zeit-Raum-Totpunkt zu überwinden. Die Bewegung vermittelt Leben in Raum und Zeit. Lebenshoffnung taucht auf. Es entsteht eine Perspektive und damit Lebensraum. So nimmt der Zustand der Endlosigkeit ab. Es wächst Distanz zur Dunkelheit. Die Wegbewegung vom punktuellen Erleiden der Angst zum Erleben einer Zeitstrecke ohne Angst, weckt den Glauben an eine angstfreie und dadurch heilende Zeit. Aus dem erstarrten Zeitpunkt bildet sich der Zeitfluss. Im Zeitfluss zerfliesst die Angst in Körper und Gehirn.

14.5. Zweifel – Depression – Hoffnung

So wie der Mensch den Rhythmus der Welt erlebt – Tag und Nacht, die vier Jahreszeiten, den Herzschlag, Einatmen und Ausatmen – so gerät der seine vergängliche Seele Erlebende im Durchwandern seiner Empfindungswelt sicher auf sonnige Bergeshöhen. Dem Erleben von Freiheit wiederum folgt in einem sanften Abstieg oder einer steilen Talfahrt der Anblick von dunklen Abgründen, die ihn in eine seelische Dunkelzeit führen können.

Während einer solchen Depression klingt in der Gelähmtheit absolut erscheinender Schwärze, im Grauen vor Vernichtungsangst eine Verheissung, dass jede Höllenfahrt der Seele auch ein Ende hat, wie taktloser Spott. In der Qual des Unaushaltbaren ermattet der Zweifel – in dem noch ein Funken

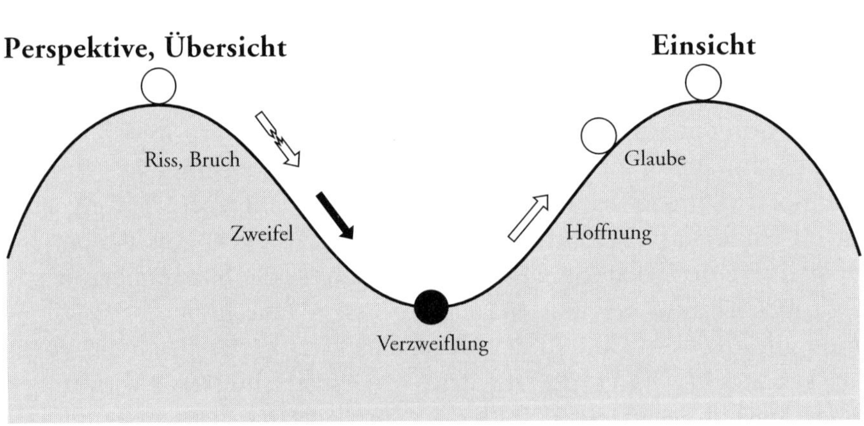

45. Depression, Einstieg und Ausstieg.

Hoffnung steckt – zu tonloser Verzweiflung. Die Zeit stirbt, der Raum schrumpft. Endlosigkeit kriecht in alle Glieder. Die Scham über den Zustand lässt den Betroffenen in lähmendes Schweigen versinken. Depression in ihrem Totpunkt versagt sich jedem Bezug. Sie ist bewegungslos, bezuglos, raumlos, zeitlos.

In diesem Totpunkt schlägt aber immer noch das Herz. Die Lungen atmen. Der Körper lebt – reduziert – seinen Rhythmus. Der Atem ist nicht abstellbar. Er streicht entlang der zarten Haut der Naseninnenwände. Kaum merklich hebt und senkt sich die Bauchdecke. Der Atem gibt Sequenzen. Er vermittelt deutlich wahrnehmbar ein Aufeinanderfolgen. Er bietet Zuverlässigkeit. Er kann Vertrauen schenken. Seine ständige Bewegung kann aus dem Totpunkt leiten. Seine Bewegung ist wie eine Strecke Zeit. Diese Zeitlinie schafft Raum. Bewegung braucht Raum. Das Vertrauen darauf, dass der Atem nicht aufhört, schafft Raum. Spürt der Depressive Raum, dann verkleinert sich der aussichtslose Druck. Der Mensch wird seiner Depression gewahr. Vielleicht schleppt er sich von Totpunkt zu Totpunkt. So legt er eine Strecke Zeit zurück. Greift er den Anstoss auf, sich auf die Strecke Zeit einzulassen, dann wächst sein Bezug zum Raum. Findet er Raum aussen, so wächst auch der Raum innen. Raum innen im Körper gibt Hoffnung.

Raum innen erlebt, gibt Geborgenheit. Geborgenheit schafft Glaubenskraft.

Depression kann als Krankheit ausgeprägt sein. Ohne Frage gibt es Formen, die der Betreuung durch einen Arzt bedürfen. Es gibt aber auch leichtere Depressionszustände, die nach ärztlicher Abklärung nicht klinisch und medikamentös begleitet werden müssen. Die Chance für solche Zustände von Hoffnungslosigkeit liegt im Durchhalten, Durchgehen, im Durchleben. Wird das Festhalten am Totpunkt bewusst, so eröffnet sich die Möglichkeit der Bewegung, des Gehens. Wenn ich weiss, dass ich die Dunkelheit durchgehe, dann akzeptiere ich einen Anfang und ein Ende. So lerne ich auch das irdische Leben annehmen, in seinem Anfang und seinem Ende. Es geht bei schwächeren Depressionen nicht darum, sie wegzumachen, sondern die dunklen Wellen immer wieder wahrzunehmen. So entwickelt sich ein Lebenlernen mit den dunklen und lichten Phasen, mit Tag und Nacht.

14.6. Aggression

Diese heute besonders schmerzlich verbreitete vom Intellekt und der Emotion gesteuerte Ausdrucksform des Menschen bestimmt Grossteile unserer Lebensrealität. Sie ist gegen einen anderen Menschen, gegen einen Gegenstand oder gegen sich selbst gerichtet. Nach Freud entwickelt sich Aggression aus dem Trieb und dem Instinkt. Als andere Quellen gelten die Frustration und das Ergebnis aus sozialem Lernen.[126]

Als Eigenschaft erscheint Aggression – ist sie nicht durch Frustration und soziales Umfeld fehlgeleitet – als ein lebenswichtiges Mittel, sich im Leben durchzusetzen. Das lateinische Wort «aggredi» meint erst in zweiter Linie das «Angreifen». Vor allem heisst das Wort übersetzt «herangehen, sich an jemanden wenden, unternehmen, beginnen, versuchen, an ein Werk gehen». Diese Worte beschreiben die aktiven Impulse des Kindes, das mit Neugier an einen Menschen und an «Werke» herangeht. Durch Störungen wie: «Hör auf zu spielen, das geht jetzt nicht» oder «Bleib hier, das ist zu gefährlich», verbildet sich die spontane Aggression.

In der Leibarbeit – wie in jeder therapeutischen Arbeit – signalisiert Aggression einen bedeutsamen inneren Vorgang. Egal, ob sie aus dem Trieb, dem Intellekt, der Frustration, einem sozialen und gewohnten Verhalten entspringt, sie vermittelt Bewegung. Aggression gilt als Zeichen, an ein tieferliegendes Problem herangehen zu wollen.

Ganz bewusst ist in der Leibarbeit die Rückenlage für den zu Behandelnden angeboten. Es ist eine sehr ausgesetzte Lage. So liegt das Kleinkind. Die Vorderseite ist preisgegeben. Meist wird sie unbewusst geschützt. Anfangs wird die Vorderseite kaum berührt. Sie trägt viele Verletzungen durch falsch gelenkte fremde Aggression. Die eigene Aggression hat sich im Laufe des Lebens in den Rücken, in die Rückseite des Körpers verzogen. Deshalb beginnt die Leibarbeit grundsätzlich an der Rückseite. Im Kreuzbeinbereich, im Gesäss versteckt sich die Triebkraft der Aggression. In den Lenden haftet unverdaute Aggression. Im Zwerchfell verspannt sich der eruptive, emotionale Ausdruck. In Herzhöhe liegt die Verbitterung durch nicht gezeigte Aggression. Schliesslich halten Nacken und Hinterkopf den intellektuellen Angriff zurück. Schon Wilhelm Reich hat ausführlich auf die körperlichen Blockaden in den Muskeln hingewiesen, wenn die positive Lebensäusserung der Aggression unterdrückt wird.

In der Rückseite des Körpers verbirgt sich die gestaute Aggression. An der Vorderseite des Körpers trifft man auf die Verletzungen durch die Aggression. So führt man den Behandelten zuerst an die Quelle der versteckten Aggressionskraft. Man hilft ihm dadurch, sein gestautes Potential kennen zu lernen. Entdeckt er hier sein Vertrauen zur Selbstbehauptung, lernt er sich verteidigen und an eine Sache, einen Menschen heranzugehen, dann bereitet sich der Boden, auch einer Aggression zu begegnen. Die Wunden der Vorderseite werden bewusst. Gelassen und wach – in der Haltung von *hara* – begegnet der durch Lebenssituationen Verletzte einem aggressiven Gegenüber. Dazu ein Beispiel:

Ein Mann mit verhärtetem Oberkörper liegt zur Behandlung auf dem Rücken. Ständig richtet er sich halb auf, um etwas in der Behandlung Erlebtes mitzuteilen. Als ich unter die linke Schulter greife, rollt er sich von mir weg. Mit grosser Überwindung ruht er schliesslich auf meiner Hand, die seinen Rücken berührt. Bei jeder leisen Bewegung meinerseits hebt er die Schulter. Nach längerer Arbeit (halbes Jahr) ist die aggressive Haltung des Vaters bewusst. Nun gelingt die Berührung des Bauches. Er reagiert mit Zucken und Krämpfen des Zwerchfells. Schliesslich löst sich nach vielen Stunden Weinen und stimmlichen Ausbrüchen der Schmerz aggressiver Verletzung durch den Vater. Sein Blick mir gegenüber wurde offener, er wagte, mich auf fehlerhaftes Verhalten meinerseits hinzuweisen. Eine unbeschreibliche Erleichterung folgte.

14.7. Widerstand – Wille

In jedem Bezugsfeld – nicht nur im therapeutischen – kommt es zu einer Phase, in der sich Projektionen und Übertragungsmechanismen als Widerstand zeigen. Am Beginn einer Beziehung steht meist die Anwärmungszeit, in der bewusst und unbewusst die Möglichkeiten der Bezugsperson abgetastet und geprüft werden. Dann kommt normalerweise eine Öffnung in ein Vertrauensfeld. Ist dieses erfüllt und bestätigt, treten tieferliegende Probleme und Störungen zu Tage. Lange nicht berührte Ängste oder Wünsche werden sichtbar. Die oft jahrzehntelang verborgenen Empfindungen wurden verdrängt, weil der Betroffene mit ihnen nicht zurecht kam. Jetzt, wo sie wieder auftauchen, kommen Unsicherheit, Misstrauen, Furcht und Angst vor neuerlicher Verletzung. Der aufgebaute Vertrauensboden schwankt, bekommt Risse oder bricht fast. Widerstand stellt sich ein.

Freud wählte für diese in der Therapie höchst bedeutsame Bezugsphase den Begriff «Widerstand». Er definiert Widerstand zum einen als die Kraft, die der Patient während der Bewusstmachung der verdrängten Wünsche und Bedürfnisse dem Therapeuten entgegensetzt. Diese **Wünsche und Bedürfnisse** stammen aus dem **Es**. Zum andern handelt es sich um den Widerstand gegen die im **Über-Ich** aufgebauten **Schuldgefühle**. Der Widerstand gegen das Bewusstmachen verdrängter Affekte, Emotionen und Gefühle ist letztlich ein Widerstand gegen das Wirksamwerden der therapeutischen Behandlung.

Die dem Kinde verweigerten Wünsche und die ihm von den Erwachsenen vermittelten Schuldgefühle nimmt es mit der Zeit in sich hinein, wenn sich die gleichen Verhinderungen und Massregelungen jahrelang wiederholen. Sie werden internalisiert, als eigene Impulse geglaubt und entfremden das Feld der aus der ureigenen Tiefe gewachsenen Impulse. Es kommt beim Erwachsenen dann etwa zu folgendem Gedanken: «Ich darf mich nicht an einem Sonnentag erfreuen, mein Kleid könnte schmutzig werden.» Oder: «Wenn ich mir etwas Gutes tue, straft mich das Schicksal».

Gelingt es dem sich Verhindernden, die Wurzel eines solchen Satzes zu entdecken, legt er sich also mit seiner hellen Hose ins frische grüne Gras oder nascht mit vollem Genuss am Marmeladeglas, dann entsteht ein neuer Vertrauensboden. Finden Bedürfnisse Wege der Verwirklichung und werden vom Begleiter angenommen, wird Schuld nicht nachgetragen, sondern als solche erkannt und abgelegt, dann kann das Gefühl für das eigene Gewissen wachsen. Schliesslich reift die Verantwortung für das an sein Bewusstsein angeschlossene Handeln.

Ein **Beispiel**, um einen verhinderten **Wunsch** zu erlösen:

Die Berührung an den Fusssohlen löst bei einem Mann starke Spannung in den Beinen aus. Es schält sich der Wunsch heraus, mit dem rechten Bein treten zu wollen. Aus Angst, dass dieser Wunsch den Rahmen der Leibarbeit sprengen würde und der Ansicht, dass es dazu ein völlig kindischer Impuls sei, wird er verdrängt. Hier ist es wichtig, dass der Begleiter den Verschüchterten ermuntert und mit ihm gegebenenfalls in einen erfrischenden spielerischen oder auch todernsten «Kampf» geht. Die Hand gegen den Fuss stemmen, mit kleinen Stössen zum Spiel oder jedweder Reaktion reizen, kann den Klienten aus tiefen Hemmungen herauslocken.

Ein **Beispiel** für verdrängte **Schuld**:

Eine Frau kam immer in zu engen Jeans zur Leibarbeit. Ihre Mutter war berührungs- und körperscheu, ausserdem putzsüchtig. Die Frau legte am Anfang der Behandlung ihre Hände meist unter ihr Gesäss. Dann schützte sie ihre Magengegend mit den Händen. Nach langer Behandlungsphase merkte sie Scham, wenn ich die Hand unter das Kreuzbein legte. Sie begann ihre festgehaltenen Leisten zu spüren. Es kam eine Zeit, in der eine Decke zum Schutz des Unterleibes nötig war. Schliesslich erzählte sie von dem Verbot, sich am Unterleib zu berühren. Ekel und Verzweiflung brachten schmerzliche Trauer. Es war mit ihrem Einverständnis möglich, Sakrum und Leiste schützend zu halten. Unbekannte Weite erfüllte endlich das Becken.

In beiden Beispielen handelte es sich um einen versteckten Widerstand. Unmerklich flüchtete der Behandelte aus dem Kontakt.

Andere Formen des Widerstandes sind:

1) Der Versuch, durch Gespräch der Behandlung auszuweichen.
2) Aus dem Körper zu flüchten und nur in Gedanken oder Bildern zu erleben.
3) In den astralen Raum zu fliehen.

4) Über einen bestimmten Schmerz zu sprechen oder einen bestimmten Bereich behandelt haben zu wollen und die eigentliche Berührtheit zu verdrängen.
5) Die Behandlung gut oder schlecht zu finden und sich selbst aus dem Bezug zu nehmen, also den anderen für Gelingen und Misslingen verantwortlich zu machen, etwa wie bei einer Reparaturwerkstätte.
6) Den geschützten Beziehungsrahmen nicht verlassen wollen.

Die Chance, innerhalb einer therapeutischen Beziehung in den Widerstand zu gehen, liegt in der Möglichkeit eines vertrauensvollen Austausches. Jenseits von Wunschversagen und Schuldvorwürfen lernt man einem menschlichen Gegenüber entgegenzutreten. Die lebendige Auseinandersetzung darf fehlerhaft sein. Es gibt Raum, Korrekturen anzuschauen. Es bietet sich die Möglichkeit, eine Beziehung, in der Fehler vorkommen, leben zu lernen.

Nun gibt es wie in Punkt 6) aufgeführt, ein Verhalten, im geschützten Rahmen der therapeutischen Beziehung verharren zu wollen. Ausflüchte werden gesucht. Oder es wird der Widerstand der Unzufriedenheit und Langeweile aufgebaut. Aussichtslosigkeit für ein Gelingen der Therapie macht sich breit – eben weil es nicht gelingt so viel Mut zu fassen, um sich dem Leben zu stellen. Die Verantwortung als ein Beziehungsgegenüber wird verweigert.

An einem solchen oder ähnlichen Punkt könnte noch eine andere Ursache dem Widerstand zugrunde liegen: Die Angst vor der Annahme von Lebensverantwortung kann auch im Schicksal des Menschen wurzeln. Damit ist nicht z. B. eine schwere Geburt gemeint, sondern eine seelische Schwäche, die dem Menschen aus keinem lebensgeschichtlichen Grund anhaftet. Lebensgeschichte ist die eine Wurzel für die seelische Prägung. Die andere Wurzel leitet sich aus dem Schicksal des Menschen her. Als Schicksal wäre anzusehen, wenn ein Mensch ohne seine Eltern aufwachsen müsste, weil diese tödlich verunglückten. Dieser Umstand kann den einen Menschen in eine unergründliche Lebensangst stürzen, ein anders veranlagter Mensch packt voll Abenteuerlust sein Leben an.

In der Schicksalslage von beiden besteht jedoch die gleiche Angst und eine Anfrage an den Willen zu leben. Früher oder später steht jeder Mensch vor der Frage, ob er sein Leben in die Hand nehmen will. Manch einen führt das Schicksal auf einem weder bewusst noch unbewusst gewollten Weg dahin. Andere verhindern durch Wünsche und Ängste den Schritt in die Lebensrealität. Es geht auch nicht darum, sich alle Wünsche zu versagen oder die Ängste zu verdrängen. Eine bewusste Prüfung der Echtheit von Wunsch und Angst tut not. Es geht darum, achtsam zu werden für das, was erfüllbar ist, was wandelbar wird.

Eine Hilfe ist die körperliche Kontaktsuche in der Leibarbeit. Hier kann der Wunsch auf seinen Bezug zum Lebenswillen überprüft werden. Die Angst sitzt im Körper als Spannungsenge. Sie wird spürbar, wenn der Behandelte vielleicht erstmals von einer ehrlichen nur ihn meinenden Hand berührt wird. Wenn er eine Berührung erfährt, die nichts von ihm will. Manchesmal ist eine solche Berührung nur kurz erträglich. Denn wenn so eine menschliche Annäherung traumatische Bilder hochbringt, können Abwehr, Widerstand, Krampf, Weinen, Hyperventilation den Behandelten überkommen.

Berührungswunsch und traumatisches Erinnern schliessen anfangs einen längeren realen Bezug aus. Nach Monaten wird die Verletzung annehmbar. Das heisst, der Wille zum Leben findet seinen Grund im Körper. Berührung ist nicht nur Linderung oder eine Ersatzbefriedigung. Der Kontakt erfüllt. Eine Hand berührt.

14.8. Wie entwickelt sich der Widerstand?

Wenn das Folgende auch nicht für jeden stimmt, fällt mir in der Leibarbeit immer wieder auf, dass Menschen im Körper Widerstandsebenen aufgebaut haben. Diese verlaufen in zwei Richtungen. Die eine baut sich von unten nach oben auf, von den Wurzeln des Sexus bis zum Gehirn. Die andere manifestiert sich an der Vorderseite und der Rückseite des Körpers.

Die sich horizontal aufbauenden Widerstandsschichten beginnen beim Sexus, also am Beckenboden. Jeder hat schon einmal den Knall eines Düsenflugzeugs gehört. Hat er dabei gespürt, wie sein Körper auf den Schreck des unerwarteten Schallmauerknalls reagiert, dann ist ihm aufgefallen, dass sich sein Geschlechtsorgan kurz zusammengezogen hat. Viele Menschen spüren nur mehr ein Zucken in den Schultern oder im Zwerchfell. Das oft kaum merkliche Zucken des Geschlechtes rührt sicherlich aus unserem tierkörperlichen Verhalten. Der Arterhaltungstrieb des Tieres schützt als erstes das Geschlecht. Das tun auch wir Menschen, wenn wir uns unvorhergesehen bedroht fühlen. Der gleiche Schutzmechanismus läuft ab, wenn die Wünsche des Kindes mit schneidender Stimme in die Grenzen gewiesen werden oder es für eine «Schuld» bestraft wird.

Rein theoretisch beginnen die Bedrohungen schon im Bauch der Mutter. Belastend werden sie sicher im Kindesalter. Haben der Sexualbereich und der Anus ihre Belastbarkeit, was Schock und Schmerz betrifft, erschöpft, dann weicht der Körper zur nächst höheren Schicht aus, also zum Verdauungsbereich. Kinder, die in Heimen aufwachsen, haben oft massive Verdauungsbeschwerden. Ist der Bauch überlastet, dann drücken alle Spannungen auf das Zwerchfell. Ist dieses verhärtet, dann beginnen das anatomische Herz und die

Lungen zu leiden. Sind sie überlastet, geht der Hals – Schilddrüse oder Kehlkopf – zu. Schliesslich flüchtet sich der bedrohte Mensch ins Gehirn, in den Intellekt. Viele flüchten auch aus dieser Kontrollregion und spalten sich körperlich in den Astralkörper ab.

Offensichtlich sind die Stufen des zunehmenden Widerstandsaufbaus identisch mit den Energieräumen.

Nochmals betont, das eben Aufgezeigte skizziert einen möglichen Weg der zunehmenden Abschottung des Körpers vor Übergriffen. Die Widerstandsebenen können unterschiedlich tragfähig sein, sodass der Verdauungsapparat z.B. intakt bleibt, aber das Herz in Mitleidenschaft gezogen wird.

Die andere Richtung sich vor Verletzungen zu schützen, kommt auch aus dem reflexartigen Schutzverhalten der Tiere. Wenn ein Igel Gefahr wittert, rollt er sich zusammen, ein Käfer macht sich steif. Der Mensch in seiner aus der Perspektive des Tieres völlig unnatürlichen Aufgerichtetheit muss sich vorne schützen. Wieder ist das Geschlecht jedem Angriff ausgesetzt, aber auch der Bauch und der ganze Oberkörper. Will der Bedrohte seine Reflexe und Impulse nicht zeigen, so steckt er sie weg. Wegstecken heisst auf die Rückseite verlagern. Hier sieht niemand, ob der Bedrohte gespannt ist. Sprichwörtlich wird man ermuntert, bei einer schweren Aufgabe die Pobacken zusammenzukneifen. Früher sollte man auch noch die Brust herausstrecken und die Zähne zusammen beissen. Alles Ratschläge, um Widerstand leisten zu können.

Widerstand baut sich also von unten nach oben und von vorne nach hinten auf. In der gleichen Richtung lässt er sich auch wieder abbauen.

14.9. Animus und Anima

C. G. Jung bezeichnet als 1. Etappe des Individuationsprozesses das Bewusstmachen des Schattens. Die 2. Stufe beinhaltet nach Jung die Begegnung mit dem jeweils gegengeschlechtlichen Seelenbild. Anzustreben ist die Integration des innerseelischen Gegenpols. Der Mann hat seine anima, die Frau ihren animus ins Bewusstsein zu bringen.

Diese Einteilung finde ich lapidar und glaube im Beziehungsprozess eines Therapeuten mit einer Klientin bzw. einer Therapeutin mit einem Klienten von Anfang an den innerseelischen Gegenpol wirksam, wenn auch nicht bewusst. Sicherlich hilft die Schattenarbeit dem wachsenden Vertrauensboden, auf dem die gegengeschlechtlichen Seelenbilder heilsamer zur Bewusstwerdung gelangen können. Aus meinem Erleben durchwachsen sich Schattenprojektionen mit Anima- und Animusbildern den ganzen Prozess hindurch.

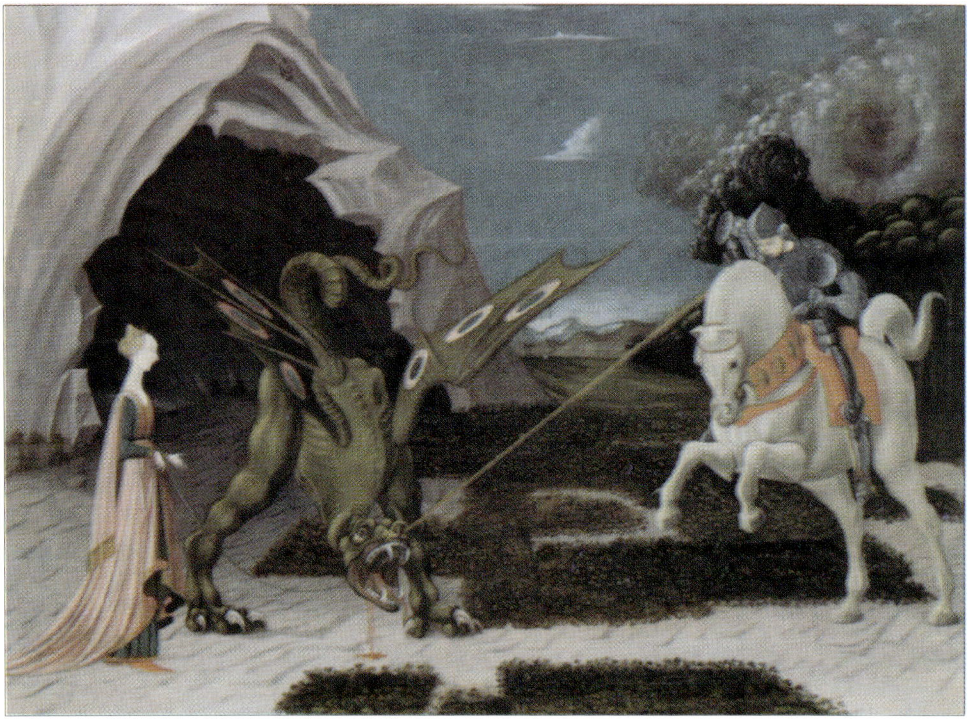

46. Paolo Uccello. Der Heilige Georg sticht den Drachen in das linke Auge. So verliert der Schatten die räumliche Sicht seiner Bedrohung. Die jungfräuliche Seele hält den Schatten an einem lockeren Silberkettchen. So kann der Mann sein Weibliches integrieren und die Frau ihr Männliches leben.

Das **gegengeschlechtliche Seelenbild** setzt sich aus vier verschiedenen Erlebniswelten zusammen[127]:

1. Anfangs wirkt meist ein archetypisches Seelenbild. Es ist geprägt durch den Niederschlag der gesamtmenschlichen Erfahrungen, die mit dem jeweils anderen Geschlecht gemacht wurden (Archetypen). Meist sind diese kaum greifbar. Im Laufe der Behandlung werden diese Bezüge deutlich und lassen sich benennen.
2. Häufig formt sich das Seelenbild am realen und biographischen Umgang mit jeweils andersgeschlechtlichen Personen, vor allem mit der Mutter und dem Vater.
3. Es orientiert sich auch an den eigenen vergänglichseelischen Eigenschaften und den physischen Triebkräften, die auf das andere Geschlecht bezogen sind.

4. Schliesslich kann es geschehen, dass das Seeleninbild des Klienten durch eine Schicksalsverwandtschaft von der Seelengestalt eines anderen Menschen getroffen wird.

Die Vielfalt der Darstellungsformen von animus und anima umschliessen das ganze Spektrum männlicher und weiblicher Ausdruckweise. Je deutlicher gegengeschlechtliche Eigenschaften als solche erkannt werden, desto klarer können diese Projektionen zurückgenommen werden. Das dient dem Individuationsprozess. Soweit sei das Jung'sche Modell kurz angedeutet.

In «Die Psychologie der Übertragung» beschreibt Jung die allmähliche Auflösung der Projektionen, die eine Unterscheidung von Ich und Unbewusstem ermöglichen. Die Anima wird dadurch zur Beziehungsfunktion zwischen Bewusstem und Unbewusstem und gibt ihre autonome Persönlichkeit auf. Jung weist auch darauf hin, dass es sich hier um eine Psychologie des Mannes handelt und dass für die weibliche Psychologie wesentlich andere Formulierungen gelten.[128] Es würde den Rahmen des Themas «Leibarbeit» sprengen, wenn ich auf die Bilderserie des Rosarium Philosophorum, die als Grundlage für die Darstellung der Übertragungsphänomene herangezogen wurde, näher einginge. Nur soviel möchte ich zu diesem Werk von 1550 sagen: es erscheint, als könnte eine eingehende Beschäftigung durchaus einen Prozessgang der Seele des Menschen, also von Mann *und* Frau darstellen.

Der durch Jung angestossene psychologische Bewusstwerdungsprozess erscheint mir als ausserordentlich fruchtbar. Brachte er doch eine ganz grundsätzliche Diskussion in Bewegung, die schon in der ersten Hälfte unseres Jahrhunderts beginnen konnte. Auch in den letzten 20 Jahren bewegten Vertreter der analytischen Psychologie durch ihre Auseinandersetzung mit Jung's Begriffswelt das psychologische Bewusstsein weiter.[129]

Zu 1.: Die Prägung, welche als **archetypische Erfahrung** das Verhalten zwischen Mann und Frau bestimmt ereignet sich auf den drei Ebenen des Geistseelischen, des Vergänglich-Seelischen und des Körperlichen.

Auf der **geistseelischen Ebene** besteht das Anschauungsbild von Gottvater und Gottmutter. Diese Betrachtungsweise lässt die Annahme zu, dass auch wir Menschen aus einer solchen polar strukturierten Geist-Ebene hervorgegangen sind. Das biblische Paar des Paradieses erinnert daran, wobei mir die Bildung Evas aus der Rippe des Mannes als eine sehr irdische Machtvorstellung erscheint. Die geistige Urnatur von Frau – Sophia und Mann – Logos erinnert an das psychologische animus-anima-Modell von Jung. Die Begriffe von Logos und Sophia gehören für mich in die geist-seelische Ebene und nicht in die Auseinandersetzung mit vergänglichseelischen Problemen. Hier auf der geistigen Ebene bedarf es der Reintegration, der Wieder- und Neuvereinung von männlicher und weiblicher Kraft in ihrer geistigen Ganzheit. Auf Erden erreicht das der Mensch in Ansätzen in einer wahrhaftigen Beziehung zu einem Partner, also durch sein gegenpoliges irdisches Gegenüber und nicht nur innerseelisch. Als Alleinstehender hilft die achtsame und bewusste Bezugnahme zur Umwelt.

Im **Vergänglichseelischen** färben natürlich die Bräuche, die sozialen und die ethischen Gewohnheiten eine Menschengruppe, ein Volk. Vorbilder und Idole haben starken Einfluss auf das Verhalten von Mann und Frau. Hier setzt Jung für innerseelische Prozesse und Beziehungssituationen die psychische Dynamik von animus und anima ein. Diese innerseelischen und äusseren sozialen Beziehungsspannungen zum andersgepolten Seelenbild wirken als eine real nach aussen projizierte und von aussen empfangene Seelenspannung. Auch hier bedarf es des äusserst wachen Erkennens, denn oft entsprechen soziale Gewohnheiten nicht dem eigenen Empfinden. Durch Klärung der individuellen Empfindungslage kommt es nicht zur kollektivseelischen Vermischung. So kann der seelische Anziehungsprozess real physisch zwischen einer Frau und einem Mann stattfinden, bzw. sich real seelisch als inneres Bild zu einer ersehnten Frau oder einem ersehnten Mann hin erlösen. Soziales Bild und individuelle Person bleiben in Distanz. Wenn ein Mann eine einfühlende, aufnehmende und empfangende Seite in sich entwickelt hat und sie nicht bei einer Frau sucht, so kann er sich an der Identität dieser seiner männlichen Eigenschaft freuen und darin schöpferisch werden. Eine selbständige, ihr Leben kreativ und erfolgreich gestaltende Frau schätzt sich in ihrer Weiblichkeit und tritt einem Mann gegenüber frei und ohne Delegationswünsche auf, wohl darauf achtend, dass der Mann sich ihren Qualitäten gegenüber als adäquat erweist.

Auf der **körperlichen Ebene** ereignen sich zwischen Mann und Frau unübersichtlich viele Vermischungen und Projektionen. Triebseelische Energetik wirkt oft wie der Schlüssel ins Schloss, passt aber nicht auf der seelischen Ebene. So entstehen die meisten Beziehungsenttäuschungen. Den gleichen Effekt erzeugt das Auge, wenn es vom Äusseren des Anderen fasziniert ist. Beide Projektionsfelder – Trieb und Auge – finden ihre Ernüchterung durch Entlarvung und den Faktor Zeit. Die Zeit lässt die Triebspannung im Sande verlaufen. Die Zeit zeigt dem Auge, dass der Körper vergänglich ist. Das Bild, das der Mann von seiner ersehnten Frau hat und die Frau von ihrem ersehnten Mann hat, gilt es genauestens zu analysieren. Andernfalls gibt das Leben die Lehre. Erst wenn das Projektionsbild sich aufzulösen beginnt und an seiner Stelle ein Inbild weiblicher beziehungsweise männlicher Seelengestaltung wächst, kann das Vertrauen auf reale irdische Begegnung Fuss fassen.

Zu 2.: Grundsätzlich sind die Mutter und der Vater die ersten Träger von Seelenbildern. Im realen Umgang mit den Eltern entstehen die Prägungen von den gegenpoligen Seelenbildern. Diese prägenden Vorstellungen, gefüllt mit Verletzungen und Sehnsüchten, wirken im Erwachsenen bei der Wahl eines Beziehungspartners, bis sie als Projektionen und Übertragungen erkannt werden. Dann erst kommt es zu einer authentischen Begegnung mit einem Gegenüber. In der **Leibarbeit** geben die intellekt- und gefühlsgesteuerten Verhaltenheiten und Reaktionen des Behandelten Aufschluss über das momentane gegenpolige Seelenbild.

Der Ausdruck bestimmter Gefühle seitens des Behandelten, das sich mit ihm entwickelnde Leibgespräch oder seine spontanen Handlungen vermitteln ganz individuell, was sich energetisch oder seelisch in seinem Innern bewegt. Wie schon weiter oben angeführt, entwickeln sich bei der Behandlung der linken, bzw. der rechten Körperhälfte und explizit an Brustbereich und Rücken oberhalb des Zwerchfells unterschiedliche, d.h. links gefühlsorientierte und rechts von Handlungsdrang geformte Prozesse. Z.B. zeigt links zwischen Schulterblatt und Wirbelsäule ein gehaltener Herzensimpuls, als schmerzender Punkt im langen Rückenstrecker spürbar, dass ein intuitives, ein spontanes oder allmählich gewachsenes Gefühl (durch den Arm und die Hand) nicht in den Handlungsausdruck gebracht werden konnte. Ein Gefühlsimpuls wurde nicht aufgenommen, fand keinen Raum, keine Anwort. Der gleiche Punkt auf der Seite rechts von der Wirbelsäule wird vom Behandelten durchgängig anders wahrgenommen. Er kann stärker oder schwächer schmerzen. Durch das Ansprechen des Schmerzpunktes kommt etwa zu Tage, dass eine Herzensregung sich in einer gewohnten Handlungsstruktur festgefahren hat. Eine herzhafte Tat wurde festgehalten. Hier handelt es sich um einen unbewusst aktiv gestoppten Impuls. Solche Verhinderungen entstehen bei einer Frau, wie bei einem Mann. Oft findet eine Frau eher Zugang zu ihren erlebbaren Gefühlen. Ein Mann entdeckt eher die Freude an tätigem Schaffen.

In der Leibarbeit lassen sich nach meiner Erfahrung am verspannten Rücken drei Impulsquellen finden. Spannung im Lendenbereich kann eine im Becken gehaltene Triebkraft sein. Spannung im Zwerchfell deutet auf verhaltene Emotion im Bauchbereich hin. Festigkeit zwischen Schulterblatt und Wirbelsäule lässt auf festgehaltene Herzensimpulse schliessen. Diese Herzensimpulse können sich oft auch nicht entwickeln, weil die Triebkraft nicht in eine Herzenskraft verwandelbar ist. Verspannung im Nackenansatz entsteht oft, wenn der Herzensimpuls der intellektuellen Energie weichen muss. Diese allgemeinen Beobachtungen finden bei individueller Anwendung überraschend häufig Zuspruch und Bestätigung. Wichtig ist dabei, dieses Schema nicht festlegend zu verwenden und es auf die persönliche Situation angepasst zu formulieren.

Dazu zwei **Beispiele:** Eine attraktive Frau ohne Beziehung, um 40 hat grossen Widerstand, die Berührung durch mich wahrzunehmen. Linksseitig fühlt sie schliesslich mehr Energiefluss und weniger Schmerz. Ich fühlte einen ganz dünnen Fluss und ungelöste Spannung in Rücken und Nacken. Rechts am Rücken fühlt sie ein Stocken und mehr Schmerz. Hier fühlte ich den Rücken und Arm konkreter, die Spannungspunkte deutlicher und lebendiger. Diese Frau steht sehr aktiv im Berufsleben (rechte Seite) und vermisst den schöpferischen Ausdruck (linke Seite). Ihre Partner waren immer jünger. Der Vater arbeitete viel und gab kaum Zuwendung. Mit ihrem jüngeren Bruder verstand sie sich gut. Als Behandler erhielt ich eine negative Vater-Übertragung. Ziel der Arbeit war, ihr Eigenvertrauen als fühlende Frau zu stärken, um auch in einem älteren Mann nicht mehr den Zurückweisenden, sondern ein adäquates Gegenüber zu entdecken.

Nicht unähnlich könnte die Behandlung bei einem Mann beschrieben werden. Häufig treffe ich beim Mann links auf sehr starke Verspannungen. Sie zeigen an, dass das vom Gefühl geleitete schöpferische Potential verdrängt und durch die Führung des Intellekts abgeschnitten ist. Rechts spüre ich beim Mann oft eine Zähigkeit in den Muskeln, die keine gelöste und fliessende Gebärde zulässt.

Ein zweites **Beispiel:** Ein Mann, um 40, kann sich an der linken Rückenseite tief in den Schmerz des langen Rückenstreckers einlassen. Es kommt zu vitaler stimmlicher Äusserung. Ich fühle starke, aber lebendige Blockaden. Den rechten Schulter-Armbereich empfindet er schmal, klein, unterentwickelt. Für mich ist er klobig, ungeformt, leblos. Er arbeitete schon lange am frühen Tod seiner Mutter. Er konnte kein Vertrauen zum weiblichen Gegenüber aufbauen. Er suchte eine mütterliche und selbstständige Frau, um seine Wünsche zu übertragen. Immer wieder verlor er seine Partnerinnen und hat trotz seiner männlichen und beruflichen Qualitäten bis jetzt kein Vertrauen, dass eine Beziehung länger lebbar sein könnte. Ihn überschwemmt die Sehnsucht. Seine Aufgabe ist, Vertrauen zu seiner Tatkraft zu entwickeln.

Zu 3.: Im innerseelischen Prozess von Klienten nehme ich immer wieder wahr, dass z.B. die Weichlichkeit eines Mannes seiner ganz individuellen männlichen Ausdrucksform nicht entspricht. Der weichliche Mann kann durch eine stark strukturierte Mutter seine Durchsetzungskraft zurückgestellt haben und sich möglicherweise an seinem ebenso weichlich reagierenden Vater orientiert, bzw. mit ihm identifiziert haben (starker animus – schwache anima).

Ebenso finde ich in der stark strukturierten und sich durchsetzenden Handlungsweise einer Frau eine Form des Ausdrucks, die eine weiblich kreative Seite nicht zum Vorschein kommen lässt. Hier verhält es sich meist anders, als beim weichlichen Mann. Denn anfangs identifiziert sich das Mädchen mit der bestimmenden Mutter und findet im weichlichen Vater kein Gegenüber, das sie – wäre der Vater schöpferisch und gestaltend – in ihren weiblichen Gefühlen anspricht.

Zu dieser Prägung durch Reaktion auf den Gegenpol und Identifikation tritt aber auch eine ganz individuelle Anlage des Menschen. Durch sie kann z.B. Weichlichkeit oder Überstrukturiertheit verstärkt oder abgeschwächt sein.

Zur Integration von anima oder animus kommt es meines Erachtens, wenn der Mensch seine ihm ganz eigene Seelenprägung erkennt, sodass – um im Beispiel von oben zu bleiben – der Weichliche sich zu einem gefühlvollen Mann wandelt und die überstrukturierte Frau ihre klare und gestaltete Weiblichkeit entdeckt.

Zu 4.: Hier kommt es zwischen zwei Menschen oder als innerseelischer Prozess in einem Menschen zu einem Erkennen in der Liebe, die weder archetypischen, noch menschlichen Ursprungs ist. Es mögen archetypische Elemente anklingen, allerdings in einer bewusst erlebten Überhöhung.

Wenn es zu einer solchen Begegnung kommt, dann hat ein Mensch zum grossen Teil die drei eben besprochenen Bewusstwerdungsschritte durchschritten. Am tiefsten und eindrücklichsten ist diese Lebensentwicklung in Goethes Faust zu bewundern. Faust begegnet allen Stufungen der anima bis zu der höchsten Stufe der Integration in der mater gloriosa.

Eine solche Begegnung berührt Ewigseelisches und wird als Mysterium erlebt. Es ist keine Liebe zwischen Mann und Frau. Das Gefühl weist auf ein gemeinsam Bekanntes hin. Oft lässt es keine Worte zu, weil es unbeschreiblich scheint. Die Ebene der Lyrik, der Poesie, der Kunst überhaupt bietet Ausdruck für dieses Erleben. Vielleicht gibt das letzte Bild des fünften Aktes von Faust II einen Hinweis auf dieses Geschehen. Goethe schliesst sein grosses Werk mit der Mater gloriosa die den Doctor marianus in höhere Sphären hebt. Und der Chorus mysticus setzt das Ende mit den Worten:

> «Alles Vergängliche ist nur ein Gleichnis;
> Das Unzulängliche,
> Hier wird's Ereignis;
> das Unbeschreibliche,
> Hier ist's getan;
> das Ewig-Weibliche
> Zieht uns hinan.»[130]

C. Heilungsansätze

15.1. Schmerz und Leiden in der Leibarbeit

Wer die Arbeit mit dem Leib kennt, ist Schmerz und Leiden sicher in vielfältiger Form begegnet. Der hier abgehandelte Begriff Schmerz betrifft drei verschiedene Erlebensbereiche des Menschen:

a. wird in dem Begriff der rein physische Schmerz gesehen.
b. gibt es einen im Vergänglich-Seelischen befangenen Schmerz.
c. sieht die vorgenommene Begriffsklärung einen Schmerz, der aus der Erinnerung des individuellen Schicksals oder anders ausgedrückt: aus den karmischen Tiefen der ewigen Seele herrührt.

Empfundener Schmerz ist meist eine Verknotung der drei aufgeführten Schmerz-Wertigkeiten mit verschiedener Gewichtung. Chronischer Schmerz bringt den Menschen zum Leiden. Das gilt dem physischen wie dem psychischen Schmerz.

Im Folgenden werden drei Themenkreise angegangen:

1. soll ein kurzer Vergleich mit anderen Körpertherapien den Standort der Leibarbeit bestimmen helfen;
2. werden die Begriffe 'Schmerz' und 'Leiden' gegeneinander abgewogen;
3. geht es um den Stellenwert des Schmerzes in der Leibarbeit.

1. Grundlage für das erste Thema gibt die von Dürckheim getroffene Unterscheidung des Körpers, den ein Mensch hat, von dem Leibe, in dem der ganze Mensch anwesend ist. Körperliche Schmerzen entstehen – jetzt nur auf den Bereich der Körpertherapien bezogen – bei vielen Behandlungsweisen. Massage sucht schmerzende Muskelbereiche zu lösen. Bioenergetik arbeitet mit den Schmerzblockaden, besonders in den Stressübungen. Rolfing fordert den Behandelten ebenfalls durch gezielte Manipulation bis tief ins Muskelgewebe. Die Biodynamische Behandlung geht weicher vor. Sie beobachtet mit dem Stethoskop die Darmbewegungen, um die Ansätze von Blockaden schon in einem noch gar nicht physisch spürbaren Stadium zu entdecken. Seitdem sich Wilhelm Reich mit den Schmerzblockaden beschäftig hat und damit eine grundlegend neue Sicht, die Behandlung des Körpers betreffend, anstiess, entstanden unzählige Richtungen von Körpertherapien. Soweit ich es überblicken konnte, fiel mir bis jetzt bei all den ja nur sehr kursorisch charakterisierten Wegen auf, dass sie Schmerzblockaden aufspüren, um den Menschen dadurch von seinen Schmerzen befreien zu können.

Dagegen zielt die Leibarbeit nicht auf Befreiung von Schmerzen ab. Wohl gerät der Behandelnde häufig an Schmerzbereiche des Behandelten, doch geht es primär nicht darum, den Schmerz wegzumachen. Der körperliche Schmerz dient vielmehr als Einstieg, seelische Gründe dafür aufzuspüren. Natürlich versucht auch die Leibarbeit schon vorhandenen Schmerzen (Kopfweh, verspannter Rücken) zur Lösung zu verhelfen.

Auch viele der vorhin aufgeführten Körpertherapien beziehen selbstverständlich die Psyche in den Lösungsprozess mit ein, doch glaube ich, dass bei Dürckheim und der durch ihn angestossenen Arbeit ein andersgelagerter Ansatz besteht. Nach Dürckheim stellt sich der Behandelnde auf eine existenziell seelische Ebene ein. Energetische, affektive, emotionale, triebgeleitete Seelenäusserungen werden wohl aufgenommen, doch geht es nicht um ein über viele Stunden fortgesetztes Ausagieren. Der Begleitende versucht den im Moment erlebten Schmerz in bezug zum ganzen Leben zu setzen. Was im Moment unaushaltbar scheint, erfährt dadurch, dass wir alle in Zeit und Raum eingebettet sind, eine Relativität. Es wird möglich, Distanz zu bekommen von Schmerz-Abhängigkeiten – und dadurch aufnahmefähig zu werden für die leib-seelische, bzw. für die ewig-seelische Bewegung. Sich mit dieser Seelentiefe allmählich vertraut zu machen – darum geht es im Prozess der von Dürckheim und Hippius entwickelten Initiatischen Therapie. Das Grundthema heisst den Schmerz annehmen lernen.

Wie sieht das in der Praxis aus? Eine bei vielen Menschen empfindliche Stelle ist der obere Rücken. Oft platziere ich meine aufgestellten Finger an dem längs der Wirbelsäule verlaufenden Muskelstrang in Höhe des Schulterblattes. Ist diese Stelle sehr verhärtet, dann schmerzt sie oft gar nicht mehr. Taut die Oberschicht durch massierende Behandlung langsam auf, kann das zu starken, schier unaushaltbaren Schmerzen führen. Alle Spektren von Angst können sich in diesen Muskelfasern verstecken. Der ungelebte Ausdruck von Impulsen aus dem Bauch, dem Herzen und dem Kopf verhärtet den Rücken.

Gelingt es – meist erst nach zahlreichen Behandlungen –, lebensgeschichtliche Ursachen ans Licht zu holen, dann vermag der Betroffene körperlich Distanz zu dem Muskelschmerz herzustellen. Das «ans Licht Holen» entwickelt sich über einen Dialog. Dieses Leibgespräch entspinnt sich wie von selbst an der eben behandelten Körperstelle.

In diesem Prozess fällt auf, dass sich der Atem verändert. Anfangs kann er flach, stockend, verhalten, kaum vorhanden sein. Bei starkem Schmerz wird der Atem heftig, stossend, sich aufbäumend. Schliesslich stösst der Atem durch die Zwerchfellbarriere durch und kommt in Wellen bis zum Bauch oder gar bis zum Beckenboden. Mit der Aufmerksamkeit für die Erdung im Bauch wächst die Distanz zu dem lokalen Schmerz. Die Schutzspannung, die den Schmerz nicht zulassen will, fällt in sich zusammen. Die Stärke der eigentlichen Schmerzempfindung reduziert sich. So wird der Schmerz, den der Fingerdruck des Behandlers erzeugt oder, wo schon vorhanden, verstärkt, aushaltbar und erträglich. Der seelische Schmerzhintergrund lässt sich erkennen. Warum wird der Schmerz auf einmal aushaltbar? Oder richtiger gefragt, warum ist er annehmbar? Offensichtlich gab es einen Wechsel der Erlebnisebene. Der Mensch hat sich von einer Wahrnehmungsebene in eine andere bewegt. Seine Bewusstseinsgrenze hat sich verschoben. Er hat gelernt, sich aus der Enge körperlicher Wahrnehmung zu befreien und sich in dem von der Seele bewohnten Körper, also im Leibe zu fühlen.

2. Gedanken zu Erfahrungen von Schmerz und Leiden. In der Leibarbeit eröffnet sich oft ein Seelenfeld, das nicht nur mit Schmerz belegt, sondern auch von einer alten Leidensschicht überdeckt ist. Chronischer körperlicher und seelischer Schmerz führen zum Leiden. Lange ausgehaltene schmerzzufügende Situationen führen zum Erleiden von erneut zugeführten Schmerzen. Die schmerzschaffenden Situationen werden ausgehalten, wenn man z.B. von Kind auf seelischem Druck von Erwachsenen ausgeliefert ist, sich nicht wehren kann oder vermeint, der Schmerz müsse sein. So kann das chronisch depressiv machen.

Leiden stellt sich auch ein, wenn eine Schmerz-Situation sich immer wieder in unterschiedlichen Lebensphasen wiederholt. Ist der vom Leiden Betroffene bereit, dieses Schicksal anzunehmen, dann öffnet sich ihm ein Weg. Ein so vom Leben geforderter Mensch, kann sich aus dieser Schicksalsschlinge lösen, wenn er die Kraft, den Willen und den Glauben in sich entwickelt, sich nicht in diese Leidensschlinge einfangen zu lassen. Nimmt der Betroffene sein Leiden nicht an oder verdrängt er es, dann kann daraus eine Neurose entstehen.[131]

Da Leiden chronisch ist, benötigt dessen Aufarbeitung und Erlösung meist einen ähnlich langen Zeitraum, wie ihn Entstehen und Dauer des Leidens in Anspruch genommen haben. Eine solche Feststellung könnte auf einen in seiner Lebensmitte Stehenden deprimierend wirken. Für ihn wie für jeden Menschen ist lebensnotwendig, sich nicht von der körperlichen Vergänglichkeit, dem physischen Abbau einschüchtern zu lassen. Sicher bedarf es grosser Achtsamkeit, allen Ernstes und aller Lebensbejahung, um in sich die Lebenshaltung einzupflanzen, dass das Schicksal durch die Konfrontation mit dem Leiden die Chance bringt, das erworbene Leiden anzunehmen. In diesem Prozess ringt der Leidende um die Einstellung, das Verdrängte als das ins Unbewusste Abgesunkene wieder zu erkennen. Er lernt erkennen, dass er mit dem Leiden identifiziert ist. Als schwersten Teil hat er zu lernen, sich aus der Abhängigkeit des Leidens zu lösen. Die intensive Auseinandersetzung mit dem Leidenspaket verhilft dem Leidgeprüften sich davon zunehmend zu lösen. Die Lösung beginnt mit dem Anerkennen des bisher überwältigenden Leidensgewichtes. Gleichzeitig heisst Lösung, sich dessen, was Dürckheim Wesen nannte, bewusst zu werden. Die so wesentliche geistseelische Lebenstiefe ermöglicht Distanz zu körperlichen Gebresten. Diese Distanz, die aus der Kraft unverletzter Seelenräume bezogen werden kann, wirkt wie eine entdeckte Goldader. Fündig zu werden in dem Stollensystem seelischer Tiefen, bedarf der Ausdauer, der Geduld, unerschütterlicher Gewissheit. Die Festigung des seelischen Vertrauens ist entscheidend. Dazu stehen dem Suchenden zahlreiche psychologische und psychotherapeutische Wege zur Verfügung. Bert Hellingers zielführende Arbeit am Familienhintergrund leistet hier ausserordentliche Dienste, wobei – wie schon gesagt – therapeutische Nacharbeit unerlässlich ist. Dem aktiven Verwerten neu gesammelter Erfahrungen gesellt sich gottseidank gerne ein gewisses Mass von Glück hinzu. Nicht umsonst ruft man dem unter Tag fahrenden Bergmann «Glück auf» zu. Ohne das Vertrauen in höhere Fügung, ohne den Glauben an eine innere Führung, welche die eigene Fülle heiler Seelenkräfte entdecken hilft, gelingt es kaum, auf eine seelische Goldader zu stossen.

Dem Leiden kann also ein integriertes Körper-Seele-Bewusstsein, bzw. das Leib-Bewusstsein zur Annahme des ansich körperlich Unaushaltbaren verhelfen. Meistens ist das Leidensmeer mit den nur physischen Kräften unbewältigbar. Das Leiden, empfunden als unfassbares, unüberblickbares Meer, kann paradoxerweise gleichzeitig auch als raumlos, perspektivelos, ohne Ausdehnung, gleichsam zu einem Punkt zusammengepresst, erlebbar sein. **Fühlt der vom Leiden Betroffene sich ganz in seinem Leib, dann gewinnt er Distanz zu seinem Leiden.** Der Zugang zu einer leiblichen Sicht und Einsicht schafft perspektivegebende Zuordnung. Die Einsicht arbeitet differenzierende Stufungen in den Leidensberg. Das Leidensmeer gewinnt an Räumlichkeit. Die Fahrt über dieses Meer wird in Etappen aufgeteilt. So entstehen Schmerz-Etappen. Diese werden überschaubar, aushaltbar. Die Gewissheit wächst, dem Ziele näher zu kommen. Die Bewegung des Näher-Kommens entsteht durch die Annahme des Leidens. Das angestrebte Ziel ist, wie aus den symbolisch gewählten Bildern ersichtlich, nicht irdischen Ursprungs. Es ist das Ziel, mit seinem seelischen Bewusstsein im Leibe zu landen. Dieses schafft die leiblich erlebbare Beziehungsbrücke zwischen Körper und Seele. Dieses «Einleiben» vollzieht sich jenseits von Logik, von jeder Machbarkeit.

Verharrt ein Leidender in seinen irdischen Verknotungen, vorgefassten Meinungen, Anschauungshülsen, dann ergeht es ihm wie Sisyphos. Endlos unerlöst wälzt er seinen Stein bergauf, um in dem Moment, in dem er sein Ziel erreicht zu haben glaubt, verzweifelt zusehen zu müssen, wie der Leidensfels wieder in den Abgrund rollt. Sehr eindrücklich beschreibt Verena Kast den Umsprung, der in jedem Sisyphos geschehen kann![132] Als Begleiter eines Menschen, der sich wie Sisyphos fühlt, gibt es die Chance der **Gesprächsentwicklung.** So lernt Sisyphos Distanz zu seinem Schicksal zu finden. Er erkennt seine Abhängigkeit von den irdischen Steinen und lernt sein «Verdammt-Sein» anzunehmen. Durch die Annahme seines Schicksales entwertet Sisyphos sein Leiden und erfährt Erlösung.

Dazu ein **Beispiel:** Eine etwa 40-jährige Frau arbeitete analytisch seit vielen Jahren an ihrer Depression. Sie kommt, um ihren Körper spüren zu lernen. Sie hat Berührungsangst und gleichzeitig keinen Kontakt zum Körper. Anfangs lässt sie sich nur im Stehen behandeln. Nach 2 Jahren ist Behandlung auch im Liegen möglich. Stufenweise spürt sie anfangs die Füsse, dann ein Loch im Zwerchfell, schliesslich den Panzer um die Schultern. Sie entdeckt, dass die Schultern die Last der Mutter tragen. Diese Last vermittelt den Unwert zu leben. Die Last ermöglicht aber auch die Schultern und schliesslich den Schmerz in den Schultern wahrzunehmen. Der Schmerz verheisst Lösung aus Leiden und Entwicklung zu schmerzfreier Aufrichtung.

3. An dem Beispiel von Sisyphos und dem distanzschaffenden Begleiter lässt sich auch der Stellenwert des Schmerzes in der Leibarbeit aufzeigen. Der Begleiter sucht in der Berührung des zu Behandelnden durch die körperlichen Blockaden, energetischen Staufelder, emotionalen Explosionen hindurch – Zugang zu finden zu den Tiefen-Räumen der Seele, in denen sich Reste von Vertrauen aufbewahrt haben. In diesen Tiefen-Räumen mischen sich Schmerzen und Leiden aus den Schicksalserfahrungen des ganzen Lebens. Teil um Teil, Bruchstelle um Bruchstelle wird angetastet, aufgenommen, ernstgenommen, angenommen. Oft steht ein Teil, ein Bruch-Teil für einen viel umfassenderen Leidenskomplex. Heilung erfolgt nicht unbedingt nur durch analytische Aufnahme aller Bruchteile. Es hilft vielmehr das Prinzip des pars pro toto. Die heilsame Aufnahme eines Schmerzteils bewirkt, dass auch die nicht berührten Teile Heilung erfahren können. Ein ins Bewusstsein gehobener Leidensbruchteil ist nicht der ganze Leidenskomplex. Der Bruchteil schält sich jedoch aus dem Leidensberg heraus und ermöglicht so als **überschaubarer Schmerzanteil** das Leiden begreifbar zu machen. Es vollzieht sich eine Zurückführung zu den ursprünglichen Schmerzansätzen, die nun als einzelne Schmerzteile pars pro toto wirken. Die exemplarische Formel, die sich in einem solchen Schmerzteil darstellt, wirkt für die im Unbewussten verbliebenen Schmerzteile wegweisend. Ein Schmerzteil – ein Schmerz – ist also wegweisend. Er ist wegweisend, wenn die Identifikation mit ihm aufgelöst werden kann, wenn Distanz zu ihm geschaffen wird. Die Distanz impliziert Raum. Es ist der Leib, der als Raum empfunden wird. Dieser Raum war vorher von den Schmerz- und Leidenserfahrungen belegt.

Erinnert man sich des polaren Prinzips, das in der Welt herrscht, so steht dem Leid der Pol der Freude gegenüber. Es obliegt der Entscheidung und Willenskraft des Betroffenen den entstandenen Freiraum mit seiner Freude an dieser Raumentdeckung zu füllen.

Der Begleiter verkörpert den distanziert Beteiligten. Auch er kennt die Gänge in und durch die Unterwelt. Mitfühlend, nicht mitleidend bekräftigt er den in seinen Tiefen-Räumen bisher Nichtorientierten darin, dass die Aussichtslosigkeit, Desorientiertheit und Verzweiflung sein darf. Die Berührungen helfen dem in seinem Körper Suchenden an sein Gefühl zu kommen. Sie geben ihm einen Rahmen, Schutz, menschliche Nähe und helfen Mut zur Annahme zu finden. Der Betroffene merkt mit der Zeit, dass er nicht alleine geht. Er merkt z.B. an seiner Schulter durch den Gesprächsaustausch, der sich an dieser Stelle entspinnt, dass er an dem verzweifelt aufrechterhaltenen Rückenzug – der zum Rückzug führte – nicht krampfhaft festzuhalten braucht. Das Loslassen eines jahre-, ja jahrzehntelangen Schmerz-Krampfes in die bergende Hand des Begleiters gibt wachsendes Vertrauen für den zunehmend selbständig zu bewältigenden Weg. Das Vertrauen in die Selbständigkeit weckt das Gefühl von Sicherheit. Sicherheit stärkt die Entscheidungs- und Willenskraft. Kraft eigenen Willens wächst der Freiraum des geistigen Organismus und füllt sich mit der Freude an Leib und Leben.

a. Spannungsbogen zwischen Intellekt und Gewissen

16.1. Verstand – Emotion

Diese beiden Grundformen menschlicher Äusserung bezeichnet man landläufig auch als Kopftyp und Bauchtyp. Damit ist auch schon körperlich lokalisiert aus welchem energetischen Zentrum der jeweilige Mensch vorrangig agiert. Verstand und Denken unterscheidet den Menschen vom Tier. Emotion und Affekt sind Äusserungsformen bei Tier und Mensch. Der emotionale Ausdruck steht m.E. aber dem Verstand nicht als gleichwertige Eigenschaft gegenüber. Emotion entspringt den unbewussten Gründen der vergänglichen Seele. Der Verstand vermittelt Impulse aus dem Körper, aus dem Bereich der vergänglichen Seele, aus den Tiefen der ewigen Seele und aus dem Geiste. Somit ist das Denken so etwas wie ein «Projektions-Raum». Ich sage bewusst nicht «Projektions-Fläche», da Denkprozesse nicht linear und flächig verlaufen. Vielleicht kommt die Erfindung des «Virtuellen Sehens» auf dem Computer unseren Denkprozessen schon sehr nahe. Auch das virtuelle Sehen bedarf der kreativen Führung des Menschen. Damit meine ich einen Menschen der nicht nur rational erlebt, sondern sich seiner schöpferischen Tiefen bedient. Schöpferische Tiefen finden ihre Resourcen in der vergänglichen und der ewigen Seele.

Der **Wille** des Menschen entscheidet, ob ein Denkprozess vernünftig oder unvernünftig abläuft. Die **Vernunft** bedarf des irdisch tieferseelisch kultivierten Willens. Damit lässt sich ein ethisch verantwortliches Leben führen. Der **Verstand** entbehrt vorerst der ethischen Verantwortung. Als der kühle Intellekt ist Verstand meist von Emotion und Gefühl abgeschnitten. Mit dem Verstand geschehen leider nur zu häufig unverständliche Dinge, man erinnere sich nur der verstandesmässig berechnenden Eingriffe in den ökologischen Organismus unserer Erde. Diese Eingriffe entbehren jeder Vernunft.

Rational gewichtete Menschen verlieren oft den Anschluss an ihr seelisches Erleben. Sie laufen dadurch Gefahr, den Schutz ihrer feinstofflichen Hülle zu verlieren. Durch kopfbetontes Agieren gerät das Körperinnenraumempfinden in Verlust. Oft lässt sich ein Austritt in den astralen Körperumraum nicht vermeiden. Das heisst, die feinstoffliche Schutzhülle birst im Kopfbereich und ein «Austreten» in den kosmischen und astralen Umraum ist die Folge. Für viele Menschen ist das «normal». Sie kennen gar kein Empfinden **im Körper**. Ihr Weg zurück in den Körper ist oft schmerzlich. Auch Drogenerlebnisse bewegen sich im rationalen Raum, wenngleich sie von extremen

Emotionen durchsetzt sind. Diese Emotionen entstehen im Kopf, also im Gehirn.

Auch die früher als «Geisteskrankheiten» bezeichneten Neurosen entstehen im Gehirn und wirken von dort in den Körper. Der Körper reagiert mit Schmerz und Emotion. So entstehen die psychosomatischen Krankheiten.

16.2. Verstand – Vernunft – Ereignis

Weil viele Menschen den affektiven, emotionalen und gefühlvollen Äusserungen ihrer Seele gegenüber ratlos, unbeholfen, schamhaft begegnen, flüchten sie sich in ihren Intellekt, in ihren Verstand. Der rationalisierende Intellekt unterbricht den fliessenden Kontakt zum Körper. Der Verstand trennt sich oft von der erfahrbaren Gefühlsseite und damit vom Körperempfinden ab. Ratio unterteilt das ganzheitliche Empfinden in einzelne Stücke und ordnet diese.

Gleichwohl sind Verstand, Vernunft, Einsicht, Denk- und Urteilsvermögen lebensnotwendige Eigenschaften, wenn ihnen ihr Wirkungsfeld klar zugewiesen wird. In unserer zunehmend rational gesteuerten Welt wächst der Intellekt zum Feinde Nr.1. Der Verstand dient Gutem wie Bösem. Die Vernunft weiss ihre Gedankengänge von der Tiefe ewigseelischen Gewissens geleitet. Daraus werden Handlungen und Unterlassungen einsichtig.

Ereignet sich etwas Unvorhergesehenes, dann ist Panik keine seltene Reaktion. Doch gerade das Unerwartete kann das Befriedigende an einem ereignisreichen Tag sein, weil es belebt. Das unvorhersehbare Ereignis umgeht den Intellekt. Es fordert die spontane Handlung und Reaktion. Das nicht erwartete Geschehen wird ganzheitlich, mit allen Sinnen erlebt. Dieses sinnliche Erleben weckt die Seele. Durch den Zusammenschluss von seelischem und körperlichem Erleben wird das Ereignis einverleibt. Es wird etwas Eigenes. Als Eigenes lässt es sich unabgespalten der Vernunft zuführen. So ist dem rationalisierenden Intellekt sein Platz zugewiesen.

16.3. Medusenhaupt

Wie schon an anderer Stelle besprochen (s. S. 148f.) ist Medusa ein mythisches, weibliches Fabelwesen. Es hat Flügel, Schlangenhaare und mächtige Zähne. Mit seinem Blick versteinert es jeden, der ihm in die Augen sieht. Perseus schlägt ihm das Haupt ab (Abb. 47). Dieses schenkt er der weisen und kriegerischen Göttin Athene. So besitzt die Göttin die Kraft, ihre Feinde mit dem Medusenhaupt auf dem Schilde abzuwehren.

Perseus überlistet die Medusa durch seinen spiegelblanken Schild. Er be-

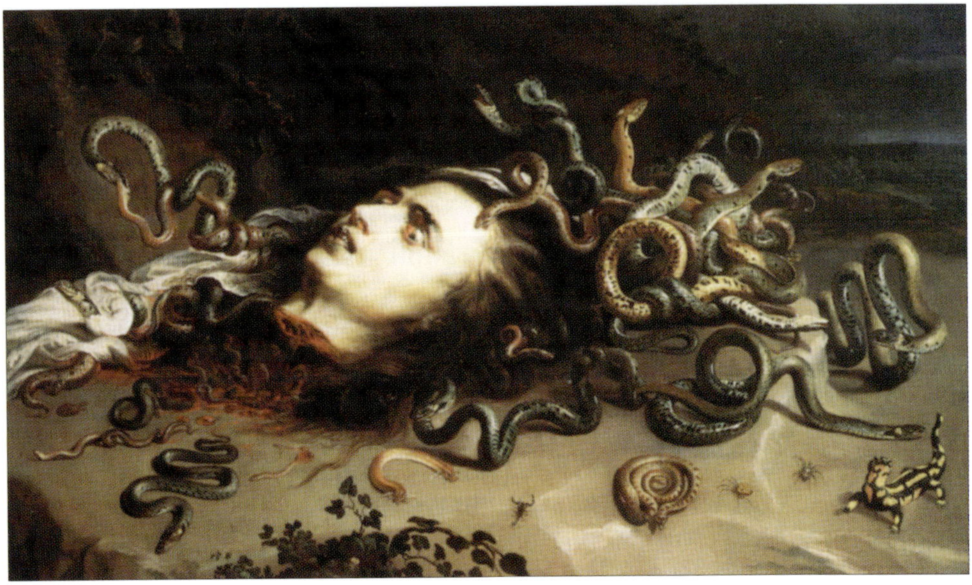

47. Medusenhaupt.

obachtet darin ihr Spiegelbild. So hat er keinen direkten Kontakt zu ihrem lähmenden und versteinernden Augenstrahl. Durch die Spiegelbrechung geschützt, tötet er das gefährliche Wesen. Der gleiche Vorgang ereignet sich bei der Spiegelung von Schatten und Projektion. Der Spiegelnde gerät nicht in den Bannkreis des Schattens, wenn er den astralen «Schattenstrahl» durch sein erkennendes Wahrnehmen unterbricht. Die Projektion läuft quasi im Kreise, d.h. der Schattenträger findet keine Projektionsfläche beim andern.

In vielen Märchen und Sagen geht es um die Besiegung des monströsen Schattens. So sitzt z.B. ein Basilisk, ein Leguan ähnliches Fabeltier (aus einer österreichischen Sage) in der Tiefe eines Brunnens und vergiftet die Quelle des Lebens. Als sich das Ungeheuer im Spiegel sieht, krepiert es im Anblick der eigenen Abscheulichkeit.

Wieder ist der Spiegel als Reflektionsebene eine Bewusstseinsebene, die zurückgibt, was kommt. Ein Kampf mit der Projektion würde die eigene latent vorhandene Schwäche (den eigenen Schatten) zutage bringen.

Sehr deutlich verweisen beide Geschichten auf den **Kopf** und den **Blick**. Auf bildhafte Weise wird verdeutlicht, wie der Mensch mit den Kräften des Intellekts umgehen lernen kann. Die schrecklichen, angsterregenden Gedanken können durch einen Spiegel in Distanz gebracht werden, ohne dass man mit ihnen kämpft. Man verhakt sich nicht in sie, fixiert sie nicht, sondern gibt sie weiter, reflektiert sie. Gerade der Blick, das Fixieren eines Gegenstandes verleitet dazu, seinen Körper zu vergessen, aus ihm «auszusteigen». Oft lebt ein «Augenmensch» nur mehr im Gehirn und nimmt das Gesehene nicht mehr sinnlich mit dem ganzen Körper wahr. Bildlich gesprochen möge man immer wieder versuchen, seine Augäpfel in den Fusssohlen ruhen zu lassen und von dort durch den ganzen Körperraum und aus ihm herauszuschauen. So kann ein kopfgesteuertes Sehen zu einer ganzheitlichen Körperwahrnehmung werden.

Wie ermunternd wirkt ein poetisches Detail aus der Perseusgeschichte. Nachdem Medusa enthauptet ist, spritzt aus dem Rumpf nicht etwa Blut – wie man annehmen könnte – vielmehr entspringt der Wunde Pegasus, das geflügelte Pferd der Dichter und Poeten. Deutlicher als in dieser Sequenz kann nicht auf das Geschenk des Schöpferischen und Kreativen hingewiesen werden, das einem durch Zähmung der Gedanken zufällt.

Auch wenn besonders wir heutigen Menschen intellektuell überspitzt sind und unser Auge durch die Medien- und Bilderwelt überreizt ist, scheinen Ansätze der Verkopfung, der Trennung vom Körper durch intellektuelle Reize bereits den Griechen nicht unbekannt gewesen zu sein.

Ist ein Mensch in einer Behandlung nicht aus dem Kopf zu bringen, auch nicht wenn er an den Füssen, den Beinen, dem Becken behandelt wird, erweist es sich als sinnvoll, dass der Behandler die Hände unter den Kopf des von Gedanken Geplagten legt. Dann soll der Behandelte die Augäpfel in den Augenhöhlen wahrnehmen. Man kann dazu ermuntern, die Augäpfel in Richtung Hinterkopf sinken zu lassen. Ist das gelungen, dann soll der kopflastige Mensch mit diesen inneren Augen durch den Körperinnenraum in Richtung Becken sinken. Vielleicht schafft er auch ein Gefühl, das die Augen in den Füssen fühlen lässt. Ist das geglückt, kann man durch den ganzen Körper von unten nach oben sehen und ist ganz bei sich.

16.4. Denken – Fühlen – Empfinden

Diese drei Begriffe gehören zu den vier von C.G. Jung aufgestellten Grundfunktionen. Als begrifflich fassbare, bzw.rationale Funktionen bezeichnet er das Denken und Fühlen. Das Denken ordnet und bewertet Wahrgenommenes mittels Denkarbeit, das Fühlen tut dies auf Grund von Gefühlen. Empfindung als irrationale Funktion ist nach Jung die blosse Wahrnehmung über die 5 Sinne. Als vierte, ebenfalls irrationale Funktion benennt Jung das Intuieren, die Wahrnehmung über den 6.Sinn. Jolande Jacobi formuliert: «Warum Jung gerade diese vier Funktionen als Grundfunktionen bezeichnete, dafür konnte er keinen Grund a priori angeben, sondern nur hervorheben, dass sich diese Auffassung im Laufe jahrelanger Erfahrung herausgebildet hat.»[133] Er unterscheidet diese vier Funktionen voneinander, «weil sie sich nicht aufeinander beziehen, respektive reduzieren lassen», und nach seiner Erfahrung «alle gegebenen Möglichkeiten erschöpfen». Deutlich erscheint, dass die vier Jung'schen Grundfunktionen sich nicht aufeinander beziehen. Richard I. Evans befragte Jung bezüglich der vier Funktionen.[134] In diesem Interview wird offenkundig, wie eingehend sich Jung über Jahre an die vier Typen mit dem unterschiedlichen Orientierungsvermögen herangetastet hat.

Meine Auseinandersetzung mit Denken, Fühlen und Empfinden sucht mehr Differenzierung und geht nicht konform mit Jung's Auffassung. Ausserdem sehe ich die Intuition in einem anderen Kontext (Abb. 48).

Wichtig ist m. E., diese Grundfunktionen auch in ihren verschiedenen Entstehungsräumen zu benennen. Das Denken geschieht als physikalisch-chemischer Akt im Gehirn, einem kleinen Teil des Körpers. Das Denken hat einen aufnehmenden Charakter für Impulse aus Körper, Seele und Geist. Als Kontrollorgan macht es verstandesbewusst, was in Körper, Seele oder Geist geschieht. Das Fühlen, das Empfinden und das Intuieren entstehen nicht im Gehirn, sondern im ganzen Körper, in der Seele und im Geiste. Wohl werden diese drei Grundfunktionen vom Denken erfasst, ihr Ursprung liegt jedoch in den vorgenannten Ebenen. Damit unterscheiden sie sich gemeinsam in ihren Entstehungsräumen grundlegend vom Entstehungsraum des Denkens.

Das Denken fand im Abschnitt über «Verstand und Emotion» eine ausführliche Behandlung. Es geschieht in dem als «Projektions-Raum» dienenden Gehirn. So belegt es eine Funktion, die ausserhalb von Fühlen und Empfinden liegt. Das Gehirn nimmt Impulse aus Körper, Seele und Geist auf. Diese Impulse verwandelt es in ein Bild, ein Wort, in eine ganze Abfolge von Bildern und Worten. Diese Gehirnproduktion kann emotionale Bewegungen und Gefühlsreaktionen auslösen. Das so Erfahrene lässt sich mit Worten und Handlungen mitteilen.

Das Fühlen tastet, lotet in die Tiefe von Körper, Seele und Geist. Das Fühlen versucht das Erfahrene zu lichten, bewertend umzusetzen in die Realität der Sinne, der Dreidimensionalität. Es ist ein gegenstandsbezogener, rationaler Akt.[135] Fühlen hat also Bezug zum Verstand, es analysiert und lässt sich analysieren, es ist durchdringend und in einer Zeitspanne erfahrbar. Würde man das Typische des Fühlens beschreiben wollen, so hat es etwas Analysierendes, Ordnendes, Strukturierendes, Klärendes, das Bewusstwerden Unterstützendes. Fühlen lässt sich detailliert beschreiben. Es lässt sich mit Willen beeinflussen und verändern. Fühlen ist aktiv.

Jung teilt diese Bewusstseinsfunktionen, zu denen als vierte die Intuition

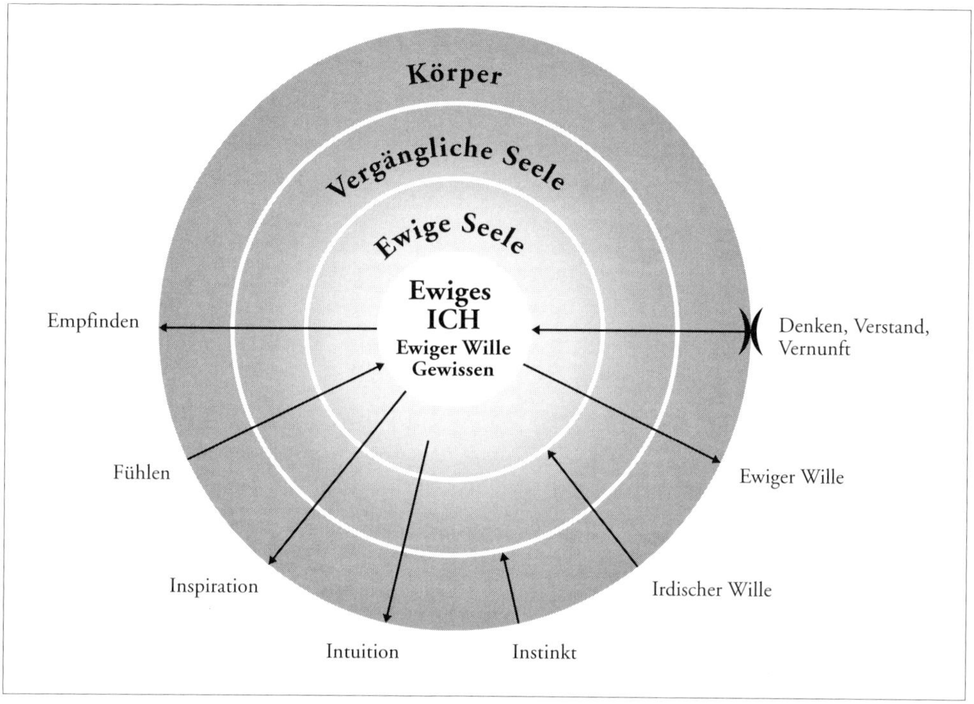

48. Wahrnehmungsebenen und ihre Wirkungsrichtung.

Die Wahrnehmungen von körperlichen, vergänglichseelischen, ewigseelischen Impulsen, sowie das Fühlen und Empfinden, der Instinkt, die Intuition, die Inspiration werden alle dem Gehirn zugeleitet und durch das DENKEN bewusst. Empfinden und Fühlen kann körperlich, vergänglich-seelisch oder ewig-seelisch sein. Der irdische Wille formuliert sich im Denken und wirkt von da auf die Sinne des Körpers und je nach Reife auf die vergängliche Seele. Der ewige Wille ist das formgebende Gewissen des ewigen ICH. Er wirkt durch alle Seelenschichten bis in den Körper, wenn diese Schichten durch den Individuationsweg für den ewigen Willen durchlässig und sensibel geworden sind.

gehört, dem Rationalen und Irrationalen zu. In meiner Erfahrung erlebt der Mensch das rational lenkbare Fühlen und das der Vernunft nicht unterworfene Empfinden in alle drei Bewusstseinsebenen des Körpers, der Seele und des Geistes. Das Denken nimmt, wenn es in sich die Unterscheidungen entwickeln konnte, Impulse der körperlichen, seelischen und geistigen Ebene auf. Voraussetzung für dieses Erleben ist der bewusste Weg in den beseelten Körper. Das Denken arbeitet nur als Spiegel und Koordinationszentrum für die drei Bewusstseinsebenen.

Das seelische Empfinden ist dem Fühlen gegenüber ein ganzheitlicher und empfangender Vorgang. Empfinden lässt sich nicht mit Worten direkt erfassen. Es braucht die bildhafte Umschreibung. Es ist nicht rational eingrenzbar. Eine seelische Empfindung kann man nicht machen, nicht auf Knopfdruck erzeugen. Es ist ein Sich-innen-Finden. Will man eine Empfindung halten, dann veflüchtigt sie sich. So sehnt sich Goethes Faust danach: «Ach Augenblick verweile ...» Empfinden ist intuitives, spontanes Erleben, ein undarstellbares empfangendes Innewerden. Tiefe Erlebnisse in der Meditation werden empfunden und können nicht willkürlich festgehalten werden.

Die meisten Menschen der westlichen Zivilisation denken ihren Körper. Der Bewusstwerdungsweg beginnt ebenfalls damit. Dann folgt das Fühlen des Körpers. Haben sie sich in ihren Körper eingefühlt, kann es zur Selbstempfindung des Körpers kommen. Dieses Selbstempfinden ermöglicht ein Bewusstwerden der Seele in jeder körperlichen Zelle, in jedem Atom des Körpers.[136] Das geschieht durch Empfinden und ist kein analytischer Vorgang. Jedes Atom verdichtet sich bildlich gesprochen im seelischen Erleben der Ganzheit aller Atome. Jedes Atom ist gleich einer Schale, einem Gefäss gefüllt mit Seelenkraft. Geeint in seinem tiefsten Ich empfindet sich der Mensch in der Gebündeltheit aller seiner Seelenkräfte in und um seinen Körper herum. Der seelische Inhalt, der von der Körperform umschlossen ist, wird als geistig-seelischer Organismus erfahren.

16.5. Instinkt – Intuition – Inspiration

Instinkt als Naturtrieb ist angeboren, mehr oder weniger ausgeprägt, beachtet, verdrängt, bedarf keiner Übung, da er als Verhaltensweise aus der Triebsphäre entspringt. Die entscheidenden Reize werden durch die physischen Sinnesorgane aufgenommen. Die Information wird aber gleichzeitig – auf der grobstofflichen Ebene nicht mitvollziehbar – auf der astralen Ebene von der Umwelt unbewusst, halbbewusst oder willentlich erkannt und an die Ätherschicht weitergegeben. Dem Instinkt dient als Aufnahmeorgan wie gesagt die eigene Triebebene im Bereich der vergänglichen Seele, die mit der Welt des kollektiven Unbewussten in Verbindung steht. So gelangt die feinstoffliche Information ins Bewusstsein des Einzelnen.
Intuition als nicht auf Reflektion beruhendes Erkennen, erfasst einen oft kompliziert verästelten Sachverhalt als ein Ganzes. Diese unmittelbare ganzheitliche Sinneswahrnehmung setzt eine vorausgehende Beschäftigung mit einem bestimmten Thema voraus. In diese intensive und verstandesmässige Beschäftigung fällt sozusagen die Intuition ein. Sie ist ein plötzlicher Einfall, eine erhellende Idee. Die Information kommt aus dem eigenen Unbewussten und aus

dem kollektiven Unbewussten. Intuition tritt unvorhergesehen und nicht willentlich erzeugbar ein. Die Information liegt meist im Bereich des Vergänglich-Seelischen, kann aber auch aus den Tiefen geistseelischen Wissens auftauchen.

Inspiration, übersetzt «Einhauchung», meint eine schöpferische Eingebung, eine plötzliche Erkenntnis, inhaltlich oft auch eine umfassende Einsicht, die besonders bei geistiger Tätigkeit weiterführt. Diese Einsicht ist nicht willentlich konstellierbar, aber es ist möglich, dafür einen Raum zu schaffen. Ein solcher Inspirationsraum kultiviert sich durch die Schaffung des geist-seelischen Bewusstseins, z. B. über Meditation. Das ermöglicht die religio, die Rückbindung an eine Erfahrungstiefe, aus der die in der geist-seelischen oder geistigen Ebene lebendige Inspiration ins menschliche Bewusstsein gelangt.

Alle drei Erlebensweisen begleiten den Menschen im Leben und oft beeinflussen sie auch die therapeutische Beziehung ganz entscheidend (s. Abb. 48). Der Instinkt erfüllt sich auf der körperlichen, energetischen Ebene. Die Intuition entsteht auf dem breiten Spielfeld des Vergänglich-Seelischen ebenso, wie sie aus geistseelischen Bereichen eingegeben werden kann. Inspiration empfängt der Mensch aus seinen dem Geiste nahen Seelenräumen.

In der Leibarbeit begegnen diese drei Erfahrungsformen beiden Beteiligten. Treten sie in das Wirkungsfeld der Behandlung, werden sie in ein reflektierendes Gespräch eingebettet. Zu leicht könnte sonst der Anschein aufkommen, dass die Leibarbeit nur auf der Befolgung von Naturtrieb, Einfall und schöpferischer Eingebung beruhe. Sicher kommt die eine oder andere Empfindungsqualität hin und wieder zum Tragen und befruchtet den Prozess oft wie ein Geschenk aus dem Himmel. Gleichwohl bedarf ein solcher Einfall der bewussten Eingliederung in das Gewebe der Begegnung in der Behandlung.

Instinkt kommt häufig auf der Übertragungsebene zum Einsatz. Die als System wirkenden Beziehungsrollen sind oft schon in den ersten Kontakten «riechbar». Die in der Erfahrung geschulte Sensibilität des Therapeuten bekommt durch den «Geruch» und das energetisch aufgebaute Feld eine vitale Information. Intuition spielt oft bei Träumen eine erhellende Rolle. Dort wo die Logik versagt, eröffnet sich der Freiraum, in dem der Einfall wirksam werden kann.

b. Die Welt der Bilder in der Leibarbeit

17.1. Allgemeines

Da bei der Leibarbeit in den Phasen der Entspannung, des Spürens des Körperinnenraums und in der Prozessarbeit unterschiedlich einzuordnende Bilder auftreten können, sei hier auf diese heikle Problematik näher eingegangen.

Dazu werden einige allgemeine Vorgedanken dargelegt. Seitdem Menschen ihr Leben bewusst gestalten, existieren Bilder. Ob in Höhlen, Tempeln, Kirchen, Wohnhäusern angebracht, immer entstanden diese Artefacte, also Kunsterzeugnisse unter besonderer religiöser oder/und kultischer Vorbereitung. Künstler, wie Betrachter schöpften das äussere Bild aus einem inneren Bild. Das innere Bild wiederum entstand aus der Anbindung an ein Inbild. Um mit Begriffen nicht zu verwirren, seien sie kurz definiert:

1) Ein äusseres Bild entsteht durch das Sehen der allgemein wahrnehmbaren Realität. Da manche Menschen – vor allem in früheren Zeiten – hellsichtig waren, erweitert sich das Spektrum der äusseren Realität in den unsichtbar physischen Raum hinein. Viele Darstellungen von lichten und dunklen Göttern, von Naturkräften, Wesen aus der Zwischenwelt leiten sich aus der Realität der unsichtbaren Physis her.

2) Ein inneres Bild kann sich zum ersten aus der Quelle eines Inbildes herleiten. Zum zweiten kann es sich um ein äusseres Bild oder um ein tradiertes verinnerlichtes Vorbild handeln. Als dritte Quelle dienen Gedankenbilder. Eine vierte und sehr bedenkliche Quelle ist die plastische Phantasie[137], die sich der Gedankenwelt bemächtigt. Eine fünfte Quelle ist die energetische Bilderwelt der vergänglichen Seele. Hierher gehört auch das Sehen von Farben.

3) Als Inbild verstehe ich ein aus dem tieferseelischen Bereich der vergänglichen Seele oder aus dem ewig-seelischen Erleben kommendes Bild. Kreis und Kreuz sind solche vom Urgrund her wahre Inbilder. Der ungebrochene Kreis stellt die ursprüngliche Ganzheit dar. Der Zen-Kreis – in ihm ist ein Anfang und ein Ende gesetzt – symbolisiert eine neuerrungene Ganzheit. Das Kreuz zeigt die Einung von männlicher und weiblicher Kraft, von Himmel und Erde. Zu solchen allgemeingültigen Bildern kommen die individuell erfahrbaren Inbilder.

Grundsätzlich ist es dem Menschen seiner Veranlagung gemäss möglich, sein inneres Erleben schauend zu erfahren oder begrifflich wahrzunehmen.[138] Dies kann auf einer körperlichen, seelischen oder geistigen Stufe geschehen. In der

Vollkommenheit einer Erfahrung springen die drei Ebenen in die eine Bilderfahrung. Das Bild ist dann bewusst erlebt. Es gibt auch halbbewusste und unbewusst wirkende Bilder. Je nach ihrer Herkunft wirken sie positiv oder negativ in allen Schattierungen.

Halbbewusst wirkt z. B. ein Reklamebild auf das Innere. Neben diesen äusseren alltäglichen Bildern kann auch innerlich eine halbbewusste Bilderwelt ablaufen. Sie kann dem vordergründigen Bilderleben wie eine Hintergrundmusik beigegeben sein und den vordergründigen Bilderfilm bereichern oder stören. Beim Meditieren kann diese Mehrschichtigkeit häufig auftreten.

Zu Bildern aus dem Unbewussten zählen Träume, Bilder aus Trance, hypnoiden Zuständen und Drogenrausch.

Alle bisher erwähnten Bildquellen sind dem Willen nicht unterworfen. Auch Gedankenbilder fliessen ohne Kontrolle dahin, sie lassen sich aber teilweise und meist nur kurzfristig willentlich beeinflussen.

Als einzige Form für eine Bilderschaffung ist die Vorstellung bewusst vom Willen gesteuert. Wenn man sich etwas innerlich vorstellt, dann erfährt man es bei klarem Verstand. Durch den geordneten Verstand hält man Distanz zu dem Vorgestellten. Das Vor-sich-Gestellte und das in der Vorstellung Empfundene kann auseinandergehalten werden. Der Schritt vom Vorstellungsbild zur Empfindung bleibt klar erkennbar und in der Hand des Schöpfenden.

Alle anderen Bildformen weisen zwar vereinzelt zum Einstieg eine Willensentscheidung auf, entziehen sich aber meist im Fluss der Produktion der Willensführung. Steigen Bildimpulse assoziativ auf, wirken sie oft förderlich, gerade in der Therapie. Hier tut eine erfahrene Begleitung not. Ziel muss die Erhellung des seelischen Prozesses bleiben.

17.2. Geschichte

Die Fülle der äusseren Bilder war bis vor etwa 150 Jahren auf die sichtbare und unsichtbare physische Welt begrenzt. Seit es die Fotografie und das bewegte Bild des Filmes gibt, kann der Mensch die Realität festhalten. Dem schöpferischen Drang gemäss gelingt es ihm über verschiedene Bildbearbeitungstechniken und virtuelle Verfahren die Realität inneren Bildern und Vorbildern gemäss zu verändern. Selten findet sich in dieser Sparte oft grandioser und erschütternder Bildgestaltung als Quelle das Inbild. Die meisten in unserer Zeit entstandenen Bilderfolgen berühren in einer dafür arrangierten Ausstellung, im Kino, im Fernsehen als ein ästhetischer Akt. Sie verharren im intellektuellen Feld. Sie entziehen sich oft dem tieferen Gefühlsraum und spielen auf einer Klaviatur des nur Philosophischen, nur Politischen oder Erotischen.

Selten wird der existenzielle Boden betreten, so eindringlich mancher Beitrag berührt. Durch die abgründige Verunsicherung im religiösen und kultischen Raum treffen die modernen Schöpfungen selten die eigenen – oft sich selbst verborgenen – Inbilder.

Die Jahrtausende alte Auseinandersetzung des Menschen mit dem Bild läuft seit der magischen und mythischen Epoche. Sie verlangte Einfühlung, ja Identifikation mit dem Kultbild. In der Renaissance kam ein philosophisch-intellektueller Standpunkt dazu. Es entstand Distanz zum Bildobjekt. Die Aufklärung und die französische Revolution stellten die Bildquellen mit ihrem alten von patriarchaler Macht besetzten, religiösen Hintergrund in Frage. Die seit dem 19. Jahrhundert entwickelten Bildrealitäten fordern den Betrachter in eine grundsätzlich neue Auseinandersetzung:

1) Sie benötigt Distanziertheit, damit ein Inflationieren, Vermischen und Fremdbestimmt-Werden durch äussere Bilder verhindert wird.
2) Sie fordert das Erspüren und sich Abgrenzen von Machtquellen, die den Körper, den Energiekörper und die Bereiche der veränglichen Seele in ihren Einfluss bringen wollen.
3) Sie will das In-Kontakt-Bleiben mit dem eigenen Inbild. Von daher ist es lebenswichtig einen inneren Weg zu suchen und zu gehen, auf dem das untrüglich an die eigene Tiefe angeschlossene Inbild aus dem Unbewussten auftauchen kann.

Nur so ist der inflationierenden Bilderwelle in unserer Zeit zu begegnen. Die Bildersucht (z.B. durch TV oder Bilderzeitungen) ist eine erschreckend weit verbreitete Krankheit. Die bewusste und schamlose Ausnutzung dieser menschlichen Schwäche ist bekannt.

17.3. Störung des eigenen Inbildes

Ein Ziel in der Leibarbeit ist, mit dem zu Begleitenden das in ihm ruhende Inbild wieder zu beleben. Ich sage wieder zu beleben, denn als noch nicht inkarnierter Geistmensch und in einer relativ ungestörten frühen Kindheit war dieses Inbild fraglos lebendig. Durch äussere Bilder, innere Bilder und Vorbilder der Eltern und Erziehenden verliert der heranwachsende Mensch den Anschluss an sein eigenes Inbild. Entweder bleibt der so Heranwachsende in der Haltung der Nachahmung von Traditionen und ist damit zufrieden. Oder der Wachsende beginnt zu suchen, sich zu irren und zu zweifeln oder gar sich zu verirren und zu verzweifeln. Als weitere Möglichkeit steht ihm natürlich das Geschenk des Findens ständig nahe.

In der Leibarbeit trifft man meistens auf Menschen, die irgendwann im Laufe der stillen und Konzentration fordernden Behandlung mit ihren Gedanken abdriften. Entweder folgen sie ihren Gedankenschlangen oder beginnen, von inneren Bildern und Vorbildern abgelenkt zu werden. So grenzt sich der in Gedanken Versunkene von der Begegnung aus.

Je nach der Qualität des auftauchenden inneren Bildes geschieht folgendes:

1) Kommt ein Mensch an die Kraftquelle seines eigenen Inbildes, dann befindet er sich bei vollem Bewusstsein auf der körperlichen und tieferseelischen Ebene. Er steht in klarer Beziehung zu seinem Gegenüber und der realen Welt.

2) Ein im Inneren auftauchendes äusseres Bild oder ein tradiertes Vorbild kann zum Festhalten eines Empfindungswertes führen oder anregen, einen Bezug zur eigenen seelischen Realität zu finden. Z.B. kann ein Mensch durch den auf einem Spaziergang gesehenen Baum an die eigenen Wurzeln, an die eigene Standfestigkeit, an die eigene Herzensentfaltung erinnert werden. Oder der Besuch einer Kirche weckt Bilder aus der Kindheit vom sonntäglichen Besuch des Gottesdienstes. Das Gespräch mit dem Begleiter kann zu einem entscheidenden Leibgespräch werden.

3) Gedankenbilder führen auf eine astrale Ebene und so aus dem Körper heraus. Die Energie sammelt sich im Gehirn. Die Beziehung bricht ab. Der Begleitende spürt das Dünnwerden im Kontakt. Sichtbar ist beim Behandelten oft ein Wandern der Augäpfel wie im Traum.

4) Ist ein Mensch zum Produzieren von Bildern veranlagt, dann kommt es zum Versinken in plastischer Phantasie. Diese spiegelt eigene Wünsche und Ängste in stehenden oder filmartig sich bewegenden Bildern wider. Auch Begebenheiten und Schicksalskonstellationen aus dem eigenen Leben oder dem anderer Menschen fliessen ein. Der Reichtum aus dem kollektiven Unbewussten und der archetypischen Welt zeigt sich in dieser faszinierenden oder bis in die schmerzlichsten Tiefen erfahrbaren Bilderwelt der plastischen Phantasie. Produziert ein Mensch als plastische Phantasie anzusprechende Bilder, die oft wie ganze Lebensfilme ablaufen, dann verliert er den Kontakt zur äusseren Realität fast ganz. Der Kontakt zur Aussenwelt ist brüchig, meist abgebrochen. Entfernt besteht ein energetisch-astrales Band zum Begleiter. Der davon Betroffene meint, er erlebe wahre Begebenheiten. Leider glauben die so Ver-

führten nicht selten, in tiefe seelische oder gar geistige Welten eingedrungen zu sein. Wäre es so leicht, durch etwas Trance oder Drogen in geistige Räume zu gelangen, dann wäre unsere Welt schon fast von allen Übeln befreit.
Dieser so bedenkliche, in seiner Gefahr sehr unterschätzte Zustand tritt bei Menschen auf, die medial, hypnogen, halluzinatorisch veranlagt sind. Labile Charaktere, Ich-Schwache, in Trance Befindliche geraten in diese Öffnung des astralen Körpers. Durch die Risse der astralen Schicht treten auch Einflüsse aus frei fluktuierenden kollektiven Bildwelten in die Erlebensschicht des Betroffenen ein. So wie die atmosphärische Welt unzählige Informationswellen durchschwingen, so durchwehen solche verselbstständigte «Bildblasen» die Räume zwischen den Menschen. Nicht selten sind diese herrenlosen «Bildblasen» durch uneingebundene dunkle Kräfte besetzt.
Dieser Vorgang der Plastischen Phantasie kann sich bei verschiedenen Methoden einschleichen:
Z. B.kann die Öffnung des energetischen Körpers durch autogenes Training bedenklich sein. Solange sich der Mensch dabei nur in einer Entspannungsphase befindet, geschieht meist noch nichts. Wenn aber die Bildwelt angesprochen wird, dann kann durch die verminderte Kontrolle des tiefentspannten Energiekörpers eine fremde Bilderqualität Zutritt erlangen.
Auch das in sogenannte «frühere Leben» Geführt-Werden oder das selbst inszenierte Hineingehen in solche Welten ist plastische Phantasie. Bildersituationen und Handlungen bei Rebirthing und Holotropem Atmen werden durch plastische Phantasie hervorgerufen. Natürlich gehört auch jede Bildgeschichte, die durch Drogen erzeugt wird hierher.

5) Das innere Sehen von Bildern aus der Welt der vergänglichen Seele ist Realität. Hier ist es wichtig, dass der Begleiter behutsam Kontakt nimmt und hält. Hier berührt der Mensch Erlebtes aus seiner Lebensgeschichte. Heilsames wie Verletztes findet Ausdruck in einem meist tief berührenden Leibgespräch. Das Katathyme Bilderleben und die aktive Imagination gehören in diesen Bereich. Sieht ein Mensch Farben, so kann das Ausdruck für eine bestimmte seelische Empfindungstiefe sein. Gerät der innerlich Farbensichtige in Faszination, dann tut ein kräftiges Erden not. Meist sieht er die Farbe in der Höhe der geschlossenen Augen und vor diesen. Es ist darauf zu dringen, dass die Farben im Körperinnenraum erfahrbar werden.

17.4. Träume

Träume in der Leibarbeit geben meist entscheidende Aufschlüsse über den Bezug von Körper und Seele des Träumenden. Viele Träume verwenden Bilder, z.B. ein Haus, die erkennen lassen, wie der Träumende seinen Körper erlebt. Eine geträumte Hausruine weckt die Frage nach körperlichem Intaktsein. Der Bau an Fundamenten gibt Hoffnung auf eine Neuordnung körperlicher Strukturen. Geht der Träumende über eine Treppe in den Keller, dann kann man daraus schliessen, dass er Anschluss an seinen Beckenraum sucht. Fährt er in einem Aufzug bis ins oberste Stockwerk eines Hochhauses, dann ist auf Erdung zu achten. Findet ein Mensch in seinem Traum die mittlere Etage eines Hauses, die sogenannte Beletage, weiträumig und mit Balkon versehen, dann kann Grossherzigkeit und Liebeskraft vermutet werden.

Ähnliche Schlüsse kann man bei geträumten Landschaften ziehen. Ein weites fruchtbares Tal weckt Erinnerungen an entspannte und zufriedene Körper-Seele-Zustände. Eine gebirgige Schlucht mit Sturzbach löst Enge und problemgestaute Körpergefühle aus. Ein Bergwerkstollen kann Eingeschlossensein in Ängsten assoziieren, doch wenn in einem unter der Erde spielenden Traum eine Goldader entdeckt wird, dann scheint man auf die kostbare Quelle der Lösung eines Problems gestossen zu sein.

Die Assoziationen zum Körper vermitteln auch Tiere (Elefant, Drache, Katze, Reh, Schlange etc.). Der Bezug des Träumenden zu dem Tier zeigt etwas von seinem Verhältnis zu seinem eigenen energetischen Körper. Bei Gegenständen gilt das Gleiche. Ein sehr verbreitetes Traumobjekt ist das Auto. Viele setzen es mit dem Selbst gleich, weil das griechische Wort «autós»: «selbst» bedeutet. Mein Eindruck ist, dass das Auto sehr deutlich den Bezug zwischen Körper und vergänglicher Seele angibt. Wenn der Träumende das Auto lenkt, hat er seine Körperreaktionen in der Hand. Lenkt er das Auto in einen Graben, ist Vorsicht bei den aktuellen Handlungen des Tages geboten. Wird er gegen seinen Willen gefahren, dann deutet das auf eine abgeschwächte Beherrschung der Körper- und vergänglichseelischen Reaktionen hin. Manche träumen, dass sie nicht mehr wissen, wo sie ihr Auto geparkt haben. Diese Menschen haben auffällige Schwierigkeiten ihren Körper wahrzunehmen.

Sigmund Freud diente der Traum als «via regia» zur Sichtbarmachung von Verdrängtem, vor allem sexueller Strebungen. Die Deutung des Traumes geschieht durch «freie Assoziationen», die zu den Komplexen zurückführen können.

C.G. Jung sieht den Traum als «essentiell Unbekanntes, schöpferisch aus dem unbewussten Seelengrund Hervorgebrachtes».[139] Er stellt bewusste Inhalte (Vortageseindrücke) und unbewusste Inhalte als Wurzeln des Traumes fest. Körperliche und seelische Ereignisse im Träumenden und in seiner Umwelt aus Vergangenheit, Gegenwart oder zukünftig Bevorstehendem können das Traumgeschehen bestimmen. Es gibt Reaktionsträume auf Schocksituationen und Alpträume, welche ungelöste Ängste hochschwemmen, die oft in der Kindheit wurzeln. Die Deutung des Traumes kann nach Jung durch «Amplifikation», also eine Erweiterung und Bereicherung des Trauminhaltes mit ähnlichen Situationen erfolgen. Dazu steuern Träumender und Analytiker bei. Es gibt individuelle und kollektive Traumelemente. Die Deutung erfolgt auf der Subjektstufe und auf der Objektstufe.

Marie Louise von Franz unterteilt die Bedeutung des Traumes in: 1. eine unbewusste Reaktion auf eine bewusste Situation. 2. Darstellung eines Konfliktes zwischen Bewusstsein und Unbewusstem. 3. eine Tendenz des Unbewussten, die auf Veränderung der bewussten Einstellung zielt. 4. einen unbewussten Prozess ohne Bezug zum Bewusstsein.

Arnold Mindell findet in allen Träumen Bezüge zu Körperzuständen.[140] Die Seele des Körpers, er nennt sie Traumkörper, ist für ihn ein «mehrkanaliger Sender», der durch Träume, Körpersymptome und Beziehungsprobleme auf sich aufmerksam macht. Seine Art der Amplifikation bezieht den Körper mit ein. Teile des Traumes finden durch Anregung des Begleiters Ausdruck im Körper. Die Beobachtung dessen, was im Begleiter selbst und beim anderen vor sich geht, verhilft zu den Traumkörperprozessen.[141]

In der Leibarbeit werden Wurzeln und Bedeutung des Traumes im Sinne Jungs betrachtet. Angeregt wird sowohl die freie Assoziation zu den erfahrenen Traumbildern, als auch die Amplifikation der geträumten Inhalte. Wichtig ist neben der Benennung von bewusster und unbewusster, individueller und kollektiver Ebene das Erkennen von Elementen aus dem körperlichen, vergänglichen bzw. ewig-seelischen Raum.

Ein Beispiel soll zeigen, wie durch Traum und Märchen ein Schritt zur Inkorporation möglich wird:

Eine Studentin träumt, dass ihr am Rande eines Sees die Unterarme abgeschnitten werden sollen. In Realität liebt sie einen Mann, der bereits eine Freundin hat. In der Behandlung melden sich kalte Füsse und gefühllose Arme. Bei allem Bemühen kann sie keinen Kontakt zu ihren Händen finden. Beim Berühren der Knie kommt das Gespräch aufs Meditieren und die damit verbundenen Probleme mit Knieschmerzen. In diesem Zusammenhang erzählt die junge Frau, dass sie sich z.Z. mit den Märchen «Mädchen ohne Hände» und «Meerjungfrau» beschäftige. Die Not des Kontaktnehmens mit Händen und Füssen als ganze Frau wurde deutlich. So konnte sie auch nur auf einen Mann zugehen, der seine Hand schon einer anderen Frau versprochen hatte, so dass die Klientin in ihrer Kontaktnot bestätigt werden musste. Inzwischen löste sich die Frau aus der Fixierung und lebt in einer ihr adäquaten Beziehung.

c. Bewusstwerden – Bewusstheit – Bewusstsein

18.1. Allgemeines

Vorausgeschickt sei diesem Versuch, die drei Begriffe Bewusstwerden, Bewusstheit und Bewusstsein unterschiedlich zu definieren, dass mir bei der Auseinandersetzung mit diesen drei Begriffen lediglich die Darlegung und der Ablauf für einen bestimmten Begriffsinhalt wichtig sind (Abb. 49).

Es ist sicher nicht zufällig, dass das Wort «bewusst» im 16. Jahrhundert statt des Wortes «bewissen» gebraucht wird. So prägt die Hochrenaissance ein Wort, das einen Zustand neu beschreibt. «Bewusst» drückt einen Zustand von «Innesein» aus. «Bewissen» meint um etwas wissen, setzt also eine Distanz zu dem Gewussten. So durchwirken die Philosophie und Kunst der Hochrenaissance die Theologie des Mittelalters mit einer neuen, vermutlich neu erlebten Begrifflichkeit.

Bewusstwerden weist auf die Dynamik eines Prozesses hin. Das Wort Bewusstheit wähle ich, für das intellektuelle Wissen um eine Qualitätsentwicklung. Diese Entwicklung meint den Bewusstwerdungsprozess. Das Wort Bewusstsein wähle ich, um einen ganzheitlichen, einen in sich selbst bewegenden, sich selbst genügenden Qualitätszustand zu beschreiben. Bewusstsein ist ein «empfundenes» – im Körper gefundenes – Wissen. Es ist ein Zustand geistiger Klarheit, der die Bewegung physischer und seelischer Vorgänge in sich trägt. In diesem Bewusstsein erlebt der Mensch seine Innenwelt und ist in klarem Bezug zur Aussenwelt.

Meistens lebt und handelt der Mensch auf verschiedenen **Bewusstheitsebenen** (Abb. 50). Er richtet sich gedanklich – unbewusst, halbbewusst oder bewusst – auf sein Tätigkeitsfeld ein oder lässt sich von aussen Reize versetzen. Intellekt, Verstand, also Überblick im Kopf sind gegeben. Er lebt in der Bewusstheit seines Verstandes. Wach ist dabei nur ein kleiner Teil des Gehirns, vor allem seine linke Hälfte. Von dort steuert er seine Handlungen und vermeint

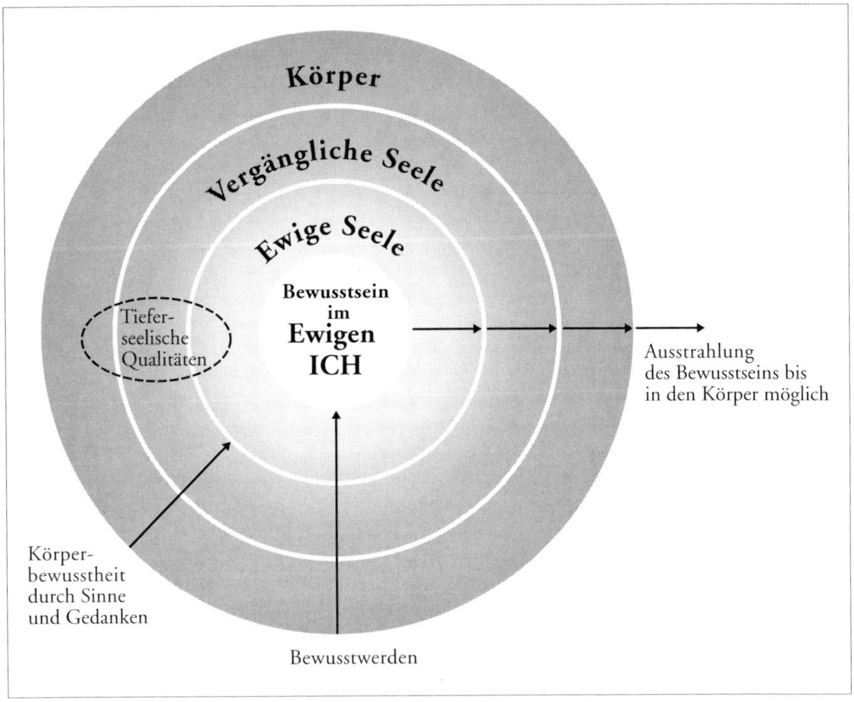

49. Entwicklung des bewussten Wahrnehmens.

BEWUSSTHEIT geschieht durch körperliche Sinne und Gedanken im Körper und auf der vergänglich-seelischen Ebene.
BEWSSTWERDEN nimmt seinen Anfang auf der körperlichen Ebene und eröffnet sich bis in ewig-seelische Tiefen.
BEWUSSTSEIN entspringt aus dem ewigen ICH-Bewusstsein und durchdringt von Innen nach Aussen die ewig-seelische und vergänglich-seelische Ebene, um schliesslich bis in jede Körperzelle wahrnehmbar zu werden. So wirkt Bewusstsein des ewigen ICH stufenweise von Innen nach Aussen. Bei einem weitentwickelten individuierten Menschen ist das Strahlen über seinen Körper hinaus erfahrbar.

so «ganz da zu sein». Grundsätzlich hat er jedoch sein Körperbewusstsein abgespalten (Abb. 50, Bild 1, Abb. 51, 52). Verliert sich der Denkende in seinem Gedankengestrüpp, in den vielspurigen Autobahnen seines Gehirns, dann findet er keinen Kontakt zu seinem Körper, geschweige denn zum Körper eines anderen (Abb. 50, Bild 2, 3, 4).

Wenn sich ein Mensch von Energien durchströmt und aufgrund körperlicher Betätigung (Joggen, Wandern, Geräteturnen) im ganzen Körper erfrischt fühlt, meint er für den Körper genug getan zu haben. Vitalität als irdische Energie ist lebenswichtig. Sie hängt von der Bewusstheit, also der Wahrneh-

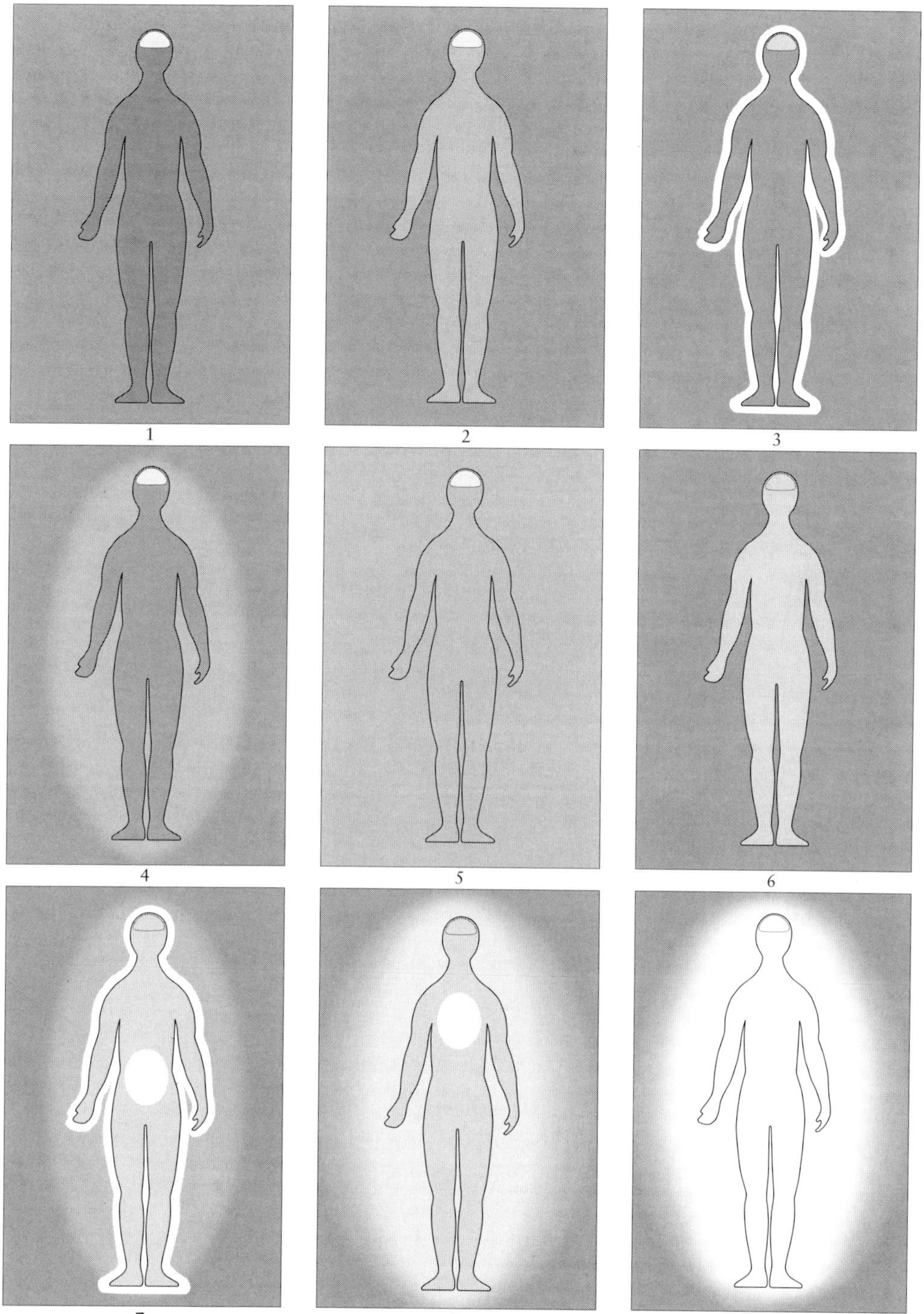

50. Wahrnehmungsebenen und ihre Wirkungsrichtung.

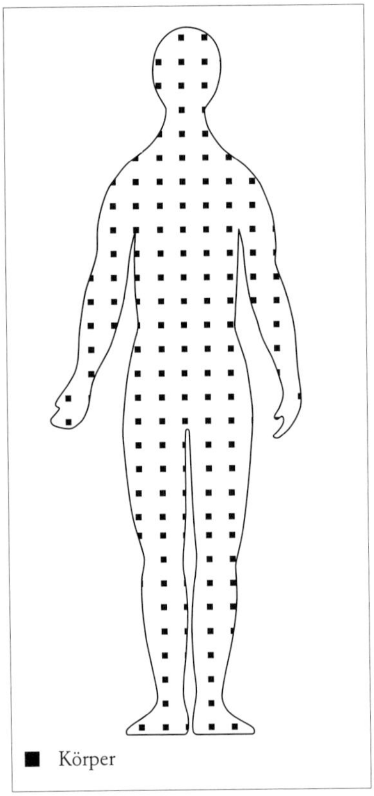

51. Körperbezogener Mensch, der kein Bewusstsein zur ewigseelischen Ebene besitzt.

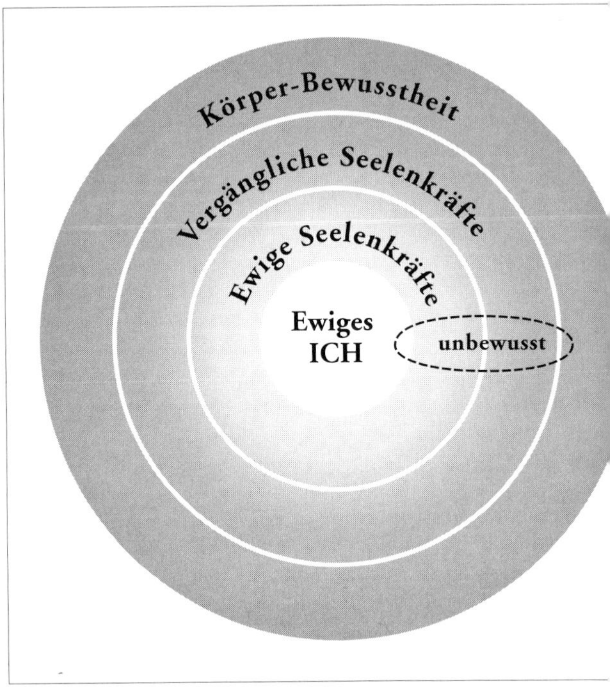

52. Unbewusst lebender Mensch.
Schema eines Menschen, der allein im Körperlich-Materiellen lebt, ohne auf seelische oder geistige Qualitäten zu achten. Trotzdem können alle Ebenen zur Wirkung kommen, wenn sie der Mensch zulässt.

mungsfähigkeit des Körpers ab. Die Lebendigkeit und Frische, die energetische Geladenheit verwechseln manche mit einer geistseelischen Ebene. Doch fehlen die Zugänge zu den seelischen Tiefenkomponenten (Abb. 50, Bild 2).

Eine andere Abspaltung ähnelt der beschriebenen kopfbetonten Haltung. Gemeint ist die Abspaltung des Grobstofflichen vom Ätherkörper. Damit lebt man ganz bewusst nur im Ätherkörper, nur bis in seine Hautregion und die knapp um diese gelegte Schicht. Diese Menschen sind elektrisch und nervlich angespannt. Sie fliegen förmlich und finden keine Erdung (Abb. 50, Bild 3).

Erlebt sich ein Mensch auch nicht im Ätherkörper, sondern nur im **Astralkörper**, also der Ebene, die seinen Körper durchdringt und eine Schicht um seinen grobstofflichen Körper herum bildet, dann täuscht er sich mitunter und meint, er sei auf einer qualitativ höheren Bewusstseinsstufe. Möglicherweise sind ihm durch die astrale Öffnung Informationen zugänglich, die dem normalen Wissen verborgen bleiben. Bedient er sich dieser Informationsquelle, dann besteht die Gefahr in Abhängigkeit von uneingebundenen Kräften der Erde zu gelangen. Manch ein derart von der Möglichkeit des Bewusstseins Abgeschnittener vermeint sogar erleuchtet zu sein (Abb. 50, Bild 2, 4, 5). Ungern verlässt ein mit dieser Macht Verstrickter den astralen Raum. Bewusstsein bedarf eines Zustandes klarer Gebündeltheit des Feinstoffes im Körper und dessen Anbindung an das Herz.

18.2. Bewusstheit im Körper

Der Weg in den Körper beginnt in der Leibarbeit und in der Meditation immer mit dem In-den-Körper-Hineinsinken, mit dem In-Besitz-Nehmen des Körperinnenraums. Ist man bei Beginn dieses Vorgangs im Kopf, dann versucht man die Augäpfel zu spüren, sie bildlich abzutasten, die Augenmuskeln zu lockern. Weiters versucht man in die Gehörgänge hineinzuschlüpfen bis in die Schädelmitte. Von dort gelingt das Loslassen zum Hinterkopf, zum Stammhirn, zum verlängerten Rückenmark. Hier berührt und beruhigt man das Atemzentrum, das Schlafzentrum und entspannt sich auf der vegetativen Ebene. Stufenweise getragen von einem natürlichen Ausatem, sinkt der sich so Zentrierende in den Brustkorb. Wenn der Brustkorb und das Zwerchfell nicht zu sehr gespannt sind, dann spürt der Atmende das Heben und Senken des Brust- und Rückenraumes. Auch der Bauch, die Flanken oder Lenden atmen, ja mitunter fühlt man auch den Unterbauch in der leichten gelassenen Bewegung des Atems. Ein Gefühl für die Gezeiten von Ebbe und Flut verstärkt sich. Ist der Bauch- und Beckenraum mit der Kraft des Atemflusses erfüllt, dann lassen sich die Schleusen der beiden «Leistentore» öffnen. Auch wenn anfangs nur ein dünnes Rinnsal durch die Beine rieselt, mit der Zeit findet auch hier ein Kraftstrom seinen Weg bis zu den Füssen. Im Stehen lässt sich dieser Kraftstrom durch die Füsse bis in den Boden und in die Tiefe der Erde weiter verfolgen. Im Liegen rate ich, die Grenzen des Körpers nicht zu verlassen. Der gleiche Rat gilt bei den Meditationshaltungen, bei denen man auf den Fersen sitzt. Hier zeigen die Fusssohlen nach oben. Ein Ausströmen der Energie in die Luft kann – wenn auch selten – zu einem Kraftverlust führen. Im halben und besonders im vollen Lotus sind die Beine und Sohlen eng mit dem Körper in Verbindung. Deshalb besteht keine Gefahr für das Ausströmen.

Einmal angekommen in der **Wahrnehmung des eigenen Körperinnenraums**, befindet man sich in der **körperlichen Bewusstheit** (Abb. 50, Bild 6).

18.3. Vergänglich-seelische Bewusstheit (Abb. 53)

Die Wahrnehmung des eigenen Körperinnenraums ist wie gesagt die Voraussetzung für jede Form seelischer Bewusstheit und Bedingung für Bewusstsein. Ein Affekt, eine Emotion schlägt erst einmal ein wie ein Blitz. Auch der Blitz ist Ausdruck von Spannung und Überspannung. Die nicht mehr zu haltende und unsichtbare, aber mess- und fühlbare Spannung entlädt sich und wird sichtbar. Blitz und Donner, Licht und Knall gleichen den triebmässigen Empfindungsäusserungen. Affekt bleibt fast im Raumlosen. Emotion schafft sich Raum. Meist ist es Raum um den emotional Getroffenen. Mit zunehmender Bewusstheit gewinnt der Emotionale auch Bewusstheit für seinen Körperinnenraum. Er erfährt den Energieraum des Zwerchfelles. In der Prozessentfaltung auch den Energieraum des Bauches und schliesslich den Energieraum der Sexualität. Ich vermute, dass die Bewusstheit sich grundsätzlich vom Zwerchfell in Richtung des Geschlechtes vertieft.

Seelische Bewusstheit steigt auf, wenn in den Körperinnenraum hinein zu dem Gefühl des sich körperlich Spürens, ein spezielles Empfinden von Ausgewogenheit, Heiterkeit, Stille und gleichzeitig zarter Bewegtheit hinzutritt. Dieses fluidale Empfinden kann abgelöst werden durch luftige vergänglich-seelische Gefühlswellen. Wichtig bleibt, immer wieder zu der wachen Ruhe zurückzufinden.

Ein körperlicher Zustand der Zentriertheit ist erreicht. Der Japaner nennt diese Wachheit, Gelassenheit, Gegenwärtigkeit hara. Der Feinstoff ist ausgeglichen. Energie fliesst ruhig und kräftig. Der Ätherkörper markiert weich wie ein Pelz die Körperhülle. Das astrale Umfeld polt sich auf die körperliche Mitte im Bauch (Abb. 50, Bild 7).

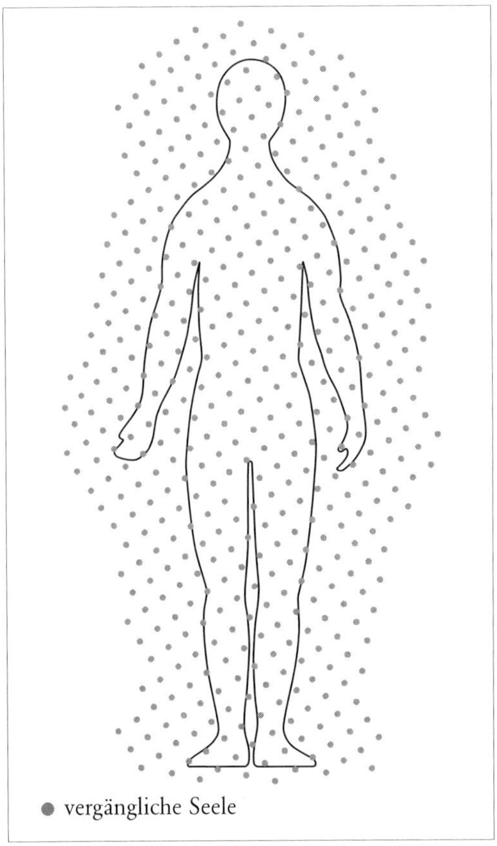

53. Vergängliche Seelenebene.

18.4. Ewig-seelisches Bewusstsein (Abb. 39, 54)

Ist die vergänglich-seelische Bewusstheit einmal erfahren, dann benötigt es den Willen und die Treue, sich dieser Qualität für sein weiteres Leben bewusst zu werden. Man erlangt und erringt zusehens ein Gespür für diesen Prozess der Bewusstwerdung. Doch damit ist noch nicht alles erreicht, auch wenn sich manch einer im Vollgefühl seiner hara-Bewusstheit schon am Ziele fühlt.

Nun geht es um einen weiteren Qualitätssprung. Dürckheim und Hippius bezeichnen dies als «Quantensprung», ein Begriff aus der Quantenphysik, der den Übergang eines mikrophysikalischen Systems von einem Quantenzustand in einen anderen unter Aufnahme oder Abgabe von Energie oder Teilchen meint. Dieser Sprung ist nicht machbar. Er ist jedoch erlebbar. Es geht um das, was der Satz: «A mon seul désir» ausdrücken will. Es ist das Stadium, in dem der leere Zen-Kreis auftaucht. Das wahre Lebenszentrum rückt in den Empfindungsbereich des Menschen. Anfangs gelingt das nur sehr sporadisch, bruchstückhaft. Mit der Zeit – über Jahre und Jahrzehnte – lässt sich die Wahrnehmung des Herzraumes finden. Schliesslich geht die ureigene Dimen-

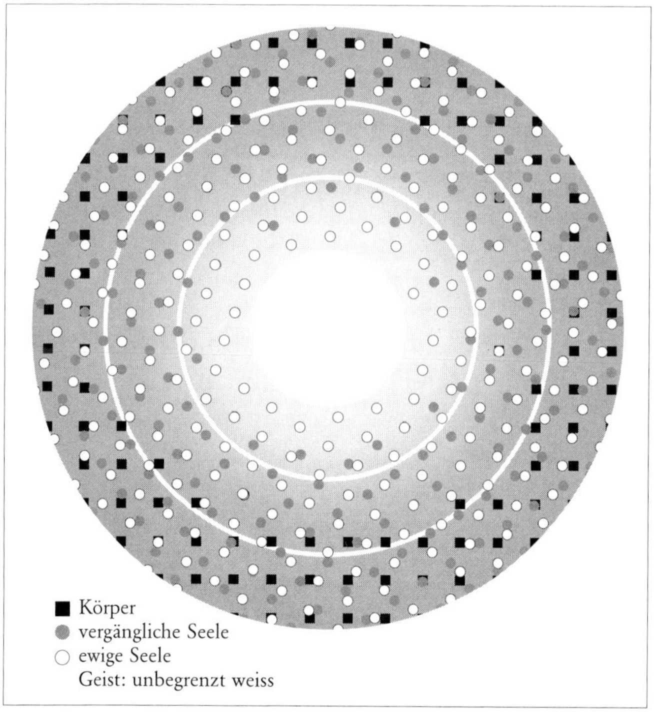

54. Durchdringung der verschiedenen Erlebnis-Ebenen.

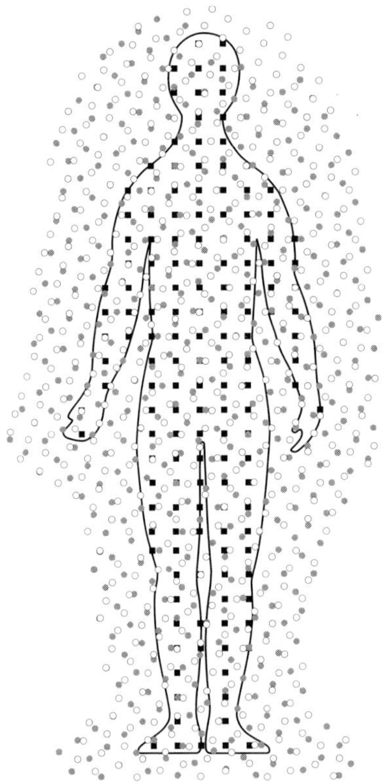

55. Druchdringung der verschiedenen Erlebnis-Ebenen.

sion ewiger ICH-Wahrnehmung auf. Ein neues entscheidendes Wegstück, das jeden Menschen über seinen Tod hinaus begleitet, klingt an. Das ist ein ganz individueller Weg, der keine Vergleiche ermöglicht. Jeder, der diesen Weg geht, erkennt aus innerem Wissen und Gewissen, welcher Erfahrungsaspekt – der vergänglich-seelische oder ewig-seelische – ihn der Leuchtkraft der Wahrheit näher bringt. Die **Unterscheidung der Seelenqualitäten** wird deutlich. Die Unterscheidung «der Geister» schützt zunehmend vor Abweichungen. Bewusstsein erfüllt den Körper (Abb. 50, Bild 8) Dieses Bewusstsein aus der eigenen Ursprünglichkeit leuchtet aus dem Zentrum des ewigen Herzens. Es durchleuchtet den ganzen Körper und kann bei klarer Wahrnehmung der Körperhülle, der körperlichen Umhüllung, die Begrenzung des Körpers überstrahlen. Man bewegt sich gleichsam und bildlich gesprochen in einer Lichtwolke (Abb. 50, Bild 9).

Bei dieser sehr unvollkommenen Beschreibung möge man sich nicht an den Worten festmachen. Jeder findet seine eigene Beschreibung für Erlebtes. Es gibt Menschen, die ihr Erleben als absolute Reinheit, Wahrheit, Stille, Leere in der Fülle umschreiben würden. Gemeinsam bleibt die Gewissheit.

Das geistseelische Erfülltsein wirkt fraglos auch auf die feinstoffliche Aura und die grobstoffliche Ebene. So ahnt ein Hellsichtiger oder Hellfühlender die geistigen Tiefen eines Menschen. Die geistseelische Welt als Wirklichkeit bleibt unseren «irdischen Augen» jedoch verschlossen. Sie erfühlen wir alle nur mit unserem Herzen.

18.5. Bewusstsein in zärtlicher Zugewandtheit ist Liebe

Liebe als Inbegriff des Menschseins fand in den vorgestellten Lebensthemen bereits einen Textabschnitt. Sie durchdringt in Abgrenzung zu Sexualität und Eros diese vitalen Glücksfelder. Der Grad an lebendiger und gelebter Liebe gibt Auskunft über das Bewusstsein des Liebenden. Liebe in ihrer vollen Wirkkraft hebt Sexualität und Eros auf eine bewusste Erlebensebene. So ergeben sich der Körper-Trieb und der vergänglich-seelische Trieb einer an ewiges Wissen angeschlossenen inneren Führung. Gleichzeitig werden sie so zur schützenden Erdhülle für die sich schenken wollende agape. Diese Liebe ist nicht zweckgerichtet, auf keinen Gegenstand der Liebe bezogen. Sie lebt aus sich. Der Körper des Menschen ist eine unumgänglich notwendige Erdhülle für die ewige Liebe. Agape ist das Licht in der Materie. Wie Magma ist sie umhüllt von der kalten Erdkruste. In den Darstellungen der Ostkirche wird Christus in der Erdhöhle geboren. So glüht der Liebesfunke des göttlichen Menschen im irdischen Körper – im geborgenen Brustraum. Das Bewusstsein in diesem Leibesempfinden beglückt den Eigner selbst so, wie den Nächsten.

Die Geburt des lebendigen Gottes bezeugt der Körper in seinem Bewusstsein, so wie Maria und Josef, Hirten, Könige und Tiere das göttliche Neugeborene betrachten.

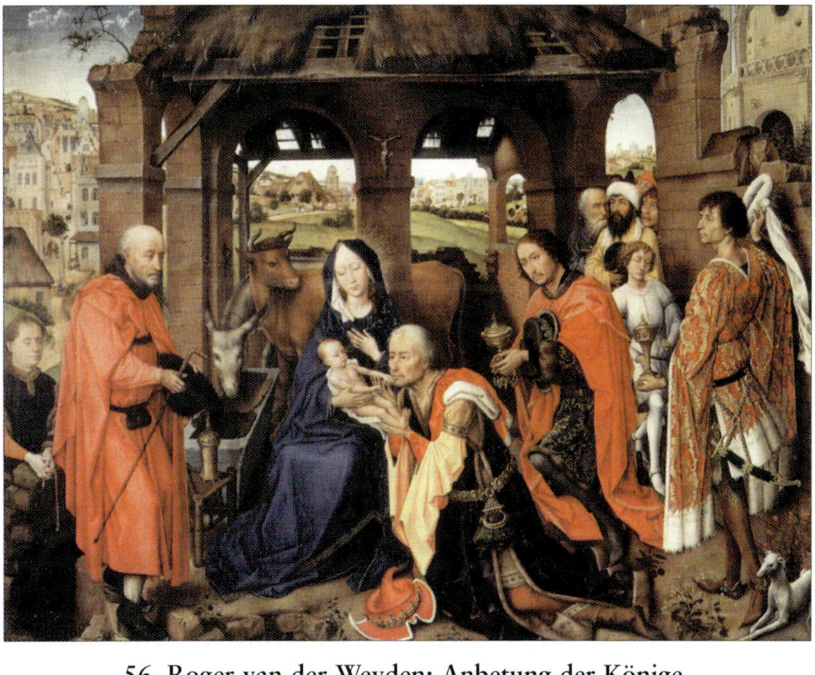

56. Roger van der Weyden: Anbetung der Könige.

18.6. Spiritualität im Alltag – gelebtes Bewusstsein

Das Wort Spiritualität entbehrt heute seiner ursprünglichen Tiefe. Oft dient es als Aufputz. Übersetzt heisst es «Geistigkeit, Geistlichkeit». Das lateinische «spiritus» meint damit: Luft, Hauch, Atem, Seele, Geist. Dieser Spiritus bedeutete den Alchemisten des 16. Jahrhunderts eine aus Pflanzen oder anderen Stoffen destillierte Flüssigkeit. Der Vorgang der Destillation benötigt Feuer und Wasser. Das aus diesem Prozess entstehende opus, das Werk ist Flüssigkeit, etwas Fliessendes, Strömendes, das Wasser des Lebens – lebendiger Geist. In der Zauberflöte gehen Mann und Frau durch Feuer und Wasser. In diesem geheimnisvollen, im ganzen Spektrum der Seele arbeitenden Destillationsprozess von Prüfungen, die das Leben fordert, werden Tamino und Pamina zum Paar. Der Wille zur Liebe hat sie geeint.

Alltag läuft von morgens bis abends, jahrein, jahraus. Aufstehen, in den Job gehen, abends müde vorm Fernseher sitzen, schlafen. Man erlebt ihn freudig oder als Mühsal. Pflichtgefühl gibt den Impuls. Die Treue zur alltäglichen Pflicht belebt den Alltag, vermittelt die Spiritualität, seinen Weg zu gehen und sich nicht gehen zu lassen.

Der Sisyphos aus der griechischen Sagenwelt verkörpert den unerlösten im Alltag verstrickten Menschen. Ihm fehlt der Zugang zum Pflichtgefühl. In der Unterwelt – der Welt des Unbewussten – ist er täglich dazu verdammt, einen Felsblock auf eine Anhöhe zu rollen. Hat er das abends geschafft, muss er morgens entdecken, dass der Felsblock wieder hinuntergerollt ist. Was hat Sisyphos in seinem Leben falsch gemacht? Warum wurde er mit einer so aussichtlosen Arbeit bestraft. Sisyphos war ein äusserst intelligenter Mann. Mit dieser Eigenschaft war es ihm einst gelungen, den Tod – Thanatos – zu fesseln. Diese Tat lässt sich so übersetzen, dass der Mensch sich mittels Intellekt über die von Leben und Tod gesetzten Grenzen hinwegzusetzen versucht. Damit vermeint er sich mitunter auch nicht mehr dem Tod ausgeliefert. Der Mensch bannt den Tod durch allerlei «lebensverlängernde» Erfindungen und täuscht sich über die von der Realität gesetzten Tatsachen intellektuell hinweg. Er schaltet das Prinzip der Transzendenz, das Stirb und Werde aus. Stürzt der Gedankenkünstler wieder in die Realität der Welt, dann stellt diese ihn vor die Sterblichkeit seines Körpers. Das deprimiert. Die harten Forderungen des Lebens und das Wissen irgendwann zu sterben, versucht ein Mensch wie Sisyphos abzuspalten. Leichtsinnig verlässt er sich auf seinen erfinderischen Intellekt. Der Wille das Tägliche sinnvoll zu tun, ist ihm abhanden gekommen. Er ist in der Sinnlosigkeit gefangen. Ohne Sinn und innere Perspektive zu leben und zu arbeiten, bringt Angst. Aus dem Angstloch versucht er sich mit der Klugheit des Kopfes zu retten. So kommt er auf die Idee, den Tod zu bannen.

Im Gegensatz dazu steht der aus sich heraus – aus seinem seelischen Reichtum Schaffende. Er wälzt den Felsblock schlicht und entschieden. Er weiss um Werden und Vergehen. Dürckheim drückt das in seinem Büchlein «Der Alltag als Übung» wie folgt aus: «Die erste Voraussetzung aller rechten Übung ist, dass man verstanden hat, was rechte Übung bedeutet: Nicht Üben eines Könnens im Dienste einer von der Welt her geforderten Leistung, sondern das Exerzitium auf dem inneren Weg! Die Übung zur Leistung erledigt sich, wenn man das Geübte kann. Die Übung auf dem inneren Weg beginnt erst, wenn man das Geübte kann, und besteht in seiner ewigen Wiederholung.» [142] Solange der Mensch sein Glück nur in der Welt sucht, in der er sich intellektuell absichert, findet er nicht zu sich selbst, zu seiner Spiritualität. «Loslassen der Welt und Zulassen des Wesens» formuliert dazu Dürckheim. Diese Haltung bedarf des Vertrauens, bedarf eines Glaubensbodens. Meist setzt sich heute an die Stelle des vertrauenden Glaubens die feststellbare Sicherheit des logischen Beweises. Diese Sicherheit entsteht im Kopf, im Intellekt. Viele kleben ihr Leben lang in dieser Haltung, in dieser Verhaltung. Einige wachen auf, wenn sie existenziell bedroht sind. Die Schilderung eines Unfallgeschehens, wie es wahrscheinlich schon unzählige Menschen erlebt haben, zeigt den Qualitätsunterschied von intellektueller Sicherheit und dem im Ewig-Seelischen gegründeten Vertrauensboden:

«Es ist Nacht. Auf der regennassen Autobahn kämpft ein Fahrer bei 120 kmh mit dem Einschlafen. Mehrmals entdeckt er, dass er für Augenblicke eingenickt sein muss. Er trinkt Kaffee und denkt, dass er das mehrere Stunden entfernte Ziel erreichen wird und fährt weiter. Plötzlich schreckt er auf. Die Lenkung greift nicht. Steuerlos schleudert das Auto. Grellwach reisst er das Lenkrad nach links und nach rechts. Aussichtslos. In diesen Sekunden der Führerlosigkeit kippt das schrille Entsetzen in kühles, klares Bewusstsein um. Der Fahrer ist bereit für das, was kommt, bereit zu sterben. Er sieht die Leitplanke – frontal der Aufprall, wie Watte, lichterhell. Zurückgeschleudert bis zur Strassenmitte. Tiefe Schwärze. – Warum kein Licht? Auch die Warnlichtanlage blinkt nicht. Aus dem Dunkel rasen Scheinwerfer auf den Verunglückten zu – ein Lastwagen bleibt stehen. Hilfe kommt für den zitternd Handlungsunfähigen.»

Das anfänglich krampfhafte Festhalten am Entschluss durchzuhalten, schlägt während des Unfallgeschehens in ein blitzartiges Erkennen einer grösseren Wirklichkeit um. In diesem Bewusstsein fühlt der Mensch ein unerschütterliches Vertrauen. So ist er bereit anzunehmen, was kommt – auch den Tod. In diesem erweiterten Bewusstseinsbogen ergibt sich das Erleben einer transpersonalen Ebene, in einer von Werten befreiten Egalität zu Tod und Leben. Der ganze Körper ist davon durchstrahlt. Nimmt der Mensch diesen

Blitzkontakt zu seinem absoluten Lebensgrund ernst, dann bedarf es seiner Willenstreue, sein Leben in Freude und Dankbarkeit zu leben, im Bewusstsein täglich sterben zu können. So gelangt Spiritualität in den Alltag.

Ein anderes Beispiel behält auch in seinem Prozessverlauf eine ganz alltägliche Note. Ein etwa 30-jähriger Mann wuchs mit viel Angst auf. Sie wurde in der Familie und auch durch die Staatsstruktur hervorgerufen. Wie von aussen erwartet, studierte er. Nach dem erfolgreichen Abschluss besann er sich und erlernte ein Handwerk. Auch hier begegnete ihm die Erwartung nach hoher Leistung. Über intensive Leibarbeit entdeckte er, dass knieabwärts jegliches Gefühl fehlte. Er stand sozusagen auf Stelzen. Es dauerte ein Jahr bis sich die Unterschenkel belebten und er seinen Eigenstand bewusst zu spüren begann. Da fasste er nochmals einen Entschluss und wechselte die Werkstatt. Innerlich beglückt, bei sich angekommen, mit sich im Reinen, betreut er nun eine Arbeit am Fliessband und erlebt ein immer wieder von neuem tätig sein, ein exerzitium ad integrum.

Was bedeutet dieses exerzitium ad integrum? Übersetzt heisst es die unberührte Beschäftigung, die reine Übung, die durch nichts störbare Tätigkeit. Es ist ein Handeln ohne querschiessende Gedanken, ohne den Verlust der Gleichmässigkeit, ausschliesslich auf das Thema der Arbeit gerichtet. Das bedarf der Gelassenheit und Wachheit. Wenn ich Nahrung zu mir nehme, wenn ich Teller wasche, im Garten arbeite, die Wohnung aufräume, kann ich mir Moment für Moment meiner Bewegung, meiner Pausen, meines Rhythmus bewusst sein. Ich spüre beim Fensterputzen das feuchte Tuch in meiner Hand, bemerke den Widerstand der Scheibe, freue mich an der Bewegung meines Körpers und der Klarsicht durch die Scheibe.

D. Ich-Gewiss-Sein

Den Abschluss der Lebensthemen mögen Gedanken über das «Ich» bilden. In verschiedenen Zusammenhängen fand dieses «Urwort» im vorliegenden Text Beachtung. Vor allem im Kapitel «Vom Geiste» wurde darauf eingegangen. Auf das «Ich» im Sinne des «Selbst» soll nun nochmals ein Blick geworfen werden.

Schon im Kapitel «Vom Geiste» wurde auf die unterschiedliche Gefühlsfarbe hingewiesen, welche der Wortklang von Ich, bzw. Selbst auslösen kann.

Vordergründig wirkt Ich spitz, scharf, egozentrisch, dem nur Irdisch-Seelischen verhaftet. «Selbst» vermittelt vom Klang etwas Rundes, Aufnehmendes, Tiefe Ansprechendes. Durch den Individuationsprozess erfährt das in der Welt verfangene Ich jedoch eine Vertiefung. Schichtungen und differenzierte Gefühlsqualitäten werden fassbar. So differenziert sich die Identität des Menschen in den vergänglichen erdhaften Teil des Ich und in den unmittelbar erlebten Bereich des ewig-seelischen Ich. Dürckheim nennt das die Wieder-Einswerdung mit seinem Wesen, wodurch der Mensch am überraumzeitlichen Sein teilhat.[143] Das alle Präsenz fordernde Zentrum des geistseelischen Ich deckt sich in unvergleichlicher Dichte mit dem Ausruf: «Ich bin!», «Selbst» oder «Ich selbst» wirkt als Wort wie eine Umgehung oder besser ein Umgreifen des empfundenen Ich. Ich füllt seinen Raum ganz. Ich ist. Bemerkenswert ist die Wiederkehr des «I» in verschiedenen Sprachen: Je, Io, I. Das «I» als Laut spaltet wie ein Blitz und schafft dadurch eine unmittelbare Beziehung. Diese Unmittelbarkeit trifft die zentrale eigene Identität. Das Unmittelbare setzt die Kraft frei, die authentisch sein lässt. In der Meditation ermöglicht das innerliche zu sich Sprechen des Wortes «Ich» das fraglose Erkennen seiner selbst in einer geistseelischen Qualität.

Wie schon gesagt, bezeichnet **Freud** das «Ich» als den einigenden Kern des Menschen zwischen dem «Es» und dem «Überich». Bei **Jung** bildet das Ich das Zentrum des Bewusstseins. Er ordnet das Selbst in der Mitte an. Es ist umgeben von Bewusstsein und Unbewusstem. Jung sieht das Selbst als eine dem bewussten Ich übergeordnete Grösse, die teilweise bewusst erlebbar wird und zum Grossteil im Menschen unbewusst wirkt. Das Selbst umfasst die Ganzheit des Menschen.[144] **Jolande Jacobi** fasst zusammen, dass die Jungsche Lehre zu ethischen Entscheidungen auffordert. Das Selbst ist nicht nur eine psychische Kategorie, es ist auch als unser individueller Anteil an Gott benennbar.[145] Auch **Karlfried Graf Dürckheim** unterscheidet das an der Welt haftende «kleine Ich» vom Wesen, das an den Urgrund des Seins angeschlossen ist und das «grosse Ich» in sich trägt.

Sri Ramana Maharshi, der grosse indische Weise, konfrontiert seine Schüler einzig mit der Frage: «Wer bin ich?» Ramana Maharshi definiert das individuelle Selbst. «Ich bin, der Ich bin.»[146] Das erinnert an die Tradition der von Zenmeistern behutsam und zugleich unerbittlich geführten Koan-Arbeit in den Zen-Klöstern. Alle Gedanken und körperlichen Ausflüchte werden ignoriert. Die Aufmerksamkeit gilt dem unverstellten ewig-seelischen Ich.

Martin Buber schliesslich erhellt, dass das Grundwort Ich-Du die Welt der Beziehung eröffnet, während das Grundwort Ich-Es Erfahrung vermittelt. Für ihn sind Ich-Du und Ich-Es die beiden menschlichen Grundhaltungen. Im Ich-Es geschieht Erfahrung mit Gegenständen. Gegenstände bestehen im Gewesensein, in der Vergangenheit. Die Ich-Du Beziehung dagegen lebt in der Präsenz der Gegenwart.[147] Allerdings behält die Ich-Du-Beziehung in der Welt ihre Unmittelbarkeit nicht lange. Diese Beziehung wechselt zwischen Latenz und Aktualität, weil die Präsenz nur für kurze Zeit ausschliesslich und ohne Störungen aufrechterhalten werden kann. «Jede wirkliche Beziehung in der Welt ist ausschliesslich; das Andere bricht in sie ein und rächt seine Ausschliessung. ... Nur ein Du hört seinem Wesen nach nie auf, uns Du zu sein. ... Einzig in der Beziehung zu Gott sind unbedingte Ausschliesslichkeit und unbedingte Einschliesslichkeit eins, darin das All begriffen ist», schreibt Buber.[148] Diese gewaltigen Sätze lassen ahnen, welche Erfüllung das Ich im göttlichen Du findet. Hier ist das Ziel jeder Individuation in Worten fühlbar. Deutlich wird, dass die Erfahrung von Ich im tiefsten Sinne keine Vereinzelung, sondern eine Vereinung mit göttlicher Präsenz empfindbar werden lässt.

Die Begleitung mit der Leibarbeit zielt auf die Beziehung im Buberschen Sinne. In diesem Prozess ist der Begleiter bestenfalls stiller Zeuge eines Weges, den jeder Mensch nur für sich alleine beschreitet. Die Entwicklung zur Selbsterkenntnis zeigt sich in der zunehmenden Erfahrbarkeit der höchsten aller geistigen Seelenkräfte: «Ich». Nur in dieser höchsten Seelenkraft – in diesem ewigen Ich – lassen sich alle anderen Seelenkräfte der vergänglichen und ewigen Seele bündeln. Von diesem Erleben her gibt es kein niederes und kein höheres Ich, denn in dem «einen Ich ist alle Unendlichkeit verborgen».[149] Dieser lebenslange Vorgang der Einung der Seelenkräfte durchzieht den Alltag, die täglichen, stillen Stunden, das Einzelsein so wie die Beziehung mit einem Begleiter.

Verdichtet formuliert, ist das der Individuationsprozess. Er beginnt bei einem selbst mitten im Alltag mit dem Wahrnehmen des Umraumes und des darin befindlichen eigenen Körperinnenraumes. Dann lenke ich in meiner irdischen, seelischvergänglichen Bewusstheit meine raumschaffende Aufmerksamkeit auf das Empfinden der ewigseelischen Icherfahrung im Brustraum. Gelingt dieser keineswegs machbare Sprung, dann schaffe ich zunehmenden Raum um dieses Ich, bis der ganze Körperinnenraum durchstrahlt ist vom geistig-seelischen Organismus.

Buber formuliert, dass jede wirkliche zwischenmenschliche Beziehung in der Welt auf Individuation ruht. Durch Beziehung ist das Einandererkennen in seiner Verschiedenheit gewährt.[150] Das entspricht dem Erkennen von Ich zu Ich im geistseelischen Sinne.

Von dieser ewigseelischen Welt der Beziehungssphäre unter Menschen unterscheidet Buber das Leben mit der physischen Welt und den vergänglichseelischen Bereichen.

Als dritte Sphäre nennt er das Leben mit den geistigen Wesenheiten. Sie ist sprachlos, aber sprachzeugend.[151] Diese Beziehung entsteht zwischen der geistseelischen Kraft des Ich und dem sich aus dem ewigen substantiellen Geiste gestaltenden «Destillat» – Gott.[152] Die Suche nach der Beziehung zu der göttlichen Kraft erfordert lebenslange Arbeit. Es ist Wegarbeit an der Vernunft, am irdischen Willen und vergänglichseelischen Ich, am Vertrauen, das geistseelische Ich empfinden zu lernen. Bleibt der Suchende grundsätzlich in dieser Wegrichtung und in der Gewissheit geistig geführt zu sein, dann gelingt es seinem Ewigseelischen, geleitet von geistigen Kräften, den segnenden und schicksalserlösenden Einfluss bis in seine vergänglich-seelischen und körperlichen Räume wirksam werden zu lassen.

Die Leibarbeit hilft, das Bewusstsein für Körper und Seele zu entdecken und zu vertiefen. Dieses Bewusstsein gibt den Sinn für das Leben.

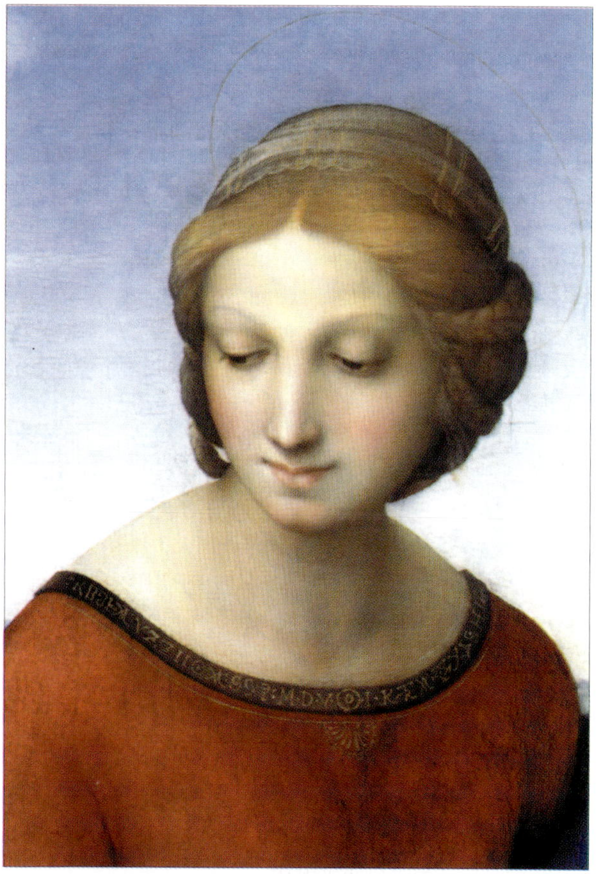

57. Raffael, Madonna im Grünen, Detail.

IX. Indikation und Kontraindikation zur Leibarbeit

Wer sich zur Leibarbeit entschliesst, hat unterschiedliche Beweggründe.

1. Der vorrangige Grund leitet sich von der reifen Suche nach sich selbst her. Es ist die grundsätzliche Frage nach dem Sinn des Lebens, die zur Einsicht führt, an der eigenen Inkorporation zu arbeiten und den Weg in den Körper erleben zu wollen.
2. Oft sind es Lebenskrisen, Sinnkrisen oder Beziehungskrisen, die nicht nur ein seelisches sondern auch ein körperliches Bewusstwerdenwollen nach sich ziehen. Die Aufarbeitung von biographischen Störungen, Einbrüchen und Traumatas eröffnet auch die im Körper gespeicherten Verletzungen.
3. Bei psychischen Störungen kommt es auf die Art und die Stärke der Störung an, ob Leibarbeit als Begleitung dient. Leichte Neurosen, die keiner klinischen und ärztlichen Betreuung bedürfen finden in der Leibarbeit Hilfe. Darunter fallen Angstneurosen ohne Anfälle (Generalisierte Angstörung), einfache Phobien (Tierphobien, Höhenphobien, u.a.), Depressionen. Bei Charakterneurosen spricht vor allem die schizoide Persönlichkeitsstörung gut auf die Leibarbeit an. Bei der Bedrohtheit des Selbstgefühls in der narzisstischen Persönlichkeitsstörung hilft die Entwicklung eines klar zu empfindenden Körpers. Ebenso vermittelt die strukturbildende Leibarbeit bei der Borderline-Persönlichkeit einen Gewinn an Ichstärke und wachsendem Identitätsgefühl.
4. Psychosomatische Störungen finden durch eine lange durchgeführte Leibarbeit überzeugende Heilerfolge. Missbraucherlebnisse durch körperliche Gewalt und energetische Übergriffe können gefasst und allmählich körperlich eingebunden werden. Magersucht, Esssucht und Bulimie werden begleitet und die Berührungsscheu weicht einer zunehmenden Annahme des eigenen Körpers. Eine leichtere Form von Asthma wird lösbar. Schlafstörungen legen sich durch den zunehmend in Entspannung erlebten Körper.
5. Körperliche Einschränkungen nach Operationen und Unfällen, Behinderungen, starke Verspannungen finden volle Aufnahme durch einfühlsame Berührung in der Leibarbeit.

Kontraindiziert ist Leibarbeit bei allen stärker ausgeprägten Neurosen, die ausschliesslich durch Psychopharmaka, Arzt oder Klinik behandelt werden müssen: Angstneurose mit gehäuften Panikstörungen, Herzangstneurose, Zwangsneurose, Depersonalisationssyndrom (führt im Liegen zu Regressionsneigung).

X. Die Initiatische Therapie in Rütte und ihre Gründer

Die tiefenpsychologische, vor allem an C. G. Jung, Erich Neumann und Jean Gebser orientierte Initiatische Therapie wurde von Karlfried Graf Dürckheim (1896 - 1988) und Maria Hippius (geb. 1909) entwickelt. Die beiden Gründer kannten einander schon seit den 20er Jahren, trafen sich nach Kriegsende wieder und begannen ab 1951 in Todtmoos-Rütte ihre gemeinsame Arbeit.

Diese unterscheidet sich von der analytischen Psychologie dadurch, dass sie zur Integration unbewusster Schatten- und Persönlichkeitsanteile stärker die existenziellen und religiösen Erlebenshintergründe mit einbezieht. Über die Einzelarbeit hinaus gibt es Angebote zur Meditation, Bewegungsarbeit und Tanz. Dadurch, dass die Gäste durchschnittlich für zwei bis drei Wochen nach Rütte kommen, kann in der freien Zeit besondere Achtsamkeit auf die Struktur des Alltags gelegt werden. Dieses sogenannte Exerzitium schärft die Aufmerksamkeit für jede, auch die einfachste tägliche Handlung.

Inhalt der therapeutischen Arbeit ist neben dem wegbegleitenden Gespräch das «Geführte Zeichnen», von Maria Hippius entwickelt. Dieses aus der Bewegung seelischer Tiefen geführte Zeichnen übt sich an Urformen wie Schale und Säule und eröffnet schicksalhafte Gravuren aus dem Unbewussten. Die Personale Leibtherapie entstand aus der von Dürckheim erkannten Notwendigkeit, dass Menschen im Gesprächskontakt zu wenig ihres Körpers und seiner zentrierenden Kräfte bewusst waren. Das japanische Bogenschiessen und die Meditation eröffneten ihm die Erfahrung der Bauchkraft. Seine Behandlungen berührten die Menschen nicht nur auf der Körperebene, sondern oft tiefer in Seelenräumen.

Von den 70er Jahren an begann in der existenzial-psychologischen Bildungs- und Begegnungsstätte allmählich ein Mitarbeiterkreis heranzuwachsen, dessen Ausbildung und Führung sich zunehmend Maria Hippius annahm. Dadurch entstanden neben der Personalen Leibtherapie und dem geführten Zeichnen auch weitere durch Mitarbeiter ausgeformte Arbeitsweisen wie die Arbeit am Tonfeld, der Ausdruck in farbigen Bildprozessen, die Schwertarbeit u.a. Als Bewegungsdisziplinen wurden neben Tanz auch Aikido und Tai Chi angeboten. Heute leben und arbeiten in Rütte etwa 20 Mitarbeiter. Jeder geht, orientiert und inspiriert an der schöpferischen Formkraft der Gründer, heute seinen individuellen und ganz eigenverantworteten Weg und bezieht sich gleichzeitig auf die immer deutlicher werdende Spur des Mitarbeiterkreises.

XI. Entwicklungssituationen aus dem eigenen Leben

Geboren 1942 in Wien. 1945 floh meine Mutter mit mir vor der russischen Armee und hatte sich damit von meinem Vater getrennt. In dieser Zeit gab sie mir Sicherheit und gleichzeitig wurde ich so etwas wie ihr Schicksalsgefährte. Von 5 bis 7 bei den Grosseltern, blieb mir keine Erinnerung an die Mutter, die in einer anderen Stadt als Schauspielerin arbeitete. Sie schied sich in dieser Zeit von meinem Vater und heiratete später ein zweites Mal. Von beiden Geschehnissen erinnere ich nichts. Mit 7 Jahren nahm mich meine Mutter zu sich und ihrem zweiten Mann. Obwohl evangelisch, besuchte ich gerne mit meinem Schulfreund die katholische Messe. In der barock geschwungenen Kirche erlebte ich einmal, wie durch das seitliche Chorfenster eine breite Bahn von Sonnenlicht hereinstrahlte und mit den dichten und bewegten Wolken des Weihrauchs ein tanzendes Spiel begann. Das hob mich gleichsam «in den Himmel göttlicher Erlösung». Als ich 9 Jahre alt war, fand ich mein Leben erfüllt. Ich äusserte meiner Mutter gegenüber, dass ich jetzt ohne Furcht und ohne etwas vom Leben zu vermissen, sterben könnte. Mit 12 zogen wir wieder in eine andere Stadt. Ich wiederholte eine Klasse und bekam Brillen. Damals war ich kontaktscheu und ein schlechter Schüler. Schwierige Pubertät. Nach der Konfirmation schlug ich eine atheistische Entwicklung ein. Da Spiritualität nicht mehr an mich herankam, zog ich mich aus der Realität zurück und ging in eigene Traumwelten. Viel gemalt. Nach der Matura absolvierte ich den Militärdienst. Körperliche Grenzerfahrungen schlossen sich wie eine Fortsetzung an die bekannte Übermächtigkeit des Ziehvaters an.

Nach zweieinhalb Jahren Jurastudium wechselte ich in spontaner und klarer Entscheidung zur kunsthistorischen Fakultät.

1970, als 28-jähriger, heiratete ich eine Studienkollegin. 1971 Promotion. Im gleichen Jahr wurde ich Staatsangestellter im Institut für österreichische Kunstforschung des Bundesdenkmalamtes in Wien. 1973 begann ich mit therapeutischen Gruppenerfahrungen in Bioenergetik, sensory awareness, Gestaltarbeit. Ich entdeckte, dass ich auch noch ein ganz anderer mir völlig unbekannt spontan und phantasiereich reagierender Mensch sein konnte. Vor allem dem Gestalttherapeuten Werner Arnedt schenkte ich mein ganzes Vertrauen. Durch die über 10 Jahre währende Arbeit mit ihm fand ich einen lebendigen Spiegel, in dem ich mit zunehmender Eigenverantwortung lernte, mein Leben bewusst in die Hand zu nehmen.

Nach drei Jahren Ehe begann eine Krise. Meine Frage war: wer bin ich eigentlich? Meine religiöse Suche rief in mir eine Distanzierung zu meiner Partnerin hervor. Vieles stürmte auf mich ein: Yoga, Meditation, die Frage nach freier Sexualität.

1976 starb mein Vater. Ich hatte zu ihm als Erwachsener einen zunehmend herzlichen Kontakt. Seinen Tod empfand ich dennoch als für ihn erlösend. 1976 vollzog ich die Scheidung meiner Ehe.

In dieser Zeit kam ich durch einen indischen Guru mit Kriya Yoga in Berührung. Während einer Woche Ashram fühlte ich mich in eine starke Gruppenenergie eingebunden und erlebte wundersame unwillkürliche Bewegungen (Kriyas) am eigenen Körper. Die spontanen und ungewollten Verrenkungen, Laute und heftigen Atemveränderungen faszinierten mich. 3 Jahre folgte ich diesem Weg und suchte religiöse Vertiefung. Jeden Morgen während der Meditation hatte ich intensive Kriya-Erfahrungen, die ich einerseits als sehr lösend empfand, die mich aber andererseits zunehmend entkräfteten. Heute weiss ich, dass diese Kriyas den energetischen Mantel des westlichen Menschen durchlässig für uneingebundene, meist dunkle Kräfte machen können.

Während eines dreiwöchigen Rütteaufenthaltes 1978 erlebte ich endlich nach vielen Jahren ein Ankommen bei mir selbst in meiner eigenen Tiefe. In dieser Zeit entschied ich mich, meinen sicheren Beruf aufzugeben und mein eigengestaltetes Leben zu suchen. Ich übersiedelte nach München. In einer Rützweigstelle konnte ich durch die seelische Prozessarbeit die Quelle meines lebendigen Vertrauens wiederfinden. In meiner ersten Zenmeditationswoche wurde ich von der Persönlichkeit eines japanischen Zenmeisters so erschüttert und fraglos getroffen, dass ich den Zenweg begann.

1979 begegnete ich meiner jetzigen Frau, die schon seit 10 Jahren in Rütte als Therapeutin in geführtem Zeichen lebte. Wir heirateten 1980. 1982 kam unsere Tochter auf die Welt. 1987 absolvierte ich die Heilpraktikerprüfung.

Seit 1980 bin ich Mitarbeiter von Rütte und gebe Personale Leibtherapie, Gesprächstherapie und Traumarbeit. In Rütte, Berlin und Paris betreue ich Schulungsgruppen in Personaler Leibtherapie. Mit meiner Frau leite ich prozessorientierte Gruppen im Zyklus von mehreren Jahren. Ein grosses inneres Anliegen ist für mich die individuelle Begleitung in der Meditation. Nach jahrelanger Übung der Zenmeditation mit der von mir sehr geachteten Weise der Suche nach sich selbst, vollzog sich in mir ein innerer Wandel, der die Tiefen des Christentums als die für mich richtungsgebenden annahm.

Mein zentraler Einsatz gilt dem Menschen, der in Einzelarbeit und in Gruppen einerseits seine innere Wegorientierung sucht, und sich andererseits auf eine Wahrnehmungsschulung des Körpers und der Seele einlassen will.

XII. Danksagung

Dass dieses Buch entstehen konnte, verdanke ich vor allem meiner Frau. Die sehr inspirierende Beziehung zu ihr als Mensch, Künstlerin und Therapeutin findet Ergänzung in ihrer ganz alltäglichen Unterstützung, die mich nicht nur innerlich, sondern auch in den realen Pflichten entlastet.

Allen Menschen voran steht eine richtungsweisende Hilfe, die einem noch viel zu wenig bekannten schriftlichen Werk entnehmbar war, welches in einer vollkommenen und umfassenden Wirkweise die Tiefen und Hintergründe von Körper, Seele und Geist eröffnen konnte. Unübertroffen bleibt der Autor und Lebensmeister dieses komplexen geistigen Werkes Bô Yin Râ.

Eine zentrale Neuorientierung und meine heutige Arbeitsperspektive fand ich in der Begegnung mit Maria Hippius-Gräfin Dürckheim und Karlfried Graf Dürckheim, aufgrund der ich ein erfüllendes, von Berufung getragenes Leben führe. Ihre Ermutigung zu diesem Weg danke ich ihnen. In Anschluss daran möchte ich besonders Hildegund Graubner erwähnen. Durch sie kam ich in einer tiefen Prozessarbeit über den Leib zu entscheidenden individuellen Erkenntnissen. Darüber hinaus vermittelte sie ein ganz grundsätzliches, fachliches und prozessorientiertes Fundament für die Personale Leibtherapie, wofür ich ihr sehr danke. Mit Hanne Marquardt erfuhr ich über viele Jahre eine von seelenvoller Behutsamkeit und vitaler Kraft getragene Begleitung, die mir eine bis dahin ungekannt ganzheitliche Behandlungstiefe nahebrachte. Dafür danke ich ihr.

Durch die Arbeit mit dem ZenmeisterYuho Seki Rôschi und seinem Nachfolger Bunryo Yamada Rôschi gestaltete sich in mir die Ahnung eines inneren geistigen Weges, der mir in meinem Sein und Dasein tiefste Wurzelung erschloss. Ihnen gilt mein innigster Dank.

Der erste Anstoss, ein Buch zu schreiben, entstand aus einem unserer vielen intensiven Gespräche mit Gudrun Rauch. Mit ihrem Mann Medizinalrat Dr.med.Erich Rauch verbindet mich eine ebenso lange Freundschaft, durch die in grossen Umrissen vieles, was in diesem Buch niedergelegt ist, zu eingehender Aussprache kam. Dafür danke ich beiden. Ebenso grundlegend formte ein weiterer, seit vielen Jahren lebendiger, tiefmenschlicher und freundschaftlicher Bezug, der nicht genannt sein will, meine Sicht von Körper, Seele und Geist. Ihm gilt mein ausserordentlicher Dank.

Zwei weitere langjährige Freunde, Dr. med. Arthur Trenkel und Prof. Dr.

Volker Riegels, beide sehr individuelle Altmeister in der analytischen Begleitung von Menschen, verhalfen mir, meine anfangs sehr intuitiv gestaltete Leibarbeit mit erfahrenem Rat zu bereichern, mich auf Tatsachen in therapeutischen Bezügen hinzuweisen. Der gleiche Dank gilt Dr. med. Beatrix Reisner und Dr. med. Reinhard Krüger.

Bei der Betreuung des Textes als Lektorin und bereichernde Stütze in vielen inhaltlichen Fragen half in ausserordentlicher Weise treu und unermüdlich Christine Lüscher. Ihr danke ich ganz herzlich für ihren besonderen Einsatz. Für Anregungen in und Durchführung des grafischen Teils bin ich Denise Schiess und Ursi Zumbühl sehr verbunden. Albrecht Barth danke ich für seine grossartige fachliche und inspirierende Hilfe bei der Herstellung und Gestaltung der Grafiken.

Adresse des Autors bitte beim Verlag nachfragen.

Anmerkungsverzeichnis

1 Upanischaden, Diederichs Gelbe Reihe, 1979, S. 6
2 Klaus Meisenheimer: Max-Planck-Institut Heidelberg, in: Zeitschrift Der Spiegel, Nr. 32, 9.8.1999, S. 172
3 Henry F. Ellenberger: Die Entdeckung des Unbewussten, Diogenes Verlag 1996, S. 102
4 Henry F. Ellenberger: a.a.O. S. 104
5 Henry F. Ellenberger: a.a.O. S. 161
6 Henry F. Ellenberger: a.a.O. S. 747
7 Wilheilm Reich: Die Funktion des Orgasmus. Die Entdeckung des Orgons, Fischer Verlag 1972
8 Hilarion G. Petzold: Die neuen Körpertherapien, Deutscher Tschenbuchverlag 1993, S. 115
9 Petzold: a.a.O. S. 123
10 Stanley Keleman: Dein Körper formt Dein Selbst, mvg moderne verlags gmbh 1982, S. 11
11 Ilse Middendorf: Der erfahrbare Atem. Eine Atemlehre, Junfermann-Verlag 1987
12 Gerda Alexander: Eutonie, Kösel Verlag, 1981
13 Moshê Feldenkrais: Bewusstheit durch Bewegung, Suhrkamp Verlag 1978
14 Th. v. Uexküll/Marianne Fuchs/H. Müller-Braunschweig/R. Johnen: Subjektive Anatomie, Schattauer 1997
15 Hanne Marquardt: Praktisches Lehrbuch der Reflexzonentherapie am Fuss, Hippokrates Verlag 1993
16 Jean Gebser: Ursprung und Gegenwart. 1. Teil, Novalis Verlag 1986, S. 137
17 Peter Petersen: Der Therapeut als Künstler, Junfermann-Verlag 1987, S. 19ff.
18 Der Ochs und sein Hirte, erläutert von Meister Daizohkutsu R.Ohtsu, Neske Verlag 1973, S. 113
19 Bô Yin Râ: Das Buch vom Jenseits, Kober'sche Verlagsbuchhandlung 1929, S. 179
20 Wolfram Helke: Opus magnum, Kohlhammer Verlag 1991, S. 70
21 Hanne Marquardt: Praktisches Lehrbuch der Reflexzonentherapie am Fuss, Hippokrates Verlag, Stuttgart 1993
22 Dr. med. Erich Rauch: Die F. X. Mayr-Kur ... und danach gesünder leben. Darmreinigung, Entschlackung, Gesündere Ernährung, Haug Verlag 1991
23 Ilse Middendorf: Der erfahrbare Atem. Eine Atemlehre, Junfermann-Verlag 1987
24 Gerda Alexander: Eutonie, Kösel Verlag, 1981
25 Ilse Middendorf: a.a.O. S. 29
26 Charlotte Hagena/Christian Hagena: Konstitution und Bipolarität, Karl F. Haug Verlag, Heidelberg 2000
27 Charlotte Hagena/Christian Hagena: a.a.O. S. 14f.

28 C.G. Jung/R. Wilhelm: Das Geheimnis der Goldenen Blüte, Walter Verlag 1973, S. 96
29 C.G. Jung/R. Wilhelm: a.a.O. S. 92
30 C.G. Jung/R. Wilhelm: a.a.O. S. 96
31 C.W. Leadbeater: Der sichtbare und der unsichtbare Mensch, Verlag Hermann Bauer 1987, S. 14ff.
32 C.W. Leadbeater: a.a.O. S. 126
33 C.W. Leadbeater: a.a.O. S. 87
34 C.W. Leadbeater: a.a.O. S. 18
35 Karlfried Graf Dürckheim: Hara, Barth Verlag, S. 101
36 Karlfried Graf Dürckheim: Hara, a.a.O. S. 188
37 Rudolf Thetter: Mesmerismus als Heilkraft des Magnetismus. Das Urheilmittel, Verlag Gerlach und Wiedling 1972
Rudolf Thetter: a.a.O. S. 20
38 Rudolf zur Lippe: Sinnenbewusstsein, Rowohlts Enzyklopädie, S. 232; in: Jean Gebser: Gesamausgabe, Ursprung und Gegenwart, 1. Teil, Abb. 11, S. 102, prähistorische Felszeichnung aus Australien.
39 Duden, Fremdwörterbuch, Dudenverlag 1982
40 C.W. Leadbeater: Der sichtbare und der unsichtbare Mensch, a.a.O. S. 40
41 C.W. Leadbeater: Der sichtbare und der unsichtbare Mensch, a.a.O. S. 41
42 C.W. Leadbeater: Der sichtbare und der unsichtbare Mensch, a.a.O. S. 42
43 Oscar Marcel Hinze: Tantra Vidyâ, Wissenschaft des Tantra, Theseus Verlag, Zürich 1976
Hiroshi Motojama/Rande Brown: Chakra-Physiologie, Aurum Verlag 1980
44 Randolph Stone: Polaritäts-Therapie, Hugendubel Verlag 1989
45 Hiroshi Motoyama: Chakra-Physiologie, Aurum Verlag 1980, S. 120
46 Oscar Marcel Hinze: Tantra Vidyâ. Wissenschaft des Tantra, Theseus Verlag, Zürich 1976
47 Hiroshi Motoyama: Chakra-Physiologie, Aurum Verlag 1980, S. 132
48 Hiroshi Motoyama: a.a.O. S. 120
49 Hiroshi Motoyama: a.a.O. S. 121ff.
50 J.W. Goethe: Faust I. Teil, Philipp Reclam jun., Stuttgart 1999, S. 33
51 Dorsch: Psychologisches Wörterbuch, 11. erg. Aufl., Verlag Hans Huber 1987, S. 596
52 Quispel: Gnosis als Weltreligion
53 Paracelsus: Vom Licht der Natur und des Geistes, Reclam, 1993, S. 170
54 C.G. Jung: GW 7, S. 32f.
55 C.G. Jung: Zum Wesen des Psychischen, Walter Verkag 1973, S. 124f.
56 C.G. Jung: Psychologische Typen, 8. Aufl. 1950, S. 635ff.
57 Verena Kast: Freude, Inspiration, Hoffnung, Walter Verlag 1991
58 C.G. Jung, Die Psychologie des Kundalini Yoga, Hrsg. von Sonu Shamdasani, Walter Verlag 1998
59 Karlfried Graf Dürckheim: Hara, a.a.O. S. 97
60 Der Mensch als Zeuge des Unendlichen, Hrsg. J. Robrecht u.a., Novalis Verlag 1996, S. 218f.

61 Jean Gebser, Gesamtausgabe Band II, Ursprung und Gegenwart. 1. Teil, S. 83ff.
62 C.G. Jung, Die Psychologie des Kundalini Yoga, a.a.O. S. 97 u. S. 102
63 Henry F. Ellenberger: Die Entdeckung des Unbewussten, Diogenes Verlag 1996, z.B. S. 224
64 Henry F. Ellenberger: a.a.O. S. 228
65 Dorsch: a.a.O. S. 891
66 C.G. Jung: Psychologie und Alchemie, Walter Verlag 1972
Jolande Jacobi: Die Bilderwelt der Seele, Walter Verlag 1969
Ingrid Riedel: Maltherapie, Kreuz Verlag 1992
Maria Hippius-Gräfin Dürckheim: Geheimnis und Wagnis der Menschwerdung, Novalis Verlag 1996, S.108 ff.
67 Bô Yin Râ: Das Buch vom lebendigen Gott, a.a.O. S. 102
68 Hildegund Graubner: Das Leibgedächtnis und seine Bedeutung in der Intitiatischen Therapie, Unveröffentl. Manuskript 1975
69 Eugene T. Gendlin: Focusing, Otto Müller Verlag, Salzburg 1981
Ann Weiser Cornell: Focusing. Der Stimme des Körpers folgen, Rowohlt Taschenbuch Verlag 1997
70 Duden, Band 5, Fremdwörterbuch, Mannheim 1982, S. 320
71 Uwe Steffen: Drachenkampf. Der Mythos vom Bösen, Kreuz-Verlag 1984, S. 254
72 Bô Yin Râ: Das Buch vom lebendigen Gott, a.a.O. S. 83
73 Alain Erlande-Brandenburg: Die Dame mit dem Einhorn, Editions de la Réunion des musées nationaux, Paris 1989, S. 70
74 Diane Cousineou Brutsche: Le Paradoxe de l'Âme, Collection «Etudes jungiennes», Genève 1993
75 Martin Buber: Der Weg des Menschen nach der chassidischen Lehre, Verlag Lambert Schneider, Heidelberg 1981, S. 18
76 Buber: a.a.O. S. 22
77 Buber: a.a.O. S. 24
78 Bô Yin Râ: Buch der königlichen Kunst, Kober Verlag, Basel 1932, S.20
79 Martin Buber, Ich und Du, Reclam 1995
80 Bô Yin Râ: Das Buch vom Lebendigen Gott, Kober Verlag, Bern, 1971, S 250ff.
81 Brockhaus Lexikon
82 Bô Yin Râ: a.a.O. S. 250
83 Duden: Das Fremdwörterbuch, Bd. 5, 1982
84 Der Ochs und sein Hirte, eine alte Zengeschichte, Neske Verlag 1973
85 Wilhelm Bodmershof: Geistige Versenkung, Kobersche Verlagsbuchhandlung 1978
Das Grundschema der Kreisgrafiken dieses Buches mit der Einteilung Körper-Seele-Geist-Ebene habe ich dem Buch von Bodmershof entnommen.
86 Wilhelm Bodmershof: Geistige Versenkung, Kobersche Verlagsbuchhandlung 1978
87 Hôseki Shinichi Hisamatsu: Die Fülle des Nichts, Neske Verlag S. 44
88 Hôseki Shinichi Hisamatsu: a.a.O. S.41
89 Bô Yin Râ: Das Buch vom lebendigen Gott, a.a.O., S. 254ff.
90 Bô Yin Râ: Auferstehung, a.a.O., S. 122f.

91 Dr. med. Erich Rauch: a.a.O. S. 125ff. und Bô Yin Râ: Funken Mantrapraxis-Kober Verlag 1982, S. 36ff.
92 Dr. med. Erich Rauch: Spiritualität und Höhere Heilung, Haug Verlag 1998, S. 130
93 Bô Yin Râ: Das Buch vom Lebendigen Gott, Kober Verlag 1971, S. 96ff.
94 Emmanuel Jungclaussen (Hrsg.): Aufrichtige Erzählungen eines russischen Pilgers, Herder, 12. Aufl. 1983
95 Günter Stachel (Hrsg.): Munen musô. Ungegenständliche Meditation. Festschrift für Pater Hugo M. Enomiya-Lassalle zum 80. Geburtstag, Matthias-Grünewald-Verlag 1978
96 Günter Stachel (Hrsg.): a.a.O. S. 49
97 Günter Stachel (Hrsg.): a.a.O. S. 300
98 Günter Stachel (Hrsg.): a.a.O. S. 286
99 Günter Stachel (Hrsg.): a.a.O. S. 296
100 Gunthard Weber (Hrsg.): Zweierlei Glück, Die systemische Psychotherapie Bert Hellingers, Carl-Auer Systeme Verlag 1997)
101 C.G. Jung: Erinnerungen, Träume, Gedanken, Hrsg. Aniela Jaffé, Walter Verlag 1982, S. 38
102 Herbert Hunger: Lexikon der Griechischen und Römischen Mythologie, Verlag Br. Holinek 1969, S. 358
103 Marie-Louise von Franz: Die Erlösung des Weiblichen im Manne, Walter Verlag 1997. Von Franz behandelt darin den Roman des Apuleius in umfassender tiefenpsychologischer Sicht.
104 Erich Neumann: Amor und Psyche, Walter Verlag, 1995, S. 89
105 Köhle K./Simons C.: Anorexia nervosa. In: Uexküll, Thure v., etal. (Hrsg.) Psychosomatische Medizin, 4. Aufl., Wien/Baltimore, Urban & Schwarzenberg 1990
106 z.B.: Anonyma: Verführung auf der Couch, Kore-Verlag, 1988;
Ursula Wirtz: Seelenmord, Kreuz Verlag 1989;
Claudia Heyne: Tatort Couch, Fischer 1995
107 Claudia Heyne: a.a.O. S. 50
108 Ursula Wirtz: a.a.O. S. 242f.
109 Jolande Jacobi: in: Die Psychologie von C.G. Jung, a.a.O. S. 114
110 S. Freud: Studien über Hysterie, Ges. Werke I, Fischer Verlag, Frankfurt a.M. 1895, S. 308ff.
111 Henry F. Ellenberger: Die Entdeckung des Unbewussten, Diogenes Verlag 1996, S. 676
112 Freud S.: Ratschläge für den Arzt bei der psychoanalytischen Behandlung, Ges. Werke VIII, 1910, S. 384
113 Freud S.: Vorlesung zur Einführung in die Psychoanalyse. Ges. Werke XI, 1917, S. 461
114 Dorsch: a.a.O. S. 508
115 Mario Jacoby: Übertragung und Beziehung in der Jungschen Praxis, Walter Verlag 1993, S. 30ff.
116 Mario Jacoby: a.a.O. S. 33f.
117 C.G. Jung: Psychologische Typen, GW 6, 1921, Par. 870

118 C.G. Jung: Psychologische Typen, a.a.O. S. 37
119 C.G. Jung: 1929, Par.163, aus Jacoby, a.a.O. S. 67
120 Mario Jacoby: a.a.O., Bild S. 47
121 Karlfried Graf Dürckheim: Erlebnis und Wandlung, O.W. Barth Verlag 1978, S. 60-80
122 Dorsch: a.a.O. S. 229f.
123 Dorsch: a.a.O. S. 34f.
124 Fritz Riemann: Grundformen der Angst, Ernst Reinhardt Verlag 1997, S. 203
125 Bô Yin Râ: Der Weg meiner Schüler, Kober Verlag 1932, S. 110f.
126 Dorsch: a.a.O. S. 13
127 Dorsch: a.a.O S. 35f.;
Marie-Louise von Franz: Über einige Aspekte der Übertragung. Nach einem Aufsatz in: Zeitschrift für analytische Psychologie und ihre Grenzgebiete, 4. Jg. H. 3, April 1973;
Jolande Jacobi: Die Psychologie von C.G. Jung, Fischer Verlag 1996, S. 116ff.
128 C.G. Jung: Die Psychologie der Übertragung, erläutert an einer alchemistischen Bilderserie, Walter-Verlag Olten 1973, S. 150f.
129 z.B.Ursula Baumgardt: König Drosselbart und C.G. Jungs Frauenbild, Olten 1987;
Brigitte Dorst: C.G. Jung und die feministische Kritik, in: du, Heft Nr. 8, Carl Gustav Jung. Person, Psyche, und Paradox, 1995, S. 74ff.
130 Johann Wolfgang Goethe: Faust, der Tragödie zweiter Teil, Philipp Reclam Jun., Stuttgart 1999, S. 214
131 C.G. Jung: Ges. Werke XI, S. 82
132 Verena Kast: Sisyphos, Kreuz Verlag 1989
133 Jolande Jacobi in: Die Psyhologie von C.G. Jung, Firscher Verlag 1996, S. 25
134 Richard I. Evans: Gespräche mit C.G. Jung, Buchclub Ex Libris, Zürich 1967, S. 83ff.
135 Dorsch, Psychologisches Wörterbuch, S. 226
136 Bô Yin Râ: Das Buch vom lebendigen Gott, Kober Verlag 1971, S. 254ff.
137 Bô Yin Râ: a.a.O. S. 59
138 Bô Yin Râ: a.a.O. S. 102
139 Marie-Louise von Franz: Träume, Daimon Verlag 1985, S. 12f.
140 Arnold Mindell: Der Leib und die Träume, Junfermann-Verlag 1987, S. 9
141 Mindell: a.a.O. S. 14f. und S. 77
142 Karlfried Graf Dürckheim: Der Alltag als Übung, 4. Aufl., Verlag Hans Huber 1972, S. 34
143 Karlfried Graf Dürckheim: Hara, Otto Wilhelm Barth Verlag 1997, S. 183
144 C.G. Jung: Die Beziehungen zwischen dem Ich und dem Unbewussten, Ges. Werke VII, S. 195
145 Jolande Jacobi: Die Psychologie von C.G. Jung, Fischer Taschenbuch Verlag, 1996, S. 132
146 Ramana Maharshi: Gespräche des Weisen vom Berge Arunachala, Ansata-Verlag 1984, S. 99, 113ff. u.a.
147 Martin Buber: Ich und Du, Reclam Verlag 1995, S. 13

148 Martin Buber: a.a.O. S. 95
149 Bô Yin Râ: Das Buch vom lebendigen Gott, S. 217
150 Bô Yin Râ: a.a.O. S. 95
151 Bô Yin Râ: a.a.O. S. 97
152 Bô Yin Râ: a.a.O. S. 261f.